TRANSFORMAÇÃO CORPORAL TOTAL

TRANSFORMAÇÃO CORPORAL TOTAL

O melhor programa de exercícios para treinamento de
força, condicionamento físico e funcionalidade

Juan Carlos Santana

Manole

Título original em inglês: *JC's Total Body Transformation – the very best workouts for strength, fitness, and function.*
Copyright © 2019 by Juan Carlos "JC" Santana. Todos os direitos reservados.

Publicado mediante acordo com a Human Kinetics, EUA.

Esta publicação contempla as regras do Novo Acordo Ortográfico da Língua Portuguesa.

Editora-gestora: Sônia Midori Fujiyoshi
Produção editorial: Cláudia Lahr Tetzlaff
Tradução: Fernando Gomes do Nascimento
Consultoria científica: Fernando Jaeger
Revisão de tradução e revisão de prova: Depto. editorial da Editora Manole
Diagramação: Luargraf Serviços Gráficos Ltda.
Imagens: © Juan Carlos "JC" Santana
Ilustrações: © Human Kinetics
Capa: Rubens Lima
Imagens da capa: istockphoto

CIP-BRASIL. CATALOGAÇÃO NA PUBLICAÇÃO
SINDICATO NACIONAL DOS EDITORES DE LIVROS, RJ

S223t

Santana, Juan Carlos
    Transformação corporal total : o melhor programa de exercícios para treinamento de força, condicionamento físico e funcionalidade / Juan Carlos Santana ; tradução Fernando Gomes do Nascimento. – 1. ed. – Barueri [SP] : Manole, 2019.
    312 p. ; 27 cm.

    Tradução de: Jc's total body transformation : the very best workouts for strength, fitness, and function
    ISBN 9788520460450

    1. Aptidão física. 2. Exercícios físicos. I. Nascimento, Fernando Gomes do. II. Título.

19-56579   CDD-613.7
                   CDU: 613.71

    Vanessa Mafra Xavier Salgado - Bibliotecária CRB-7/6644

Todos os direitos reservados.
Nenhuma parte desta publicação poderá ser reproduzida, por qualquer processo, sem a permissão expressa dos editores.
É proibida a reprodução por xerox.
A Editora Manole é filiada à ABDR – Associação Brasileira de Direitos Reprográficos.

Edição brasileira – 2019

Direitos em língua portuguesa adquiridos pela:
Editora Manole Ltda.
Av. Ceci, 672 – Tamboré – 06460-120 – Barueri – SP – Brasil
Fone: (11) 4196-6000 | www.manole.com.br | https//:atendimento.manole.com.br

Impresso no Brasil
Printed in Brazil

Nota: Foram feitos todos os esforços para que as informações contidas neste livro fossem o mais precisas possível. O autor e os editores não se responsabilizam por quaisquer lesões ou danos decorrentes da aplicação das informações aqui apresentadas.

Dedico este livro a meus pais, Arnaldo e Celerina Santana.
Eles são o farol que ilumina toda a nossa família.

Sumário

Agradecimentos. ix
Introdução xi
Sobre o autor. xxi
Sobre o revisor técnico da edição brasileira xxiii
Colaboradores xxv

PARTE I

Programação do treinamento funcional

Capítulo 1 Treinando para alcançar resultados 3
Capítulo 2 Estrutura do programa 9
Capítulo 3 Avaliação e progresso 15

PARTE II

Transformação do corpo

Capítulo 4 Pernas e quadris 25
Capítulo 5 Abdominais e *core* 51
Capítulo 6 Braços 71
Capítulo 7 Ombros 93
Capítulo 8 Tórax. 121
Capítulo 9 Costas 141

PARTE III

Movimento atlético

Capítulo 10 Saltos 167
Capítulo 11 Velocidade 181
Capítulo 12 Agilidade 193

PARTE IV

Resistência atlética

Capítulo 13   Exercícios metabólicos para a parte inferior do corpo 209
Capítulo 14   Exercícios metabólicos para a parte superior do corpo 215
Capítulo 15   Exercícios metabólicos para o corpo inteiro 227

PARTE V

Juntando tudo

Capítulo 16   Nutrição e recuperação 241
Capítulo 17   Programação para o sucesso 261

Índice remissivo 277

Agradecimentos

Com o passar do tempo, pude observar a importância da prática e da experiência, em oposição à educação formal. Embora certamente valorize a educação formal, hoje compreendo perfeitamente que educação sem experiência é apenas informação. Assim, reconheço e valorizo tudo o que meus antigos professores, treinadores, colegas e amigos compartilharam comigo. Sou especialmente grato ao Institute of Human Performance (IHP) por ter sido sempre um verdadeiro caldeirão de energia criativa ao longo de quase 18 anos.

Considerando as muitas mudanças sociais e culturais em minha vida, sinto-me privilegiado por ter nascido em uma época na qual valores e princípios antigos ainda impulsionavam a cultura social. Meus pais, Celerina e Arnaldo Santana, acabaram de celebrar seu 65º aniversário de casamento. Essa é apenas uma pequena indicação do caráter que foi modelado em mim e em minha família por esses dois anjos. A eles dedico todos os meus trabalhos, pois são a razão pela qual desenvolvi minha ética de trabalho, perseverança e a inabalável dedicação à minha família e carreira. Minhas maiores virtudes são fruto do esforço educativo de meus pais. Certamente, meus pais são as melhores pessoas que conheço, o que me faz lembrar todos os dias da sorte que tenho. Jamais escreverei um livro em que meu apaixonado reconhecimento por meus pais não seja registrado.

Minhas irmãs Belkis e Moni (afilhada) têm compartilhado comigo todos os meus altos e baixos. São fontes de conforto, força, alegria e responsabilidade. Elas ajudaram a me criar e jamais deixaram que eu fugisse das minhas responsabilidades. Responsabilidade sempre esteve na linha de frente da nossa família, e essas duas mulheres sempre me pressionaram – com muito amor – para que eu fosse uma pessoa responsável. A elas, toda a minha gratidão, por seu amor e apoio. É enorme a minha dívida para com elas, por me ajudarem a ser e permanecer uma pessoa forte.

Meus pais me ensinaram que a família devia sempre vir em primeiro lugar, e meu primogênito, o Rio, ajudou-me a entender realmente o que isso significava. Rio entrou em minha vida no momento em que mais precisei dele e fez com que eu amadurecesse como homem, não com sofrimento, mas com alegria e admiração. Sempre vou amá-lo por ser um presente para mim. Hoje tenho a alegria de trabalharmos juntos todos os dias e posso vê-lo se tornar um homem enquanto dirige os negócios da família. Esse é outro presente que o IHP me deu – um porto seguro e um futuro brilhante para meu filho. Meus outros três filhos – Caila, Dante e Mia – também são verdadeiras dádivas. Todos são brilhantes e especiais à sua própria maneira. Caila é minha linda *hippie*, um presente amoroso, artístico e independente em minha vida. Atualmente, Caila trabalha no IHP, e espero que ela se apaixone pelo instituto, assim como ocorreu com Rio. Dante é meu engenheiro, um ser abençoado, com uma mente brilhante e grande senso de humor. Ele é responsável por muitas gargalhadas em família, com suas citações memorizadas de filmes. Fico impressionado com a quantidade de informação que Dante armazena em seu cérebro e com seu brilhantismo. Ele é um verdadeiro presente para a família. Mia é a rainha da elegância e, provavelmente, uma futura advogada. Ela sabe defender bem seu ponto de vista (e me faz recordar de alguém que eu conheço). Mia se dá bem com todo mundo, é muito amorosa e engraçada e é talentosa em todos os assuntos. Esses quatro anjos são minha força motriz, e agradeço a eles por isso. Felizmente, tenho muito orgulho de que os quatro me considerem, de certa forma, como um dinossauro. Declaram que tudo comigo se transforma em uma lição ou ensinamento de algum tipo. Lembro-lhes que meu trabalho é educá-los sobre os fundamentos do caráter humano, o que significa chamar a atenção para as loucuras que testemunho frequentemente na nossa sociedade. Espero que, algum dia, eles realmente percebam e sintam meu eterno amor por eles. Tudo o que faço é garantir o futuro deles e ensinar-lhes o que é possível concretizar com muito trabalho. Finalmente, não posso mencionar meus filhos sem dar o devido crédito às grandes mulheres que me ajudaram a criá-los. Annie Aponte (mãe do Rio) e Debbie Santana (mãe de Caila, Dante e Mia) foram fundamentais na criação de nossos filhos, e lhes sou eternamente grato pelo amor e apoio que só as mães podem proporcionar na educação dos filhos. Agradeço a ambas.

Durante muitos anos, minha enorme família em Miami funcionou como uma comunidade de apoio. A força dessa comunidade ficava especialmente clara durante os feriados. Ao longo de três décadas, nossas reuniões foram épicas. Hoje, muitos de seus sábios personagens já se foram dessa vida, e os que vieram depois estabeleceram suas próprias famílias. Então nossos encontros são menos frequentes. Agradeço a todas as minhas tias, tios, sobrinhas, sobrinhos e primos por fazerem parte da minha educação e da estruturação dos meus valores familiares. Vocês também são parte integrante desse trabalho e do sucesso.

Tive o grande prazer e honra de dividir minhas experiências com algumas das mentes mais brilhantes do setor de condicionamento físico. Eu segui os passos dos gigantes. Meus treinadores e professores também tiveram um papel importante no processo de me transformar no homem que sou. Começando por meu treinador de luta livre (Andy Siegel) até meus modelos de comportamento profissional (Steve Cannavale, Dr. Anthony Abbott, Jose Antonio, Dr. Doug Kalman, Stu McGill e Gary Gray), e passando por meus professores universitários (Dr. Graves, Dr. Whitehurst) e também por minhas referências na NSCA, como Lee Brown, agradeço a todos pelo seu conhecimento, sabedoria e apoio. Jamais deixaram de responder aos meus questionamentos e, por isso, lhes serei eternamente grato. Agradeço à Perform Better e ao Chris Poirier por me oferecerem a oportunidade de começar minha carreira. Obrigado, Chris, nunca esquecerei meu começo com você e a PB.

Um homem não é nada sem grandes amigos e parceiros. Obrigado, G., por ter entrado na minha vida na hora certa e pela paciência, alegria, diversão, as muitas conversas e por seu apoio, especialmente durante os períodos em que eu estava completamente assoberbado por minha agenda. Dos meus amigos do Callahan Plaza às minhas amizades recentes, agradeço a todos por fazerem parte da minha vida. Vocês sempre cuidaram de mim, me fizeram rir e, sobretudo, me permitiram rir e amar sem medo. Sem exceção, vocês foram meus guias iluminados, que me possibilitaram caminhar com confiança durante os maiores desafios da minha vida e me ajudaram a concretizar meus objetivos sem um arranhão sequer. Essa lista é longa e ilustre, mas não posso deixar de citar Mark B., Pierro e Gina B., Rocky D., Guy F., Scott G., Jeff H., Mark M., Roly O., Carlos P., Barry P., Lizzi R., Billy R., Scott S., Kado T., Dave W. e os membros da banda Heaven.

É enorme a minha gratidão por minha família no IHP, que serviu de modelo e muito ajudou na criação deste livro. Pessoal, nós fizemos isso juntos. Vocês são demais! Obrigado Rio, Adam, Andy, Katie, Jordan, Gandhi, Braden, Michelle, Rodrigo, Jess, Luis e nossa fotógrafa Emily Rollin. Também agradeço ao IHP International por transmitir nossa mensagem até muito além das fronteiras dos Estados Unidos: Ruben Payan, Fernando Jaeger, Juan Pablo Perez, Juan Andres Garcia, Eduardo e Kimberly Poveda, Justo e Marisa Aon, Connie Beaulieu, Luis Noya e Joel Proskowitz. Essa turma tem sido fundamental no lançamento da família global do IHP. Juntos fizemos do IHP uma marca mundial. Obrigado!

Introdução

A maioria dos treinadores, atletas ou consumidores de condicionamento físico aprende pela prática. Eles não querem, necessariamente, aprender como criar treinamentos ou programas. Assim, este livro contém exercícios testados na prática, que podem ser utilizados imediatamente e ajustados de acordo com as preferências do leitor. A arte e a ciência da concepção de exercícios e da periodização foram amplamente abordadas em meu livro anterior, *Treinamento funcional* [Manole, 2017]. Como o nome indica, esse livro define completamente o treinamento funcional, explica os conceitos subjacentes importantes e descreve o modelo de periodização e a programação híbrida utilizados para que o praticante evite o sobretreinamento e obtenha máximo desempenho. O livro também oferece mais de 110 exercícios funcionais, mais de 20 exercícios de força tradicionais, programas anuais para 11 categorias esportivas e protocolos expressos de aplicação imediata. Este novo texto expande os programas fornecidos no *Treinamento funcional*, dando ênfase aos treinos seguros e eficazes testados e aprovados no Institute of Human Performance (IHP) no campo e nas pistas. Recomendo enfaticamente que o leitor obtenha o *Treinamento funcional*, como referência e fundamento para este livro.

São muitas as razões pelas quais as pessoas optam por treinar – por exemplo, o desenvolvimento de um corpo mais bonito, a eliminação da dor, a melhoria do desempenho em determinada atividade ou esporte, a reabilitação de uma lesão, a redução do estresse, ou simplesmente a melhoria da saúde ou da qualidade de vida. Na minha academia, os dois objetivos mais comuns dos clientes são a busca por melhor aparência e o aprimoramento do desempenho atlético, sendo o primeiro o motivo mais comum. Certamente, essa tem sido nossa experiência coletiva no IHP e também a minha experiência ao ensinar por todo o mundo. Por esse motivo, o livro está focado em exercícios físicos de transformação do corpo para ambos os gêneros. O livro também descreve uma boa dose de exercícios de desempenho, com a inclusão de tudo, desde o condicionamento até treinamentos de salto e de agilidade para acelerar o treinamento. São mais de 100 exercícios! Certamente o leitor vai achar um treino com o qual possa começar de imediato. Você não precisará aprender como criar exercícios e, além disso, esses exercícios já funcionaram para outras pessoas.

O livro está pautado pela evolução espiritual e de mentalidade que é parte integrante da execução desses exercícios, com o objetivo de obter melhor desempenho ou de esculpir o corpo. Como dizemos no IHP, "O instrutor do IHP redefine o barômetro da vontade humana." Esse modelo de mentalidade e conscientização, chamado de paradigma espiriemocional, não só melhora o processo de treinamento e permite maior proveito com o treinamento, mas também pode ser transferido para todos os demais aspectos da vida, melhorando, assim, a sua qualidade. Esse é o verdadeiro treinamento do *core* ou, como costumávamos chamá-lo, o treinamento de dentro para fora.

Um grande impulso subjacente à elaboração deste livro foi propor uma abordagem nova e muito necessária ao treinamento físico. Parte dessa nova abordagem consiste em entender o valor de uma incansável repetição dos aspectos básicos. Essa atitude em relação ao treinamento entra em chocante contraste com o valor de entretenimento pertinente à filosofia do "faça algo diferente todos os dias" e às filosofias de confusão muscular que atualmente dominam o mercado de condicionamento físico. Se algo tiver que ser apreendido na leitura desta seção, que seja o seguinte: treinamento não é para ser uma coisa divertida! Treinar significa repetição e muito esforço físico, mental e espiritual. Isso resulta na otimização do resultado pretendido. O treinamento é projetado para ser eficaz e obter resultados!

Qualquer pessoa pode crescer treinando, mas se o treinamento for tão complicado que ninguém consiga entendê-lo ou poucos possam executá-lo com facilidade, estaremos diante de mais outro treino inútil, abundantemente descrito nas revistas ou em vídeos nas mídias sociais. Da mesma forma, você pode aderir ao absurdo da confusão muscular e fazer algo diferente a cada dia, na tentativa de melhor estimular seus músculos ou de não ficar entediado com o treinamento. Entretanto, essa abordagem jamais lhe proporcionará os resultados desejados; o músculo responde à manipulação das variáveis do treinamento (volume, intensidade, frequência) e não à confusão, e qualquer habilidade será aprendida com a prática de milhões de repetições. Se você não acredita nisso, preste atenção em qualquer atleta de elite ou praticante de nível internacional. Uma coisa que você poderá observar consistentemente é que todos eles são excelentes em repetir de forma incansável o básico; e não ficam entediados nem sofrem de confusão muscular. Como Geoff Colvin explica em seu livro *Talent is overrated: what really separates world-class performers from everybody else* (2008, Portfolio), o caminho para a excelência está pavimentado por um imenso volume de prática intencional (p. ex., 10 mil horas ou 10 anos de prática). Com o treinamento não é diferente.

Os exercícios deste livro envolvem volumes relativamente altos de exercícios básicos. Limitei-me a esse tipo de exercício por permitirem dispensar o aprendizado. Com isso, pode-se começar logo com a prática e trabalhar mais e, assim, você obterá do treinamento o que ele pode proporcionar: ganho de força e tônus, crescimento físico, boa forma ou o aperfeiçoamento de determinada habilidade. Se você estacionar em um processo constante de aprendizado ou de aperfeiçoamento de determinado exercício, jamais conseguirá completar o volume certo com a carga ou a velocidade correta; portanto, jamais obterá os resultados almejados. Somente aperfeiçoando o exercício você poderá começar a trabalhar na zona de treinamento efetivo. Como sempre digo, "para realmente começar a treinar, você precisa tirar o aprendizado do caminho". Todos os exercícios deste livro estão fundamentados na execução de um grande número de séries ou repetições. Em outras palavras, estaremos trabalhando.

Como instrutor, sempre explico a importância da repetição e do básico para meus clientes. Embora os atletas estejam acostumados a repetições cansativas, ainda assim reafirmo a importância da prática deliberada do básico. Não treinei pessoas para retornarem do coma, preparei atletas para a competição nem treinei membros das Forças Especiais do Exército dos EUA com mentiras e falsas promessas. Sou sempre muito direto com todos os meus clientes e atletas.

- Sou instrutor de desempenho e *personal trainer* – e tenho muito orgulho desse título. Não estou aqui para divertir ou entreter. Estou aqui para orientar os clientes nas etapas necessárias que os conduzirão aos objetivos que descreveram ao me contratar.
- Estamos aqui para executar a quantidade certa de exercícios a fim de realizar um trabalho, com ênfase nas palavras "certa" e "trabalho".
- Esses exercícios têm fundamento científico, mas são impulsionados pelos resultados. Isso significa que somos orientados por princípios científicos sólidos e estamos constantemente aperfeiçoando os conceitos básicos que se revelaram bem-sucedidos ao longo do tempo. Aqui não há lugar para exercícios ou rotinas ilusórios.
- Treinamento e desempenho ultrapassam o mero aspecto físico. O treinamento é tanto uma evolução espiritual como uma transformação física.

Se você é um *personal trainer* ou um instrutor de força e condicionamento físico, sugiro que considere esta abordagem prática e profissional para treinar seus clientes e atletas. Se esta é a sua posição, então você atrairá tais clientes. Se você é um cliente ou atleta, recomendo enfaticamente que você procure um treinador ou instrutor que partilhe essa filosofia, para que você possa concretizar seus objetivos com rapidez e segurança. Os exercícios deste livro ajudarão você a implementar os conceitos básicos repetitivos, por serem extremamente eficazes e fáceis de entender e executar. Os aficionados pelo condicionamento físico, atletas, treinadores e instrutores descobrirão que podem aplicar imediatamente os treinos descritos neste livro – e que podem iniciar uma eficaz experiência de treinamento físico.

Este livro está organizado em partes e capítulos que incluem exercícios de transformação, exercícios de desempenho e exercícios de condicionamento. Eu criei um livro que pode se gabar de ter mais de 100 exercícios para tudo que você precisa. O livro foi projetado para ser tão abrangente que eu poderia afirmar que "se não estiver neste livro, você não precisa dele". Com essa intenção, mergulhei em meus arquivos, estudei os últimos 17 anos de programação no IHP e colaborei com alguns dos melhores profissionais do mundo para que pudesse oferecer o que, em minha opinião, é o melhor livro de programação e treinamento físico do mercado.

No entanto, a verdadeira joia deste livro não são os exercícios, mas sim a maneira como encaramos o treinamento. Essa nova perspectiva sobre como visualizar e orientar o treinamento é o fator que efetivamente alçou o treinamento físico do IHP para outro nível. Ao longo dos últimos sete anos, venho trabalhando nesse novo paradigma e no seu efeito sobre a orientação do treinamento físico. Depois de ler este livro e executar as rotinas nele descritas com uma mentalidade e perspectiva diferentes, sua vida e seu treinamento físico nunca mais serão os mesmos. Então, vamos examinar este novo paradigma de orientação e de treinamento físico.

Paradigma espiriemocional (espírito + emoção + movimento) do IHP

Quando você abriu este livro, esperava ler sobre exercícios, treinamento, transformação física e sobre estar fisicamente preparado para qualquer coisa, e tudo isso que ainda irá acontecer. Mas terá muito mais. Você se tornará consciente de algo orgânico e intuitivo, mas que provavelmente nunca ouviu falar antes. Você aprenderá sobre o paradigma espiriemocional do IHP, o modelo que usamos para orientar clientes e atletas para que possam atingir níveis mais altos de desempenho e, mais importante ainda, um nível mais elevado de vida. Essa nova consciência irá melhorar não só os seus treinos, mas também todos os outros aspectos da sua vida.

Depois de 45 anos como atleta e treinador, percebi que as transformações testemunhadas no treinamento ultrapassavam o mero aspecto físico. Sim, alguns que queriam um corpo melhor ou almejavam ganhar um campeonato conseguiam o corpo de seus sonhos ou ganhavam o troféu. Mas a verdade é que a maioria das pessoas não terminava com o abdome superdefinido, ou com um cinturão de campeão. Embora as mudanças externas que, em sua maioria, as pessoas testemunhavam com o treinamento possam não ter sido drásticas, suas transformações internas foram nada menos que milagrosas. Nossos lutadores permaneceram com o mesmo peso (obviamente fora a redução do peso) e ficavam com o mesmo aspecto durante anos, mas seus desempenhos melhoraram tremendamente – e muitos conseguiram ser ranqueados entre os 10 melhores do mundo. No futebol americano, meus atletas da NFL pareciam ser os mesmos ao longo de toda a sua carreira, mas seu desempenho em campo e em suas vidas melhoraram a cada ano de treinamento no IHP. Nossos clientes de treinamento pessoal, muitos dos quais eram indivíduos até então sedentários e alguns deles, mesmo sofrendo de depressão, estavam agora felizes e participando em corridas de 5K ou 10K e até em triatlos. Na maioria dos casos, seus desempenhos ultrapassavam o aspecto visual da transformação. Os fenômenos de "habilidade *versus* vontade" podem ser observados em todos os campos da nossa vida, mas o esporte representa uma lente de aumento que permite a todos uma visão cristalina. Todos nós já testemunhamos atletas bem preparados que entraram em colapso mental e físico sob o estresse do momento.

Ao longo da minha vida, presenciei grandes atletas que desistiram e, com frequência, atletas aparentemente inferiores que persistiram. Então, comecei a me perguntar o que leva o corpo a ganhar ou perder, ou a resistir ou se render. Estudei os mecanismos importantes da ação do espírito, da vontade, da fé e até do famoso efeito placebo, considerado em estudos científicos, embora seja tão incompreendido. Mais importante ainda, comecei a prestar atenção na conexão entre o espiritual, o emocional e o físico e, portanto, a conexão entre o treinamento físico e a evolução espiritual ou o fortalecimento da vontade humana. Então, vamos nos debruçar sobre as semelhanças do treinamento físico e muitas das práticas utilizadas atualmente para o fortalecimento da vontade humana – ou da evolução espiritual, como eu gosto de me referir a esse aspecto. Compreenda isso e você mudará a maneira como treina, a maneira como olha para o treinamento e o que obtém com seu treinamento. Por sua vez, o entendimento dessas mudanças e de como são aplicáveis a todos os aspectos do seu dia a dia modificará a sua vida.

Conexão corpo, mente e alma

Esta seção talvez seja a mais importante para a mudança na sua vida. Depois de sua leitura, você passará a considerar o treinamento físico como uma forma de meditação que fortalece a vontade humana. E poderá lançar mão dessas ferramentas em todas as áreas da sua vida. Então preste atenção.

A mente, o corpo e a alma são os três componentes para que as pessoas, com frequência, se expressem por meio da música, literatura e arte. Intuitivamente aceitamos esses componentes do nosso ser como autoevidentes. Sabemos que, se estivermos prontos para desempenhar nossa prática e, nesse momento, recebermos uma ligação com más notícias, desligaremos e não conseguiremos realizar o exercício. Bem, o que é desligado em nós? As emoções (i. e., a mente) desligam o sistema nervoso central, impedindo uma comunicação eficaz com os músculos (i. e., o corpo), o que acarretará problemas no desempenho. O que bloqueia as emoções e a mente? O espírito, a vontade, a alma. E o que é a vontade, o espírito, a alma ou o que quer que controle as emoções?

Em alguns ensinamentos espirituais há um ditado: "O passado lança uma sombra sobre o presente para garantir que o futuro não mude." Isso significa que se operarmos constantemente com crenças antigas, ultrapassadas e limitantes (ou seja, um treino físico desatualizado ou limitado), jamais evoluiremos, e o futuro será igual ao passado; se você não aprender, a história se repetirá. O que somos (nosso próprio ser) é o resultado das experiências de nossa vida (ou seja, o passado). Algumas dessas experiências foram ótimos pontos de aprendizado em nossas vidas e nos ajudaram a evoluir. No entanto, algumas experiências não foram tão marcantes e deixaram impressões e percepções (p. ex., insegurança, medo e raiva) que podem nos manter bloqueados. Essas percepções e a programação antiga são como nuvens que ficam pairando acima de nós ao longo de nossas vidas e nos impedem de enxergar a verdade, lidar com os problemas, aceitar as coisas e trabalhar nossas falhas. Essa estagnação espiritual nos impede de evoluir. Então, como nos livramos das nuvens que nos mantêm no escuro? Como nos livramos dessa velha bagagem e atualizamos nossa abordagem ao treinamento? E mais importante ainda, o que o treinamento ou este livro tem a ver com essa evolução espiritual e com a redefinição da vontade humana? Vamos começar a responder a essas perguntas.

Não se percebe a capacidade de uma pessoa quando as coisas estão maravilhosas e funcionando como planejado. O verdadeiro caráter emerge quando alguém está em seu pior momento, quando as coisas não estão indo bem e quando se está muito estressado. O estresse é um dos gatilhos principais, que nos faz reagir de acordo com o que nos foi ensinado (ou seja, nossa antiga abordagem ao treinamento) – as coisas boas, as ruins e as feias. Portanto, a superação do estresse pode ser empregada como uma ferramenta para o crescimento.

Por essas razões, muitas disciplinas religiosas têm se utilizado do estresse (p. ex., dor física ou desconforto) para transcender o aspecto físico e evoluir espiritualmente. Basta apenas examinar algumas das dolorosas cerimônias religiosas que ocorrem por todo o mundo para perceber como a estratégia de resistir à dor e ao desconforto vem sendo utilizada ao longo da história para facilitar alguma forma de transcendência espiritual. A simples observação de uma aula de yoga nos revela uma dificuldade crescente nas posturas dessa prática, à medida que seus aficionados progridem, desde seu início até os níveis especializados. O que resulta das posições mais avançadas? Obviamente, na yoga tais posições aumentam o estresse psicológico e, com isso, aumentam o estresse físico. Essa tolerância ao desconforto físico e psicológico forja uma conexão mais profunda com o momento presente e com o ego. Só é possível suportar o que parece impossível se redefinirmos o que significa "ser possível", mediante a redefinição do barômetro da vontade humana. Portanto, pode-se concluir que muitas tradições lançam mão do desconforto para facilitar a transcendência ou a evolução espiritual.

Normalmente, o exercício e o treinamento são encarados como atividades que melhoram a condição física, o desempenho, a saúde e o bem-estar geral. Fala-se sobre o impacto positivo que o exercício exerce sobre a nossa forma física e nossos estados mentais, graças ao seu efeito sobre os sistemas neuromuscular e hormonal. Essa é uma das muitas razões pelas quais o exercício tem um efeito antidepressivo, ou de "sentir-se bem". Mas assim como nas cerimônias religiosas e em outras práticas espirituais, o exercício é simplesmente um desconforto, dor ou estresse autoimposto que pode funcionar como um veículo para a transcendência espiritual: basta compreendermos o processo e usarmos a sensação do esforço como um caminho para o fortalecimento de nossa vontade.

Pense nisto: quando você se exercita com afinco, começa a respirar pesadamente para que o oxigênio extra chegue aos necessitados músculos em atividade. Talvez você tenha que desacelerar ou parar, a fim de que possa recuperar seu suprimento de oxigênio. Basicamente, essa sensação de não ter suficiente oxigênio em virtude da prática do exercício é uma forma de sufocamento voluntário que não é diferente de um afogamento; você sabe que não vai morrer, mas certamente parece que vai. Aí, você sucumbe (reage) à sensação. A falta de oxigênio (asfixia) desencadeia uma reação primitiva que sempre testa a vontade humana. Assim, quando a intensidade do exercício praticado atinge um ponto específico, alguns indivíduos resmungam, fazem caretas, choram, reclamam ou desistem. Podemos usar nossa reação ao estresse do exercício para analisar como interpretamos e projetamos o estresse em geral. Aprender a lidar constantemente com as emoções associadas ao estresse do exercício pode nos ensinar estratégias que nos permitirão lidar mais adequadamente com qualquer emoção e transcender além do nosso atual sistema de crenças.

No IHP, utilizamos as sensações de sufocação e estresse físico para, de maneira intencional, disciplinar a mente e acessar o espírito (i. e., a vontade). Esse processo faz com que percebamos o modo como permitimos que nossas crenças limitantes imobilizem nossa visão e nossa abordagem aos desafios da vida. Mudar a forma como encaramos o exercício, o esforço e o estresse do treinamento nos permite começar a mudar tudo o que está relacionado ao estresse e a redefinir o que estamos dispostos a aceitar e a suportar. Esse processo de utilizar o exercício (movimento) para redefinir o barômetro da vontade humana (emoções e espírito) é o que chamamos de paradigma espiriemocional do IHP. Como em todas as disciplinas religiosas, ao praticarem e treinarem de modo específico (i. e., treinamento repetitivo e deliberado), os clientes aprendem a ver que aquilo que antes era considerado doloroso, limitante, ou desagradável é nada mais do que uma experiência não atrelada a qualquer valor ou julgamento. Em muitos ensinamentos espirituais, essa experiência é conhecida como "permanecer no momento presente". Eckhart Tolle, autor de *The Power of Now: A Guide to Spiritual Enlightenment* (2004, Namaste Publishing), chama a tranquilidade do momento presente de "o agora". Este Paradigma Espiriemocional definiu o treinamento no IHP como um uma estratégia diferenciada e permitiu que nosso treinamento assumisse um significado absolutamente novo.

Princípios e processo do paradigma espiriemocional do IHP

A soma das experiências da vida da pessoa determina o nível de desconforto no qual ela começará a sentir dor e, eventualmente, desistirá. O modo como as pessoas definem risco *versus* recompensa, dor

Resumo do paradigma espiriemocional do IHP

Ao lançar mão do treinamento para aprender a lidar com todos os componentes associados ao estresse do exercício, podemos aprender a fazer o seguinte:

- Aceitar as emoções sem reagir a elas por meio de sua valoração ou julgamento. As sensações de desconforto advindas do exercício têm apenas o significado que você lhes quiser dar. Elas não são boas nem ruins; simplesmente são.

- Relaxar. Permaneça no momento presente, evitando projeções desnecessárias para o futuro. Manter-se relaxado e focado durante cada repetição é a maneira certa para que você não venha a sabotar as próximas repetições.

Em minha opinião, ficar conectado e relaxado no momento presente é a maior adaptação de treinamento para qualquer praticante. As pessoas mudam em um nível muito profundo e permanecem tranquilas, sem julgamentos, na presença de um grande desafio, um desconforto, uma nova sensação ou algo desconhecido. Este é o paradigma espiriemocional do IHP, sendo a essência do verdadeiro treinamento do *core*, pois muda as pessoas em seus aspectos mais íntimos. Em termos práticos, o paradoxo é que o paradigma espiriemocional muda as pessoas de dentro para fora, ao promover um estímulo de fora para dentro.

versus prazer, orgulho *versus* vergonha, força *versus* fraqueza e sucesso *versus* fracasso faz parte, sem exceção, do que irá definir como elas responderão à intensidade do treinamento, o quanto estão dispostas a seguir em frente e até que ponto conseguirão chegar, antes que sua mente ceda e venham a desistir. Essas emoções percebidas e ações eventuais têm mais a ver com comportamentos aprendidos do que com mecanismos fisiológicos.

Quando o treinamento se torna muito puxado, a maioria das pessoas começa a exibir reações ao estresse. O sinal mais comum é uma careta, ou outra expressão facial que mostre estresse, dor ou angústia. Subitamente, elas desistem e nem mesmo querem falar sobre isso. O sinal de estresse (p. ex., uma careta) é uma resposta consistente, oriunda de experiências passadas: isso é desconfortável, isso é doloroso, o fim está perto e eu deveria parar agora para evitar dores ainda maiores. A decisão de reagir e mesmo de acabar com o desconforto apenas por causa de um sentimento baseado em antigas crenças é um exemplo de como antigas crenças limitantes e falsos juízos podem se projetar no futuro e sabotar o momento presente. O medo de se sentir ainda pior faz com que as pessoas parem. *FEAR* (medo) pode ser considerado como uma Falsa Evidência Aparentemente Real. O medo é a nuvem do passado que lança uma sombra no presente, como garantia de que o futuro não mudará. No passado, você aprendeu a desistir quando se sentiu assim; portanto, você sempre desistirá quando sentir a mesma coisa. Esse paradigma equivocado é garantia de que você nunca irá evoluir. Na careta, ou na primeira expressão de pânico ou estresse, dizemos: "Relaxe seu rosto, fique no momento, fique comigo." Nenhum julgamento, nenhuma falsa crença do passado, nenhuma sabotagem. O que você está sentindo é apenas uma sensação – é assim que você percebe seu metabolismo acelerado. Observe-o de forma neutra. Revise as várias sensações, sentimentos ou vozes em sua cabeça e encare-os como uma série de carros alegóricos e as pessoas em um desfile. Observe como eles passam sem saltos no desfile. A essência de estar no momento presente e de estar em paz não é limpar os pensamentos de sua mente, mas saber que você não é seus pensamentos e permitir que eles passem, como carros alegóricos durante um desfile.

A intensidade e a sensação associadas ao nível em que as pessoas decidem parar ou desistir nunca representam sua intensidade máxima, mas sim uma porcentagem daquela intensidade máxima que estão dispostos a suportar. Com a repetição do treinamento que provoca essa sensação, as pessoas se acostumam e a sensação é reinterpretada, perdendo seu significado e impacto iniciais. A natureza repetitiva do treinamento nos ajuda a neutralizar essas sensações, não lhes emprestando o peso que outrora tinham. Aprendemos que as sensações por si mesmas nunca mataram ninguém e que, na realidade, jamais feriram ninguém; são apenas sensações. O que fazemos com as sensações é o que vai afetar as nossas vidas. A sensação de exercício e esforço intenso nada mais é do que o metabolismo normal acelerado; exatamente isso. Então, a experiência é redefinida; essa é tão somente a sensação associada a essa forma ou nível de treinamento, assim como o sol está associado à luz do dia e à manhã, e sua ausência não é motivo para pânico porque simplesmente indica que a noite caiu.

Esse processo de experimentar repetidamente o desconforto associado ao treinamento de alta intensidade permite que as pessoas vivenciem a experiência sem que se projetem no futuro nem sabotem o momento presente. Isso significa que você não desiste apenas porque o treinamento ficou mais puxado, porque sua percepção do que é difícil e o modo como você aprende a simplesmente observá-lo muda de forma constante. Com o passar do tempo, a carga que você está *disposto* a suportar muda continuamente, redefinindo assim a sua vontade. Mediante o emprego do treinamento e de seu processo como um momento de aprendizado na redefinição da vontade humana (e, portanto, do espírito), podemos ensinar e aprender o impacto que, paralelamente, essa evolução terá em todos os aspectos de nossas vidas. Se isso não é uma evolução espiritual, então eu não sei o que seria.

Aplicação da espiriemoção durante o treinamento e fora dele

Em resumo, o paradigma espiriemocional do IHP se utiliza do treinamento para não só fortalecer o corpo e ensinar bons padrões de movimento, mas também para redefinir o barômetro da vontade humana (evolução espiritual). Esta última é a maior e mais rápida adaptação gerada pelo treinamento, sobretudo se soubermos como ensinar ou apreender as orientações a ela associadas. Ao treinar, a pessoa sentirá todas as sensações normais do treinamento, especialmente em níveis intensos. Em intensidades de treinamento mais altas, todos mudam seus comportamentos, por exemplo, suas expressões faciais. Ao exteriorizar alguma expressão facial em resposta ao esforço de treinamento, você ouvirá um instrutor do IHP dizer: "Relaxe seu rosto, fique comigo; você está quase pronto, e 9 e 10. Você conseguiu. Ótimo trabalho!" Depois de concluída a série, o cliente estará em um momento receptivo ao ensino. O instrutor do IHP orienta seu cliente (John, neste exemplo) por meio do processo: "John, como você pode ver, 10 repetições não foram problema. Mas, no número sete, você começou a interpretar as sensações que estava sentindo conforme crenças e valores antigos (ou seja, o drama), e você mergulhou nelas com resmungos e um rosto angustiado. Dez repetições fáceis foram consideradas mais intensas do que na realidade são, e sem qualquer motivo – simplesmente em função de sua experiência antiga. Isso ocorre com todos os aspectos da vida: pressupomos, projetamos e sabotamos experiências que poderiam ser fáceis e até mesmo prazerosas, e as transformamos em verdadeiros pesadelos a troco de nada (ou seja, experiências antigas). A próxima série é a mais importante de todas da nossa sessão. Quero que você complete a próxima série sem reagir a qualquer coisa que venha à sua cabeça. Sem nenhum drama para as 10 repetições. A sensação que você irá vivenciar na 7ª repetição não é difícil ou fácil, não é boa ou ruim, e você não gostará ou odiará. A sensação é uma etapa natural para que você complete as 10 repetições, o que não é mistério, porque você já fez isso e, posso acrescentar, com bastante facilidade. Fique presente e tenha em mente que o que você sente é apenas o seu metabolismo acelerado. Vou orientá-lo nas repetições 7-10."

Sem falhas, John completa suas 10 repetições sem grunhidos ou expressões faciais. Pode demorar um pouco para que o cliente relaxe seu rosto diante do instrutor nas repetições 7-10, mas no final você notará que todos os clientes treinados no IHP ficam com os rostos inexpressivos ao realizarem suas repetições mais puxadas.

Por meio de um treinamento físico consciente, você será capaz de se separar de seus pensamentos ou sensações. Em essência, seu treinamento consciente passa a ser, na verdade, não perceptivo ou neutro

– você se abstrai do drama que habita a sua mente. Essa prática é particularmente importante quando se trata de pensamentos negativos, isto é, o drama do "ele disse isso, ela disse aquilo" em sua mente. Se você reagir a todos esses pensamentos negativos que podem invadir sua mente, como medo, inveja, insegurança, ciúme ou inadequação, sua vida se tornará um *reality show* repleto de drama. E isso não é bom! Se você aprender a não reagir ao estresse do exercício, optando por uma atitude de não julgamento ou de não ceder a antigas histórias negativas, mas considerá-lo (ao estresse) como apenas um estado do seu ser e tão somente uma sensação, essa atitude lhe ensinará a proceder da mesma forma ao enfrentar os outros estresses em sua vida. Ao se desprender de suas histórias antigas, das dores intensas causadas pelo treinamento, de como você está cansado, e de sua imensa vontade de parar, você também se desprenderá das outras sabotagens praticadas no seu dia a dia. Você vai se surpreender, não só ao julgar os outros, mas também quando julgar a si mesmo e ao sabotar situações com base em seu antigo esquema de treinamento. Ao relaxar seu rosto no treinamento, você também relaxará seu rosto na própria vida. Ao começar a "relaxar o rosto" sob estresse, aquelas sombras do passado se dissipam e permitem que você finalmente perceba a realidade do momento, a realidade do agora, a única realidade. Então você começará a se livrar dos programas antigos que limitam a sua libertação, para evoluir ainda mais como pessoa.

Então, relaxe seu rosto quando o estresse do treinamento surgir e você sentir vontade de fazer uma careta. Permaneça no momento, termine o que você começou e pratique a nossa espiriemoção a cada repetição, em cada série e em cada treino. Termine as poucas repetições restantes, os poucos segundos restantes ou os poucos metros restantes sem aderir a emoções ou julgamentos. Pratique essa disciplina em sua rotina diária. Ao praticar a permanência no momento em cada repetição de treinamento, você está praticando a consciência do momento presente muitas vezes por semana; em alguns casos, perto de mil vezes. É muito difícil que esse treinamento consciente não afete seu subconsciente e se infiltre nos demais aspectos de sua vida. Na verdade, você se torna consciente desse fenômeno e começa a se surpreender querendo reagir a alguma coisa e relaxando seu rosto, respirando, simplesmente "deixando passar" e observando sem assimilar. Essa prática melhora sua qualidade de vida, mais do que qualquer treinamento físico de adaptação poderá oferecer. É dessa maneira que o treinamento lhe ajudará a evoluir espiritualmente, removendo desde já as nuvens do passado, para que você possa evoluir e para que seu futuro possa mudar para melhor.

Simplicidade e repetição

Nesses dias de vendas impulsionadas pelo *marketing*, de explosão das mídias sociais e de manchetes de vendas sensacionalistas, podemos ouvir todos os tipos de *slogans*. "Confusão muscular", "treino físico insano" e treinos descritos com a palavra "extremo" nos seus títulos são apenas algumas das frases apelativas atualmente em uso. Assim, claro, são muitos os oportunistas do exercício físico que alardeiam no Instagram a última palavra em segredos da dieta, exercícios especializados e resultados rápidos. Finalmente, há os canais do YouTube, em que cada um é a estrela do seu próprio universo em forma de vídeo, onde podem alegar qualquer coisa e se tornar famosos durante alguns minutos na telinha. Mas se você tivesse contato com algumas dessas pessoas, perceberia que não existe substância, sistema, método, nada. O "canto da sereia" se foi.

Se alguma coisa for extraída deste livro, será o seguinte: nada funcionará melhor do que o básico. Nada mudou quando se trata de conseguir excelência em qualquer coisa. Mostre-me todos os grandes realizadores que se destacaram em nível mundial ao longo de algumas décadas, e mostrarei alguém que investiu seu tempo no aperfeiçoamento do básico. Como um golfista consegue uma tacada de 320 jardas? Como um jogador de basquete consegue uma média de 90% de acertos da linha de lance livre? Como um músico domina perfeitamente seu instrumento? Como os levantadores de peso continuam a quebrar recordes ano após ano? Como os fisiculturistas desenvolveram os incríveis corpos que têm e que podem ser vistos hoje? Todas essas pessoas dominam o básico. Quando o desempenho e as carreiras estão em jogo, os profissionais não se iludem com truques; isso é deixado para os amadores. Por que os princípios básicos são tão importantes e como eles se relacionam com o conteúdo deste livro? Vamos explorar isso ainda mais profundamente.

Do ponto de vista do desempenho, os padrões básicos de movimento devem estar enraizados no sistema nervoso central (SNC) para que o movimento perfeito esteja disponível sem necessidade de qualquer pensamento ou esforço especial. O movimento perfeito deve tornar-se mais um reflexo do que uma decisão consciente, como se essa fosse a única maneira de o corpo saber como executá-lo. Do ponto de vista estrutural, também são cruciais a eficiência e a estabilidade associadas aos grandes movimentos. Quanto mais alinhado, estável e eficiente o movimento se tornar, mais perfeito será. Essa estabilidade e eficiência permitem o uso de mais peso e a execução de maior volume (i. e., mais trabalho). Com mais força e mais trabalho, o corpo deverá mudar concomitantemente. Basta olhar para os atletas e como seus corpos mudam com o passar do tempo, mesmo nos casos em que a mudança da aparência do corpo não seja um objetivo. Também devemos levar em conta o Paradigma Espiriemocional, que acabamos de discutir. Para lidar com as emoções e desenvolver a conexão espiritual, é preciso que você seja capaz de se concentrar e relaxar seu rosto. Você não pode realizar o trabalho interno se estiver ocupado demais no processo de aperfeiçoamento do exercício ou em lidar com a novidade de um treinamento desconhecido a cada sessão. Novidades são boas para a diversão, não para o treinamento. Por essa razão, os exercícios descritos no livro são propositalmente simples. Preciso que você se concentre em conectar seu cérebro (i. e., o SNC) ao movimento e aos músculos sem necessidade de pensar em demasia. Em outras palavras, deixe o SNC se ligar e dirigir o corpo, enquanto você acalma sua mente. Não deixe sua mente tagarelar o quanto você está entediado, como isso dói, como é difícil, o quanto você está cansado, ou como seria bom parar. Isso é história antiga e já não presta para mais nada. Trabalhe duro em exercícios básicos e simples, pois isso permitirá que você aproveite ao máximo seu treinamento, sem criar drama no processo. Essa repetição e o aperfeiçoamento do básico se transferirão para sua vida. Concentre-se e seja grato pelas coisas básicas e simples da vida, como o amor, a saúde, a família, os amigos, as risadas, a paz, um nascer do sol, um pôr do sol, uma conversa agradável ou os primeiros passos de uma criança. Esses são os princípios básicos da vida, e cada apreciação é nada mais do que uma boa e consistente repetição. Permaneçam simples, meus amigos. Simplicidade é a palavra!

Sobre o autor

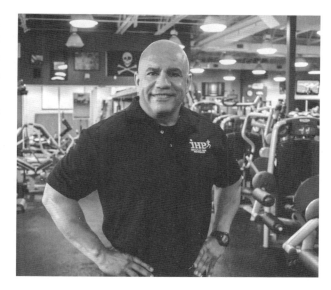

Juan Carlos "JC" Santana, MEd, CSCS, *D, é autor de 17 livros e manuais e já produziu mais de 70 DVDs. Publicou mais de 300 artigos, muitos em periódicos revisados por especialistas, como o *Strength and Conditioning Journal* da NSCA. Seus textos vêm sendo internacionalmente utilizados em mais de 20 universidades.

JC Santana é fundador e diretor do Institute of Human Performance (IHP) em Boca Ratón, Flórida. Nos últimos 17 anos, o IHP tem sido reconhecido de forma constante como uma das melhores academias de treinamento físico em todo o mundo e a melhor instalação de treinamento do *core* dos Estados Unidos. No IHP, seu sistema de certificação já habilitou mais de 10 mil treinadores por todo o mundo, em mais de 15 países. Nesse grupo, estão incluídos mais de 200 treinadores e técnicos olímpicos da China e da América do Sul. O programa para mentores do IHP já recebeu mais de 400 profissionais de condicionamento físico provenientes de mais de 20 países.

Há mais de duas décadas, JC Santana integra programas de força e condicionamento físico de várias equipes esportivas da Florida Atlantic University, sendo responsável pelos programas de força e condicionamento físico para as equipes masculina de basquete, masculina e feminina de *cross-country* e atletismo, feminina de vôlei e masculina e feminina de natação.

Santana é especialista certificado em força e condicionamento físico com distinção (CSCS, *D) e membro (FNSCA) da National Strength and Conditioning Association (NSCA). Também possui certificação como instrutor de condicionamento físico para a saúde pelo American College of Sports Medicine. Além disso, é certificado como instrutor sênior e também como instrutor para cursos de treinadores de clubes com a equipe norte-americana de halterofilismo e é treinador nível 1 da USA Track and Field.

JC Santana cumpriu dois mandatos no conselho de administração da NSCA. Por oito anos, foi editor de condicionamento físico esportivo para o *NSCA Journal*. Entre suas várias responsabilidades profissionais, incluem-se diversas funções ocupadas na NSCA: vice-presidente, presidente da Conferência de Técnicos, membro do Comitê da Conferência e diretor dessa associação para o estado da Flórida. Como professor-adjunto universitário, lecionou na cadeira de força e condicionamento físico na Florida Atlantic University (FAU). JC Santana é diplomado pela FAU, sendo bacharel e mestre em ciência do exercício. Atualmente, está envolvido em vários estudos de pesquisa, em associação com diversas universidades. Além disso, está empenhado na defesa de seu doutoramento em fisiologia do exercício.

Fundado em 2001, o IHP oferece um ambiente de treinamento excepcional para atletas de elite: atletas olímpicos praticantes de diversos esportes; campeões de tênis em nível mundial; atletas da NFL, NHL e MLB; lutadores brasileiros campeões mundiais de jiu-jítsu e de MMA; inúmeras equipes da Divisão I da NCAA; e centenas de adolescentes ranqueados nacionalmente e que desejam ser escolhidos por equipes esportivas nos recrutamentos de novos jogadores. O IHP também atende a uma clientela que apresenta casos delicados de reabilitação da coluna vertebral, além de oferecer seus serviços ao ginásio da comunidade local.

Sobre o revisor técnico da edição brasileira

Fernando Jaeger graduou-se em educação física pela Montclair State University, nos EUA, e especializou-se em treinamento funcional pelo Institute of Human Performance (IHP) de Juan Carlos Santana, na Flórida, EUA.

Ele é o representante brasileiro da metodologia do IHP e diretor técnico da academia CompetitionTG, um centro de treinamento integrado e o primeiro Training Gym do Brasil. Também é membro da NSCA (National Strength Conditioning Association), faixa preta 3º Dan da World Taekwondo Federation (WTF) e treina alguns atletas de elite e amadores de várias modalidades, como corrida, basquete, futebol, ciclismo, tênis ,triatlon, esportes de combate, em busca do aperfeiçoamento do movimento para um rendimento melhor – tudo dentro da metodologia do IHP.

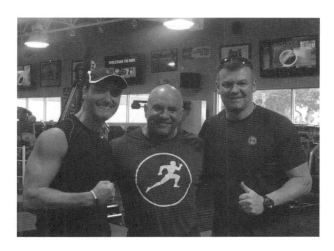

Continuando o trabalho ao qual tive acesso há quase dez anos, venho por meio desta revisão técnica, deixar o legado do IHP no Brasil, ao dizer que quanto mais nos unirmos e formos capazes de transformar pessoas comuns (física e mentalmente), maior será a capacidade de enfrentarmos as duras batalhas que a vida nos proporciona – fazendo uma comparação entre o exercício físico e as situações diárias do cotidiano. Entender que somos precursores da nossa própria vida é fundamental ao longo da jornada, na qual muitas vezes confundimos formação com informação, carreira com trabalho e principalmente nossa felicidade com a felicidade dos outros!

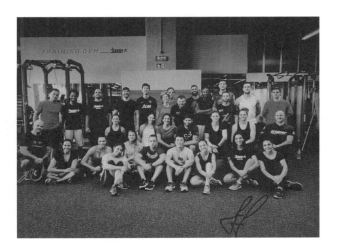

Esta obra, com mais de 320 páginas, é uma continuação do livro *Treinamento funcional* (Manole, 2017) agora aplicada à utilização mais específica do treinamento integrado tanto para homens como para mulheres e organizada de maneira concisa e simples.

Agregando esta obra ao entendimento que, se formos proativos em relação a vida, abraçarmos o inesperado da melhor maneira possível e nos distanciarmos daquilo que não podemos controlar, poderemos ter um resultado fantástico não só em nossa carreira profissional, mas também na vida de centenas de pessoas que buscam um profissional de qualidade.

Com sentimento de gratidão incomensurável ao universo pela oportunidade de dar andamento ao projeto de Juan Carlos Santana no Brasil, dedico a revisão técnica deste livro a minha família, aos meus sócios (Disnei Sanches, Marco Pace e Flávia Brunoro), aos meus treinadores e especialmente ao mestre Santana.

Live, love, learn and leave a legacy
(Viva, ame, aprenda e deixe um legado)

Tendo a certeza de que o legado a todos vocês está sendo deixado...

Bons treinos e um grande abraço.

Fernando Jaeger
Diretor técnico da CompTG/IHP Brasil

Colaboradores

Os colegas citados a seguir gentilmente colocaram à minha disposição programas, conselhos, apoio e sua experiência, para que eu pudesse aprimorar o material deste livro. Sou muito grato por suas contribuições e incentivo.

Generosamente, o ex-Mr. EUA **John DeFendis** (www.defendis.com; facebook.com/john.defendis; defendis@aol.com) permitiu que eu utilizasse no Capítulo 3 o conceito que ele desenvolveu, repetições de DeFendis.

Os talentosos treinadores e técnicos citados a seguir também disponibilizaram seus programas:

Bret Contreras, Capítulo 4, Homens – pernas e quadris 5: exercício com pesos de Bret, e Mulheres – pernas e quadris 2: exercício de Bret para serem feitos em casa; www.bretcontreras.com; bretcontreras@hotmail.com

Cliff Edberg, MS, RD, Capítulo 5, Mulheres – abdominais e *core* 5: abdominais puxados, e Capítulo 17, Treino profissional de fisiculturismo de Cliff Edberg: exercício para profissionais do fisiculturismo (homens); CEdberg@lifetimefitness.com

Cem Eren, Capítulo 4, Mulheres – pernas e quadris 6: treino de competição do Cem; www.Diamondglutes.com; Cemcondition83@gmail.com

Loren Landow, Capítulo 17, Treinamento de velocidade de Landow; www.landowperformance.com; Lmlandow@gmail.com

Martin Rooney, Capítulo 17, *Hurricane* Rooney; www.trainingforwarriors.com; mrooney@trainingforwarriors.com

Carla Sanchez, Capítulo 17, Treino semanal de Carla Sanchez; www.Performanceready.com; glamourjock@gmail.com

Dave Woynarowski, MD, Capítulo 17, Rotina de quatro dias intercalados de Darryn; www.darryn_willoughby@baylor.edu; www.baylor.edu/chhs/index.php?id=940465

Os excelentes profissionais a seguir emprestaram seus conhecimentos para que o Capítulo 16, Nutrição e recuperação, fosse o mais abrangente e preciso possível:

Jose Antonio, PhD; www.theissn.org; exphys@aol.com

Cliff Edberg, MS, RD; CEdberg@lifetimefitness.com

Douglas Kalman, PhD, RD; www.theissn.org; dkalman@nova.edu

Dave Woynarowski, MD; www.thelongevityedge.com; doc@drdaveshealthsecrets.com

PARTE I

PROGRAMAÇÃO DO TREINAMENTO FUNCIONAL

Nas últimas quatro décadas, o treinamento percorreu um longo caminho. No passado, a única razão pela qual as pessoas treinavam com intensidade era a preparação para o esporte ou para a batalha. Depois, houve a eclosão da revolução do fisiculturismo, e as pessoas passaram a treinar também para conseguir certa aparência física. Hoje, treina-se pelas mais diversas razões. Assim, os treinos são diversificados e muitos fatores são considerados para maximizar os resultados.

É muito importante saber exatamente por que você está fazendo algo, mas são muitas as vezes em que as pessoas apenas fazem as coisas sem realmente entender o porquê. A Parte I examina as várias razões pelas quais as pessoas treinam e o papel desses objetivos ao selecionar a abordagem, a atitude mental e o treinamento corretos. Essa análise simples pode nos ajudar a evitar o interminável mantra da guerra sem fim, que acaba prejudicando milhares de frequentadores de academia.

A Parte I também oferece um relato detalhado dos exercícios propostos ao longo do livro e suas classificações. Variedade, intensidade e segurança são tópicos discutidos, pois é importante entender esses fatores ao projetar determinado treinamento.

Finalmente, a Parte I apresenta a diferença entre periodização e programação e as variáveis a serem consideradas quando planejamos e progredimos qualquer tipo de treinamento ao longo de semanas. Fornecemos uma avaliação biomecânica para ajudá-lo a determinar se você tem algum déficit. Concluo com uma discussão sobre o conceito de treinamento consciente e da realização de uma repetição de qualidade. A Parte I define o ritmo para o restante do livro; então, aproveite.

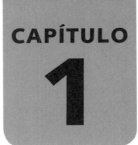

Treinando para alcançar resultados

Por que motivo você está treinando, para ter desempenho dentro ou fora da academia? Quando as pessoas vêm ao Institute of Human Performance (IHP) para treinar, faço perguntas comuns, mas dou a impressão de seguir em uma direção diferente da maioria. Na verdade, permaneço focado, enquanto observo que muitos treinadores ignoram as respostas às suas perguntas. É aqui que começa a conscientização dos reais problemas que se apresentam. Então, vamos considerar as razões básicas pelas quais as pessoas compram um livro de treinamento físico ou frequentam uma academia.

Razões para treinar

Por que as pessoas treinam? Bem, quando perguntamos às pessoas por que elas entraram no IHP ou por que estão envolvidas em um novo programa de treinamento, geralmente é pela aparência física, saúde, reabilitação de uma lesão ou cirurgia, desempenho em determinado esporte, ou apenas a busca por melhor qualidade de vida. Embora o IHP seja uma academia de esportes muito diferente (ou seja, clientes atléticos jovens e de alto nível), a principal razão pela qual as pessoas ingressam no IHP é a mesma que na maioria das outras academias: melhorar a aparência física (aspecto). A população de atletas quer ficar com melhor aspecto quando vence, a turma da reabilitação quer ficar melhor depois da reabilitação, e todos que estão trabalhando por melhor qualidade de vida querem conseguir, também, melhor aspecto físico. Essa é uma das razões pelas quais, neste livro, a parte de transformação do corpo é tão densa. No entanto, mesmo na seção de transformação, temos exercícios físicos que vão refletir na função. Portanto, não pense que você tem que escolher entre função e aparência – você pode adquirir ambas.

É preciso também discutir resumidamente o impacto que o exercício exerce sobre a aparência física do corpo. O estímulo para o aumento da força ou para o crescimento da musculatura é bastante simples, e poucas coisas funcionam melhor do que os bons e velhos exercícios de musculação descritos neste livro. Portanto, deve-se questionar a complexidade das rotinas e exercícios especiais. Os músculos fazem apenas uma coisa: mudam de comprimento enquanto estão sob tensão. O músculo simplesmente responde à distância, à tensão e à velocidade com que se contrai e alonga. É um processo bastante simples. Quando os músculos são expostos à tensão, as fibras e as células sofrem ruptura. O músculo não se importa com o que gerou a tensão (ou seja, um saco de areia, um haltere, um elástico, ou uma máquina). As microlacerações acontecem quando o músculo trabalha contra tensão (i. e., uma resistência) com intensidade significativa. Imediatamente depois da ruptura celular, há uma resposta inflamatória (isto é, o bombeamento) que é sentida durante o treino; mas, em seguida ao estímulo inicial, algum inchaço parcial e prolongado perdura por algum tempo ainda. Dependendo do nível de dano muscular, o inchaço pode durar dias, como ocorre com um inchaço resultante de uma contusão na coxa. Essa inflamação e outros mecanismos de reparo são seguidos pelo processo de remodelação, e isso faz com que os músculos se tornem mais fortes e mais volumosos. Essa é uma descrição simplista de como um músculo é tonificado ou ganha volume. Portanto, se você pensar que um exercício mágico, uma determinada rotina ou um único equipamento irá mudar seu corpo, ou um músculo, estará completamente iludido. Essa ideia precisa ser reformulada, se você pretende se concentrar nas coisas mais importantes, que são a intensidade e o volume de treinamento adequados. É simples assim: você tem que aprender a controlar sua percepção do que é o treinamento, manter o foco e continuar a aplicar carga e estimular o músculo a crescer. É assim que fisiculturistas e outros atletas repetem o mesmo exercício e treinamento ano após ano e conseguem ficar maiores, mais rápidos e mais fortes. No caso desses atletas, o modo de exercício não muda muito; contudo, as cargas e a intensidade aumentam até o ponto de diminuição do retorno, ou ao ser atingida a força ideal. Os exercícios e práticas deste livro serão tudo que você precisa para obter o corpo que deseja, ou ter máximo desempenho. Basta apenas que você execute o treinamento em um nível mais alto do que anteriormente. Ao aplicar o paradigma espiriemocional, explicado na introdução, você elevará seu treinamento a níveis jamais imaginados, e seu corpo refletirá esse novo nível de execução.

Já que enfatizamos tanto a parte de transformação deste livro, deve-se ter em mente que praticamente todos os programas de transformação dependem de uma intervenção nutricional significativa. A maioria das pessoas quer perder peso (i. e., gordura) para ter melhor aspecto; um pequeno número de pessoas tem muita dificuldade em ganhar peso, precisando lutar contra a genética, a idade ou alguma outra limitação para aumentar seu peso. Mesmo o ganho muscular tem um componente nutricional para isso. Eu diria que o componente "perda de gordura", que a maioria das pessoas deseja, significa 80% de nutrição e 20% de treinamento. Afinal, a maioria das pessoas declara que não quer parecer com um fisiculturista; o que elas querem é parecer atléticas e tonificadas. O treinamento físico necessário para tonificar um músculo é mínimo. Qualquer um pode treinar – essa é a parte fácil. No entanto, o estilo de vida que implica fazer dieta 24 horas por dia, 7 dias por semana, ou de se alimentar com o objetivo de reduzir a gordura para poder exibir uma bela anatomia humana é outra história. Como o treinamento, a nutrição tem mais a ver com emoções e a composição espiritual do que com a experiência nutricional. "Por que as pessoas comem" é uma questão mais importante do que "o que as pessoas comem", pois o "porquê" geralmente controla o "o quê". Vamos abordar o componente nutricional mais adiante, no Capítulo 16.

Em muitos casos, as pessoas que estão em busca de uma saúde melhor e até mesmo aquelas que estão fazendo reabilitação por algum tipo de trauma acreditam que necessitam de algum treinamento especial. Temos utilizado muitos dos exercícios de transformação descritos neste livro para a reabilitação física, ou para que esses corpos sejam conduzidos desde os níveis mais baixos de função imagináveis até uma condição de saúde perfeita. A única variável drasticamente alterada é o peso usado em um exercício. A amplitude de movimento é também uma variável importante a considerar, quando se lida com níveis muito baixos de função. No entanto, independentemente de você estar manipulando carga ou amplitude de movimento, muitos dos treinamentos de transformação oferecidos neste livro são ótimos exercícios de saúde e reabilitação.

Atletas querem sempre obter vantagem na competição; por isso, são presa fácil para a venda dos mais novos esquemas mirabolantes. Atletas tentarão qualquer coisa para ganhar vantagem competitiva. Mas, como todo mundo, precisam voltar a repetir o básico para que possam vencer competições. Além disso, descobrimos que, apesar de ansiarem por saltos verticais mais altos, mais velocidade, ou mudanças mais rápidas de direção, a maioria dos atletas precisa mesmo é de um implacável condicionamento. Por essa razão, incluímos neste livro muitos dos protocolos metabólicos e exercícios de condicionamento utilizados por nós nos últimos 18 anos. Quando você praticar alguns desses treinos metabólicos e de condicionamento, compreenderá por que os atletas do IHP têm mais longevidade (duram mais) em suas competições.

Ponto de diminuição dos retornos

Todo treinamento tem uma relação risco-benefício a considerar, bem como um ponto de retorno decrescente. Eu vejo muitas pessoas na academia preocupadas tão somente em levantar cargas cada vez mais pesadas. Então, pergunto a elas: por que essa necessidade, e quanta força será suficiente para o que você precisa fazer? Dou total apoio à vontade de se ficar mais forte por determinada razão, mas quando vejo levantamentos de peso praticados sem nenhuma razão além de levantar cada vez mais, então começo a me perguntar qual parte do treinamento está sendo controlada pelo ego, e qual parte é controlada pelo cérebro (i. e., um treinamento lógico e com um propósito). Antigamente, eu costumava perguntar: até que ponto posso treinar para obter os resultados que quero? Hoje eu pergunto: qual é o mínimo treinamento efetivo a ser realizado para obter o máximo de resultados? Mudei minha posição com relação ao treinamento porque, além de basicamente destruir meu corpo e não querer que ninguém mais passe pelos meus problemas, o treinamento de alta intensidade, necessário no mais alto nível de desempenho, tem um lado sinistro do qual poucos falam.

Em geral, hoje o treinamento de alto desempenho necessário para se destacar nos esportes é inversamente proporcional, em longo prazo, à saúde e ao bem-estar do praticante. Quanto mais você treinar, mais chances terá de sofrer problemas por volta dos 40 anos e depois. Geralmente, atletas (*strongmen*), atletas de força e de potência, fisiculturistas, jogadores de futebol americano (sobretudo atacantes e defensores de segunda linha), lutadores e muitos outros atletas envolvidos em treinamentos intensos não têm vida longa e saudável quando comparados à população média. Além disso, se atentarmos para os problemas ortopédicos vivenciados por muitos desses atletas, geralmente em meados da terceira década de idade, é óbvio que o treinamento puxado também cobra um alto preço. É por isso que tento manter meu treinamento em bases simples e manipulo minha intensidade e volume até a perfeição. Jamais recomendaria que qualquer pessoa treinasse *além* dos limites da dor, e, muito raramente, que treinasse até a exaustão. Esforço é uma coisa, mas dor e completa exaustão são outras e, na maioria das vezes, totalmente desnecessárias.

Aos 59 anos, posso exibir muitas cicatrizes de batalha que ilustram minhas décadas de treinamento "durão" ou minha egocêntrica estupidez. Depois de duas artroplastias de quadril, dois joelhos artríticos e problemas intermitentes nos ombros, posso afirmar que o treinamento puxado é superestimado e, na maioria dos casos, injustificado do ponto de vista científico e prático. Sim, é incrível bater no peito junto a atletas olímpicos e campeões mundiais – fiz isso por mais de 20 anos. Há uma sensação de realização e de ego inflado quando a gente pode fazer o que a maioria das pessoas não consegue. Eu seria um mentiroso se não admitisse que há um certo ar de confiança que nos invade ao entrarmos em uma sala com pessoas que sabem que você é um cara durão. Mas eu também estaria mentindo se dissesse que isso tem algo a ver com qualquer outra coisa que não o ego. Em retrospecto, sei que 80% do meu treinamento poderia ter sido mais leve, porém mais intenso e específico, menos prejudicial e mais eficaz. Talvez se um JC Santana mais velho e mais sábio tivesse me aconselhado em minha juventude, eu não precisaria das minhas cirurgias e agora estaria desfrutando de um corpo saudável e sem dor. Essa é uma das razões pelas quais eu amo tanto o meu trabalho. Sei que minha filosofia, treinamento e ensinamentos estão evitando lesões, prolongando carreiras e melhorando a qualidade das últimas décadas de vida.

Considerando que competi nas Olimpíadas como levantador olímpico nas modalidades de arranque e arremesso e visto que esses são métodos populares de treinamento, vamos examinar tais métodos e verificar por que nem sempre eles são a melhor opção para a formação de músculos ou para a melhora do desempenho. Eu já tinha quase 40 anos quando competi nos níveis estadual e nacional em ambas as modalidades, me qualificando e competindo na *American Open Series* (levantamento olímpico) em 1998. Fui treinado por dois treinadores olímpicos (Rafael Guerrero e Leo Totten). Também sou detentor de certificação para treinador em nível 2 do *USA Weightlifting*. Não dou essa informação para me gabar, mas para mostrar que adoro o esporte e o pratiquei com entusiasmo, sempre com excelente orientação profissional e técnica. Então, estou devidamente qualificado para fazer as declarações a seguir.

Vamos começar dizendo que a eficácia e segurança de muitos levantamentos e métodos de treinamento dependem demais de como uma pessoa está constituída e não necessariamente da técnica usada.

Por exemplo, se você não foi feito para um agachamento completo, poderá fazer agachamentos completos enquanto jovem ou ao longo de alguns anos, mas em certo momento no futuro seu corpo terá que arcar com a dívida biomecânica acumulada, de alguma forma. No meu caso, acredito que muitos dos meus problemas foram resultantes das extremas amplitudes de movimento e das pesadíssimas cargas dos levantamentos olímpicos. Se os joelhos, quadris e ombros não forem feitos para as cargas e amplitudes de movimento necessárias para a execução correta dos levantamentos olímpicos, essas cargas e amplitudes irão agredir as articulações, mesmo se o executante estiver em boa forma. Se você adicionar "má forma" à equação, então certamente pagará o preço que muitos vêm pagando.

O levantamento de peso é muito mais clemente sob o ângulo da flexibilidade, mas as cargas necessárias para que o atleta seja competitivo acabam arruinando seu corpo. Se você quiser fazer supinos com 135-225 kg, fazer agachamentos com 225-450 kg e fazer levantamentos-terra com 225-450 kg, então esteja pronto para, em algum momento da sua vida, pagar o preço por esse treinamento puxado. O corpo humano não foi feito para ser abusado dessa maneira (cargas e amplitudes de movimento) e, embora alguns possam aparentemente se safar com tais práticas, a maioria acabará pagando com danos a suas articulações. Certamente algumas pessoas podem sobreviver a esse esforço durante alguns anos e uns raros felizardos durante toda a vida, mas a maioria não tem essa sorte. É por isso que você não verá nenhum desses treinamentos extremos e de eficácia questionável neste livro. Utilizaremos exercícios simples e básicos, concentrados em uma ótima forma e na produção de trabalho intensa. Essa abordagem nos permitirá treinar pesado o suficiente para o que queremos, além de conseguir desenvolver a massa muscular que precisamos – tudo isso com mínimo ou nenhum dano.

Atualmente, o treinamento puxado e intenso goza de grande popularidade. Um exemplo é o CrossFit®. Não tenho nada contra o esporte e, como tal, o CrossFit® não é mais agressivo do que o MMA. No entanto, estive presente em um *Wodapalooza* (competição CrossFit®) em janeiro de 2017, no Bayfront Park, no centro de Miami. Assisti a dois dias de competição e passei um tempo enorme na tenda de terapia, onde pude observar as lesões, tanto agudas como crônicas. Fiquei horrorizado com o que vi: a falta de forma física adequada durante competições de agachamento completo, arranco falhado e agachamento *overhead*. Para complicar ainda mais o problema, todas as provas foram realizadas em estado de fadiga. Não estou brincando – era o sonho dourado de um cirurgião ortopédico. Vejo esse treinamento acontecendo em muitas academias em todo o mundo, e, fora as competições no CrossFit®, essa estratégia não tem propósito algum, exceto a certeza de que as pessoas sofrerão lesões desnecessárias.

Esta é a minha experiência com esse estilo de treinamento, não só por estar presente em competições, mas também por ter visitado mais de 30 academias CrossFit® em todo o mundo. Em minha humilde opinião, existem alternativas melhores para conseguir melhorar o desempenho e obter a transformação do corpo. Testemunhei muitas das pessoas que treinam nessas academias fazendo exercícios que não sabem como realizar e que podem nem mesmo ter a conformação física para sua prática. Temo que, se essas pessoas continuarem, vão acabar como eu, com partes de metal por todo o corpo e frequentemente sentindo dores ou desconforto. Confie em mim, leitor, isso não é maneira de se viver, e, certamente, existem melhores opções de treinamento.

Variáveis do treinamento

Se repetição é estratégia eficaz, então quais manipulações serão necessárias para que os músculos e o corpo fiquem constantemente mudando? As variáveis básicas que manipulamos são intensidade, volume e frequência. A manipulação dessas variáveis estimula os músculos e o sistema de aprendizagem motora a se adaptarem e a obterem os resultados que realmente estamos almejando. Essas variáveis e como elas são alteradas ao longo de diferentes períodos serão abordadas nos Capítulos 2 e 17. O leitor poderá encontrar uma explicação mais abrangente sobre a manipulação dessas variáveis de treinamento e sobre o princípio da periodização no meu livro *Treinamento funcional*, e lá você encontrará uma revisão completa desse tópico.

Você pode se perguntar: uma mudança na rotina não é uma coisa boa? A resposta para essa pergunta não é tão fácil como você pode pensar, pois tudo depende do motivo pelo qual você está mudando a rotina. Se você está mudando a rotina por ter atingido um platô ou por estar entediado, é provável que a mudança de rotina não seja o ponto em questão, o que está ocorrendo é uma falta de planejamento e o não uso da intensidade correta. Então, mudar a rotina sem que ocorra mudança em seu foco, intenção, perspectiva e na manipulação progressiva das variáveis básicas, pouco ou nada representará para você. A mudança pode entretê-lo durante algumas semanas, mas, em longo prazo, você se verá diante do mesmo problema: seu treinamento não lhe dará os resultados desejados. Se você é um *personal trainer* e seus clientes estão entediados, é porque *você está entediado* e seus clientes estão simplesmente refletindo sua energia de volta. Se você estiver entediado com sua rotina, então terá que ir fundo e se perguntar: por quê? Se você estiver desinformado, então use este livro, e o problema desaparecerá. Se alguém estiver entediado por falta de conhecimento, então esse conhecimento deverá ser adquirido e aplicado. Caso contrário, nenhum treino será capaz de tirar alguém de uma rotina, e o ciclo se perpetuará. A ignorância é uma das principais razões pelas quais as nuvens do passado (o mesmo raciocínio irrefletido) podem lançar uma sombra no presente (estacionar); e se algo não mudar (percepção e evolução), o futuro também não mudará (ou seja, você repete o mesmo erro novamente).

Então, quais seriam as boas razões para mudar uma rotina? Entendo que será preciso mudar as coisas para "atear um pouco de fogo" em uma carreira ou em um programa de treinamento anual. Com isso eu concordo. Algo novo pode aumentar a confiança e dar uma nova perspectiva. Mas essas mudanças implementadas exclusivamente como estímulo devem ser raras, e implementadas depois que já tenhamos estabelecido os fundamentos do básico. Fora isso, ainda existem algumas boas razões para mudar as coisas. Se você está mudando sua rotina porque a antiga está provocando dor ou desconforto, então eis aí uma boa razão para tentar uma nova rotina que lance mão de métodos de treinamento que não machuquem seu corpo. Se, depois de ter adquirido uma base, você está mudando sua rotina para outra melhor, com um propósito e um treinamento mais específicos, então esse também será um ótimo motivo para tentar algo novo. Se você está mudando sua rotina como parte de um programa periodizado que possibilite picos e vales especialmente planejados para permitir que o corpo se recupere e atinja o pico de forma organizada, então esse é o melhor motivo para mudar um programa.

Em resumo, embora algo novo possa ter efeito positivo, é melhor mudar as coisas depois de estabelecer o básico. As mudanças devem ser centradas na progressão específica do treinamento, para fugir da dor ou para seguir deliberadamente um programa periodizado. Fora isso, você estará mudando as coisas porque precisa se divertir, e esse não é o caminho nem o motivo para treinar.

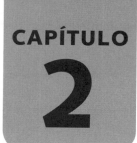

CAPÍTULO 2

Estrutura do programa

Os exercícios deste livro são separados em três categorias básicas: transformação, movimento e resistência. Considerando que a maioria do que é promovido em academias, revistas populares e livros enfatiza a transformação física, o livro oferece uma seção robusta sobre esse tópico. A seção de transformação consiste em 60 exercícios para seis partes do corpo, com exercícios para homens e mulheres em cada capítulo. Os exercícios de transformação variam quanto à necessidade de equipamento. Alguns exercícios dispensam qualquer equipamento, pois utilizam exclusivamente o peso do corpo como resistência. Outros exigem equipamento mínimo, como halteres, elásticos, *medicine balls* e bolas suíças. Na seção, incluem-se até exercícios de musculação que usam o equipamento padrão disponível na maioria das academias comerciais.

A seção de movimento consiste em 20 exercícios divididos em quatro diferentes habilidades orientadas para o desempenho, cada uma com cinco exercícios. Para sua execução, há necessidade apenas de equipamento simples, e alguns dispensam qualquer tipo de equipamento.

Finalmente, há a seção de resistência. São 20 exercícios de condicionamento para quatro partes do corpo, cada uma com cinco exercícios. Como bônus, recorri à ajuda de alguns dos principais profissionais do setor, para que fornecessem alguns de seus treinos favoritos e seu conhecimento. Assim, o leitor poderá tomar conhecimento de alguns dos exercícios utilizados pelos gigantes do setor com seus clientes ou atletas. Incluindo os treinos básicos em cada capítulo, os exercícios extras por cortesia dos meus colegas de condicionamento físico e os exercícios semanais, este livro contém cerca de 120 exercícios. Se algum exercício não estiver no livro, provavelmente você não precisa dele.

Classificações do programa

O IHP é bem conhecido em todo o mundo por seu treinamento de ponta e intenso, embora simples. Não aderimos às normas ultrapassadas estabelecidas pelo dogma tradicional. Por exemplo, não acreditamos em treinamento de mulheres *versus* homens, treinamento de jovens *versus* idosos ou treinamento de atletas *versus* não atletas. No IHP treinamos habilidades, não gênero, idade, *status* ou qualquer outra classificação social. Se você tem a habilidade, então queremos que você alcance seu potencial nessa habilidade. No IHP, muitas mulheres treinam mais duro do que muitos homens que já vi em outras academias. Temos observado alguns clientes que seriam considerados não atletas (p. ex., advogados, médicos, pilotos) que treinam mais intensamente do que alguns dos nossos atletas de classe mundial. Também já observamos homens em seus 50 e 60 anos que arrasaram adolescentes e jovens garanhões na faixa dos 20. Então, no IHP, não nos preocupamos com gênero, idade ou classificação como forma de limitar ou reprimir ninguém. Não há vítimas no IHP; venha para participar, ou fique em casa. Os exercícios deste livro já foram usados por uma ampla gama de clientes em vários níveis de treinamento. Esses exercícios podem ser realizados em intensidades aniquiladoras, ou em um ritmo mais moderado, para proporcionar um nível decente de condicionamento físico e até mesmo de reabilitação.

Apesar de não diferenciarmos entre homens e mulheres no treinamento do IHP, dividimos os exercícios de transformação neste livro por gênero. Por que nós fizemos isso? Primeiro, facilidade de uso e de classificação. Nem todos podem chegar ao IHP e ser treinados profissionalmente com esses exercícios, ou ter exercícios perfeitamente ajustados para cada um. Muitas pessoas, especialmente as mulheres, têm ideias erradas sobre o que é treinamento, em que ele resultará, e o que não será feito. Afinal, quantas vezes ouvimos uma mulher dizer: "Não quero levantar pesos porque não quero ficar grandona e parecer um homem" ou algo nessa linha?. Da mesma forma, quantas vezes ouvimos treinadores ou homens dizerem: "Para ganhar corpo, é preciso levantar cargas pesadas por poucas repetições (p. ex., três repetições)?". Esses mitos, temores e desinformação geram a necessidade de educação e classificação simples, para que as pessoas possam entender e confiar nas informações, nos casos em que lhes faltarem o conhecimento. Essa é uma das razões pelas quais separamos os exercícios de transformação masculinos e femininos.

Outra razão óbvia é a diferença de objetivos entre homens e mulheres. Seja uma parte específica do corpo ou uma aparência específica, homens e mulheres diferem bastante. Por exemplo, na maior parte das vezes, as mulheres não se importam com o número de vezes que conseguem fazer um supino, mas os homens sim. Os homens querem ficar grandões e fortes, enquanto as mulheres querem ser esbeltas e tonificadas. As mulheres querem que a parte de trás de seus braços, nádegas e coxas fiquem firmes, enquanto os homens almejam conseguir o grande V, com o tórax e as "armas" à mostra. De modo geral, o treinamento das mulheres será uma questão de volumes maiores com pesos menores e os treinos masculinos proporcionarão mais trabalho com cargas mais pesadas. No entanto, certamente um homem pode lançar mão de algum dos exercícios do treinamento de uma mulher, com cargas leves e altas repetições, como um *flush set* (descarga) ou como a última série naquela rotina. Da mesma forma, uma mulher pode se exercitar a partir da seção masculina, utilizando esse expediente para ganhar força e acelerar o aumento da densidade óssea para combater a osteoporose. Portanto, neste livro são inúmeras as transições entre os exercícios masculinos e femininos, e esse assunto será expandido nos capítulos de treinamento. Basicamente, todos os demais exercícios são os mesmos para homens e mulheres; o condicionamento físico e as habilidades atléticas não têm qualquer viés de gênero. Cada treinamento proporcionará progressões básicas, regressões e alternativas. Você terá variedade suficiente para que qualquer ajuste necessário possa ser feito.

Variedade

Dentro do contexto já explicado, podemos facilmente misturar e combinar treinamentos, bem como exercícios dentro de um mesmo treinamento. Isso significa que podemos juntar metade de um treinamento para as costas e metade de um treinamento para o tórax e criar um treinamento incrível para a parte superior do corpo. Também podemos fazer um treinamento de tórax e trocar um ou dois exercícios de outro treinamento de tórax para criar um treinamento exclusivo que melhor se adapte a você. Finalmente, a maioria dos exercícios compostos (i. e., exercícios que mobilizam várias articulações ao mesmo tempo) se prestam a diferentes faixas de repetições. Assim, sinta-se à vontade para escolher um exercício listado para uma faixa de 15-20 repetições e transformá-lo em um exercício de força, adicionando peso e diminuindo as repetições para 4-6.

O equipamento sugerido nos exercícios também pode ser substituído. Lembre-se de que um músculo só conhece resistência; não se importa de onde ela vem. Portanto, esteja à vontade para experimentar diferentes exercícios com diferentes equipamentos e em diferentes posições. Por exemplo, se você gosta de uma rotina que normalmente exige halteres, mas está viajando e não tem acesso a esse equipamento, não hesite em experimentar a rotina na estrada com os elásticos JC Traveler ou Predator Jr. Isso significa que você pode escolher um *fly* com halteres no banco e substituí-lo por um *fly* com elástico na posição em pé. Esses tipos de mudanças permitem que você não apenas permaneça consistente com seu treinamento, mas também proporcionam um estímulo diferente ao músculo que está sendo trabalhado, além de tornar o exercício mais funcional, fazendo com que outros sistemas musculares sinérgicos também entrem em ação.

Intensidade e segurança

Nenhuma programação deve ser feita sem uma discussão franca sobre intensidade e segurança. Já abordamos tópicos relacionados à intensidade quando falamos sobre a redefinição do barômetro da vontade humana. No entanto, essa discussão se debruça mais sobre a área da mecânica e da programação dos exercícios e do treinamento. Queremos ter certeza de que qualquer pessoa possa alterar a intensidade de qualquer exercício sem usar o peso como parâmetro de intensidade. Vamos examinar algumas técnicas simples que podem ser usadas para alterar a intensidade de qualquer exercício funcional.

No treinamento funcional, muitas vezes usamos apenas o peso do corpo ou algum equipamento leve que requeira um sistema para a variação da resistência, sem adicionar uma carga externa. O sistema de treinamento funcional do IHP descreve quatro ajustes que podem tornar qualquer exercício um pouco mais difícil (progressão) ou mais fácil (regressão). Os quatro ajustes são base de apoio, braço de alavanca, amplitude de movimento e velocidade. A seguir, faremos um breve resumo desses ajustes. Consulte o livro *Treinamento funcional* para obter uma revisão mais completa desse tópico. Com o tempo, você aprenderá a usar cada ajuste e a combinar vários ajustes, para que sua programação progrida de forma consistente, eficaz e segura.

Base de apoio

A base de apoio propicia duas coisas: área de superfície e pontos fixos de contato para reagir com o solo. Sem essas duas características importantes, torna-se difícil estabilizar o corpo e expressar qualquer geração significativa de força. Essa necessidade de estabilidade e de reação ao solo deve ser entendida no âmbito desse nosso panorama atual, de ambientes de treinamento instáveis que, na verdade, são um obstáculo ao desenvolvimento de força. O aumento da base proporciona mais estabilidade e distribui a carga de treinamento sobre uma superfície maior, ou sobre maior número de pontos de contato. Esses dois recursos facilitam qualquer exercício. A redução da base simplesmente aumenta o fator de instabilidade e aplica mais carga nas estruturas em contato com o solo, tornando qualquer exercício mais difícil. Ao reduzir a base para dificultar o exercício, você deve se certificar de que aquelas estruturas de base restantes possam estabilizar o sistema, para que ele possa receber adequadamente as cargas. Se uma pessoa perde carga (i. e., o peso usado) para estabilizar tais exigências, o desenvolvimento de força ficará prejudicado. Um exemplo de como reduzir a base para aumentar a carga, mas sem perder a carga em favor do equilíbrio, pode ser observado alcance anterior unipodal. Se você quiser aumentar o parâmetro de carga para uma única perna, mas não pode se equilibrar nessa perna, fique em uma posição espaçada, de modo que a maior parte do peso incida sobre o pé à frente, com o pé de trás tocando levemente no solo para estabilizar a posição. Mesmo que o pé da frente assuma 80-90% da carga, você poderá usar cargas maiores e realizar mais trabalho; 80-90% de muitas repetições é melhor que 100% de poucas. Então, reduza a base, mas certifique-se de que ela esteja suficientemente estável para que o sistema possa ser carregado de forma adequada.

Amplitude de movimento

A amplitude de movimento é outro bom ajuste para manipular a quantidade de intensidade e o trabalho realizado em um exercício. Quanto mais tempo uma massa (p. ex., *medicine ball*) se desloca, mais trabalho é realizado; é simples assim. Também há uma preocupação mecânica que envolve a parte excêntrica do exercício, ela ocorre quando o músculo se alonga durante a produção de força ou na parte negativa da contração. A parte excêntrica de uma contração muscular é o momento no qual ocorre a maior parte das lesões musculares, sendo, portanto, forte estímulo para o crescimento. Quanto maior for a amplitude de movimento, maior será o componente excêntrico e, portanto, maior o estímulo para o crescimento e a força musculares. Mas isso não significa que as contrações isométricas e o treinamento com amplitude parcial de movimento não sejam eficazes; eles são. Essas estratégias podem ser empregadas nos casos em que haja necessidade de uma força específica em ângulos ou amplitudes de movimento específicos. No entanto, a amplitude de movimento está fortemente associada à quantidade de trabalho realizado e ao componente excêntrico do treinamento.

Braço de alavanca

O braço de alavanca é outro grande ajuste para que você possa manipular organicamente a intensidade de um exercício. Quanto mais longo for o braço de alavanca (i. e., a distância entre o eixo ou ponto de rotação e a carga), mais difícil será o exercício. É por isso que a parte de levantamento de uma flexão de braço é mais fácil; e quanto mais longe do ombro está o haltere, mais difícil se torna a elevação lateral. O braço de alavanca também é a diferença entre um supino e um *fly* com halteres. Esse é um ótimo ajuste, que deve ser usado quando há limitação de cargas ou de equipamento para trabalhar, mas ainda é preciso conseguir alguma intensidade com a carga usada.

Velocidade

O último ajuste é a velocidade. Esse é um ajuste muito diversificado, pois é possível utilizar velocidades rápidas ou lentas para tornar o exercício mais fácil ou mais difícil. Ou seja, realizar um exercício rapidamente pode tornar algumas coisas mais fáceis e outras mais difíceis. Por exemplo, a velocidade cria um impulso que é difícil de ser gerado; mas, em seguida à sua geração, atividades como arremessar, pular ou correr ficam mais fáceis. Em geral, se você está treinando com o objetivo de gerar movimentos dinâmicos (p. ex., flexões explosivas, agachamentos com saltos e repetições em velocidade), a rapidez pode aumentar a intensidade do treinamento, especialmente se ele foi planejado para muitas repetições. Esse ajuste objetiva a aquisição de potência e o desenvolvimento de resistência à potência.

Por outro lado, se você quiser tornar mais difícil um exercício moderadamente carregado, pode usar o "princípio do tempo sob tensão", retardando sua execução. Essa estratégia faz com que o músculo fique sob tensão por mais tempo e, com isso, aumenta o trabalho que o músculo realiza. Esse ajuste é excelente para desenvolver força e hipertrofia, ao mesmo tempo que as cargas são mantidas em um nível modesto. Os fisiculturistas costumam usar essa abordagem para aumentar a musculatura, enquanto poupam suas articulações.

Equipamento necessário para os treinos

Os exercícios descritos neste livro são muito diversos; por isso, o equipamento necessário também é variado. Há exercícios que utilizam apenas o peso do corpo e que requerem nada mais do que coragem e atitude. Há exercícios com elásticos ideais para realizar fora da academia. Há exercícios que podem ser feitos com apenas uma anilha de peso e que são ideais para realizar na garagem ou no quintal. Por outro lado, há exercícios funcionais que dependem do uso de pequeno equipamento funcional, como elásticos, *medicine balls*, bolas suíças, halteres, *kettlebells* ou um banco ajustável, e são ideais para treinar em casa – situação desejada por todos. Finalmente, há os exercícios específicos de musculação direcionados para o "fortão" que habita em cada um de nós. Esses exercícios são projetados para a prática nas academias comerciais, com seus equipamentos de musculação normais, como aparelhos, cabos, halteres fixos e de barra. Para cada treino você terá uma lista do equipamento necessário e algumas alternativas possíveis, para o caso de faltar algum item.

Programação básica e periodização

Uma das razões da grande popularidade de livros como este é a grande dificuldade de domínio da área da programação, em parte porque boa parte da literatura científica sobre programação e periodização teve que ser traduzida do russo e de outros idiomas e também por versar sobre treinamento de atletas de elite, e não sobre desenvolvimento do condicionamento físico geral. Os exercícios deste livro abrangem uma ampla gama de aplicações, desde a tonificação muscular até o a potencialização metabólica do corpo como um todo. A seguir, fazemos uma breve revisão da periodização e da concepção do programa. Para uma discussão mais abrangente sobre a teoria e prática da periodização e a concepção de programas, consulte o livro *Treinamento funcional*.

Periodização é a manipulação de variáveis de treinamento durante diferentes períodos de tempo; por isso o seu nome. As variáveis de treinamento são intensidade, volume e frequência. Nossa versão de periodização envolve quatro períodos que progressivamente treinam o corpo para atingir um pico em um período específico. Os quatro períodos são condicionamento ou hipertrofia, força, potência e resistência à potência. Cada um desses períodos pode durar 4 semanas. Assim, todo o bloco de treinamento representará 16 semanas de trabalho. Dependendo do cronograma disponível, cada período pode ser reduzido e, em alguns casos, completamente suprimido.

Neste livro, os exercícios de transformação utilizam um volume maior de trabalho e, por essa razão, podem ser usados para condicionamento ou hipertrofia. Qualquer exercício de hipertrofia ou condicionamento pode ser facilmente convertido em um exercício de força. Para tanto, basta aumentar o peso de forma que quatro a seis repetições se tornem desafiadoras. Embora sejam muitas as maneiras de desenvolver potência, os exercícios de desempenho atlético neste livro se apresentam com um enorme componente de potência e, certamente, podem ser praticados para esse ciclo.

Por fim, os treinamentos de resistência atlética são, essencialmente, exercícios de potencialização metabólica, sendo ideais para a fase final da preparação atlética, o ciclo de resistência à potência. Ao realizar os exercícios descritos neste livro, você será capaz de treinar de forma eficaz durante qualquer período inserido em um esquema de treinamento periodizado. O *Treinamento funcional* explica completamente os conceitos de periodização e de programação, bem como descreve mais de 70 programas que abrangem todas as aplicações e fases ou ciclos de treinamento. Recomendo enfaticamente que o *Treinamento funcional* faça parte da sua biblioteca; ele é o complemento perfeito para este texto.

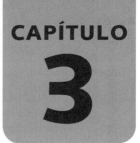

Avaliação e progresso

Uma das áreas mais complicadas do treinamento pessoal e até da concepção de um programa é saber por onde começar. Muitas pessoas desejam algum tipo de avaliação para que saibam por onde começar. Em minha humilde opinião, isso simplesmente não existe. Por exemplo, a maioria das pessoas que inicia um programa de *jogging* não passa por um teste de $\dot{V}O_2$ para descobrir por quanto tempo e com que rapidez sua primeira sessão de treinamento será realizada. Da mesma forma, ao ingressar em uma academia, muitas pessoas não fazem uma bateria de testes de 1 RM para que comecem com porcentagens específicas desse levantamento máximo. Mesmo que esses testes fossem aplicados, depois de iniciado um programa de exercícios, esse levantamento máximo aumentará toda semana; portanto, todas as porcentagens ficariam invalidadas da segunda para a terceira semanas. Na maioria desses casos, as pessoas iniciam em um novo programa de treinamento pela intuição e por tentativa e erro. Por exemplo, se você se senta para um supino horizontal na máquina pela primeira vez e não sabe até onde poderá suportar com oito repetições, começa com um peso que você acha que pode suportar e, a partir disso, faz os ajustes para mais ou para menos. E você acaba chegando a um peso que pode ser aceitável para as oito repetições desejadas. Todos os iniciantes começam em um nível que, acreditam, pode ser administrado, e os ajustes necessários são feitos a partir daí. Sim, às vezes algumas pessoas exageram e começam com demasiada intensidade, e, em cerca de 24 horas, a dor muscular de início tardio (DMIT) fará com que se lembrem de sua imprudência durante alguns dias. Acredite, essas pessoas não cometerão o mesmo erro duas vezes.

Avaliações básicas

Quando avaliamos, isso é feito mais a partir de uma base biomecânica e de desempenho do que de uma base de programação. Queremos saber os pontos fracos e onde os problemas podem persistir. Um treinamento seguro depende da integridade dos principais sistemas musculares do corpo. Visto que nosso modelo de movimento é o dos quatro pilares do movimento humano, utilizamos oito movimentos para avaliar e treinar os quatro pilares. É por isso que dizemos: "A avaliação é o exercício e o exercício é a avaliação." Tanto a avaliação como o treinamento devem melhorar simultaneamente à atividade-alvo. Isso significa que a avaliação deve fazer parte do treinamento; e à medida que tanto o treinamento como a avaliação melhoram, a atividade-alvo também deve melhorar. No dia em que seu treinamento melhorar sem que a atividade-alvo tenha melhorado, é porque você ultrapassou seus níveis ideais de força e de condicionamento e está treinando por outras razões, não pela função.

A Tabela 3.1 mostra os pilares, os movimentos de avaliação associados, as compensações a serem buscadas e os possíveis pontos fracos associados à compensação. Os exercícios utilizados nas avaliações a seguir foram amplamente discutidos no livro *Treinamento funcional*. Assim, recomendo enfaticamente que esse texto passe a ser um recurso fundamental para ajudá-lo a tirar o máximo proveito deste livro. Para aqueles que não estão familiarizados com o *Treinamento funcional*, segue-se um resumo de algumas

Parte I Programação do treinamento funcional

Tabela 3.1 Avaliações e protocolos biomecânicos

Número	Exercício	Pilar	O que procurar	Problema
1	Alcance anterior contralateral unipodal	Locomoção	Frente: joelhos para dentro ou para fora Lado: calcanhares para cima, joelhos para a frente, quadris para dentro Atrás: os quadris se movem para a direita ou para a esquerda, para cima ou para baixo	Músculos posteriores do *core* fracos (glúteos, paraespinais, posteriores da coxa)
2	Agachamento unipodal	Locomoção	Frente: joelhos para dentro ou para fora Lado: calcanhares elevados, joelhos para a frente, quadris para dentro Atrás: os quadris se movem para a direita ou para a esquerda, para cima ou para baixo	Músculos posteriores do *core* fracos (glúteos, paraespinais, posteriores da coxa)
3	Agachamento bipodal utilizando o peso corporal	Mudança de nível	Frente: joelhos para dentro ou para fora Lado: calcanhares elevados, joelhos para a frente, quadris para dentro Atrás: os quadris se movem para a direita ou para a esquerda, para cima ou para baixo	Músculos posteriores do *core* fracos (glúteos, paraespinais, posteriores da coxa)
4	Avanço alternado calistênico	Mudança de nível	Frente: joelhos para dentro ou para fora Lado: flexão do quadril puxado Atrás: os quadris se movem para a direita ou para a esquerda, para cima ou para baixo	Músculos posteriores do *core* fracos (glúteos, paraespinais, posteriores da coxa)
5	Flexão de braços utilizando o peso corporal	Empurrar/tracionar	Frente: escápula instável ou alada, ombro e quadril mal alinhados Lado: *core* flácido e escápula instável ou alada	Músculos anteriores do *core* (flexores e abdutores do quadril), mecânica de tração e controle da escápula fracos
6	Remada inclinada	Empurrar/tracionar	Frente: ombros arredondados ou encolhidos, em virtude da escápula instável Lado: quadris caem e escápula instável ou protraída	Músculos posteriores do *core* (glúteos, paraespinais, posteriores da coxa), mecânica de tração e controle da escápula fracos
7	Rotação com pivô	Rotação	Joelho da perna de base gira lateralmente em virtude da diminuição da rotação medial do quadril	Rotação medial do quadril insatisfatória
8	Rotação sem pivô	Rotação	Quadris se agitam em função da diminuição da rigidez do *core*	Falta de rigidez do *core*

das avaliações básicas de movimento utilizadas com nossos clientes. Também oferecemos alguns níveis gerais de faixas e de desempenho que devem ser atribuídos a repetições específicas completadas.

A forma de usar essas avaliações é simples. Domine esses exercícios antes de passar para uma versão mais avançada. Por exemplo, antes de fazer um agachamento com barra, você deve realizar perfeitamente um agachamento com o peso corporal e fazer várias séries de 20 ou mais repetições sem sofrer nenhuma DMIT no dia seguinte. O mesmo vale para todos os outros exercícios desse grupo de avaliação. Essas são as principais progressões funcionais que devem ser dominadas por todas as pessoas, antes que passem para um treinamento funcional mais avançado.

A Tabela 3.2 mostra o exercício de avaliação ou progressão principal, a faixa de repetições e o nível correspondente. O algarismo representa o número de repetições que podem ser realizadas (para cada membro, no caso de exercícios unilaterais).

Tabela 3.2 Níveis e faixas de repetição para exercícios de avaliação

Nível	Iniciante	Intermediário	Avançado	Atleta de elite
Exercício	Repetições	Repetições	Repetições	Repetições
Alcance anterior contralateral unipodal (por perna)	3-5	6-10	11-15	15+
Agachamento unipodal (90°-110° de flexão do joelho)	1-3	4-5	6-10	10+
Agachamento bipodal utilizando o peso corporal (em paralelo)	10 (em 10 segundos)	11-15 (em 11-15 segundos)	16-20 (em 16-20 segundos)	20+ (1 por segundo)
Avanço alternado calistênico (por perna)	3-5 (em 9-15 segundos)	6-10 (em 18-30 segundos)	11-15 (em 33-45 segundos)	15+ (em 45 segundos)
Flexão de braços utilizando o peso corporal (a partir dos pés)	1-9 homens 1-5 mulheres	10-20 homens 6-10 mulheres	21-30 homens 11-20 mulheres	30+ homens 20+ mulheres
Remada inclinada (as costas estão afastadas do solo em cerca de 30 cm, na extensão total dos braços)	1-9 homens 1-5 mulheres	10-20 homens 6-10 mulheres	21-30 homens 11-20 mulheres	30+ homens 20+ mulheres
Rotação com pivô	10-15	16-20	21-30	30+
Rotação sem pivô*	10-15 (sem movimento nos quadris)	16-20 (sem movimento nos quadris)	21-30 (sem movimento nos quadris)	30+ (sem movimento nos quadris)

*A rotação sem pivô é um exercício de fácil avaliação e que não utiliza equipamento. Uma vez que o atleta já tenha se saído bem no movimento básico, adicionamos peso com um elástico ou polia, tornando o exercício de curta rotação.

Vamos começar

Depois de dominar o padrão geral de movimento de qualquer exercício, o próximo passo é começar com a intensidade correta. Isso é especialmente verdadeiro quando você está começando um programa de treinamento pela primeira vez, ou após um longo período de inatividade. Começar o treinamento em um nível muito puxado pode fazer com que você fique paralisado, com dores musculares durante alguns dias, e todos nós já passamos por isso – não é brincadeira. Quando estava na faculdade, lembro-me de ter praticamente tropeçado e rolado pela escada no dia seguinte a um exercício insano na academia. Começar com a intensidade certa não é apenas seguro, mas também evita que você fique mancando desnecessariamente.

Eu gostaria de poder lhe dar uma fórmula, avaliação ou protocolo mágico que lhe possibilitasse iniciar um programa de exercícios na intensidade perfeita, mas temo que não exista uma solução fácil. É nesse ponto que cada pessoa deve assumir a responsabilidade e exercer o bom senso, pois em caso contrário, e na melhor das hipóteses, sentirá muitas dores; na pior das hipóteses, acabará lesionado. Por isso, todo cuidado é pouco. Em seguida, ofereço minhas fortes recomendações para todos que usarem este livro.

- Certifique-se de que você esteja saudável e pronto para trabalhar. *Em caso de dúvida, obtenha autorização do seu médico.* A autorização médica é especialmente importante se você tiver algum problema ortopédico ou crônico, como alguma patologia lombar, pressão alta ou diabetes.
- Se, a qualquer momento, sentir pressão ou dor desconfortável, pare; porque o exercício e/ou a quantidade de carga provavelmente não são apropriados para o seu caso.
- Se você é inexperiente ou não tem boa base de treinamento (p. ex., treino constante por um ano), inicie esses treinamentos ao nível de 50% das séries descritas e opte por uma carga (peso ou resistência) leve que lhe permita completar facilmente as repetições. Isso garantirá que você não fique muito dolorido no dia seguinte e que a experiência de treinamento será prazerosa. Tenha em mente que sempre haverá a próxima semana para aumentar um pouco a carga. Confie em mim: sou um ótimo treinador, não por causa do meu conhecimento da ciência do exercício, mas por minha capacidade de avançar lentamente, a cada semana, para que meus atletas se transformem em *cyborgs* sem sentir que foram destruídos em qualquer sessão. Seja paciente; o sucesso é fruto de uma progressão lenta.
- Se você não tem anos de experiência em treinamento apropriado, será sempre uma boa ideia contratar um *personal trainer* credenciado para demonstrar como os exercícios devem ser adequadamente executados, qualquer que seja o tipo de treinamento. Meia hora é o suficiente para demonstrar quatro ou cinco exercícios e discutir o treinamento. Obviamente, se você puder pagar por um período mais longo, faça-o. No mínimo, invista em meia hora com um instrutor qualificado para ter certeza de trabalhar com segurança.

Se você seguir essas recomendações e for paciente no início de seu treinamento, terá um progresso mais rápido e seguro. Observei que o maior erro no condicionamento físico é não ter paciência suficiente e buscar o progresso com excessiva rapidez. Todo mundo tem a mentalidade de que "mais é melhor". Eu também já pensei assim, por isso não se sinta mal. No entanto, todos nós devemos ser responsáveis e, por isso, devemos responder por nossas ações. Siga minhas recomendações e use o bom senso. Você vai se sair muito bem.

Sinais de sobretreinamento (*overtraining*)

Estresse e momento de recuar são tópicos complicados, portanto é grande a atenção que vem sendo dedicada a esse assunto nos círculos de prolongamento da vida. No Capítulo 16, você poderá acompanhar uma discussão mais abrangente sobre a recuperação e a restauração adequadas. No entanto, quero abordar alguns dos sinais óbvios de sobretreinamento e recomendar quando você deve diminuir o ritmo, ou mesmo recuar. De posse dessas informações e seguindo essas recomendações, você evitará períodos de inatividade e possíveis consultas médicas ocasionadas pelo excesso de treinamento em demasiada rapidez.

O sobretreinamento não é apenas um obstáculo potencial para seu treinamento, pois também pode afetar o seu dia a dia. Sobretreinamento é, em termos simples, o estresse excessivo; você está impondo ao seu corpo um estresse superior ao que ele pode suportar. Isso se aplica às tensões mecânicas que o corpo experimenta por meio do exercício, bem como a todas as tensões da vida. Por exemplo, se você é CEO de uma empresa, ou alguém que tem de fazer malabarismos para cuidar de seus filhos e das tarefas de uma casa, ou ainda se é um estudante universitário em período integral com um emprego de meio período, poderá padecer de sintomas de sobretreinamento sem nunca ter pisado em uma academia. Agora, acrescente o treinamento, um estresse adicional, a essa mistura e você estará diante de uma receita para o desastre. Portanto, você precisa aprender a reconhecer os sintomas de sobretreinamento ou do excesso de estresse. Vamos manter essa discussão sobre o excesso de treinamento em relação aos seus exercícios, e poderemos tratar das outras questões relacionadas à recuperação no Capítulo 16.

A sequência para o sobretreinamento é bastante simples e quase sempre segue a mesma ordem. No caso do sobretreinamento, na primeira etapa a pessoa se sente constantemente cansada e não tem energia para treinar. Muitas vezes as pessoas tentam remediar esse sentimento por meio da disciplina, suportando bravamente o treino ou consumindo uma bebida energética. Uma sensação ocasional de cansaço é uma coisa boa, e são muitas as causas para que alguém se sinta cansado. No entanto, fadiga crônica é outra coisa, sendo, frequentemente, indício de que algo está errado. Outro sintoma de sobretreinamento é a dor crônica que não desaparece (a "-ite"). Isso é especialmente verdadeiro para a dor nas articulações. Em geral a dor muscular desaparece, mas a dor mais próxima das articulações é diferente. Uma dor que não desaparece não é normal e pode indicar sobretreinamento. Em seguida à dor persistente surge a insônia. Pessoas com sobretreinamento crônico começam a ter problemas para dormir. Considerando que a maior parte de nossa recuperação ocorre durante o sono (em virtude de uma série de processos hormonais), a insônia assinala o início do fim, quando se trata de recuperação. Finalmente, temos as infecções respiratórias superiores (IRS). Quando seu corpo não está se recuperando, seu sistema imunológico fica comprometido. Quando isso acontece, viroses e infecções, especialmente IRS, são uma decorrência natural. Portanto, a mensagem a ser aprendida é que você ficará melhor em uma situação de subtreinamento, em comparação com o sobretreinamento. Uma pessoa descansada pode ter um desempenho miraculoso porque sua vontade está intacta, mas uma pessoa exausta não terá a menor vontade de dar o seu melhor.

Ideias para a progressão

A progressão da intensidade (carga) do exercício com pesos é tarefa fácil; basta adicionar mais peso. Já a manipulação da intensidade do treinamento funcional não é tão fácil, mas certamente factível. Analisamos os ajustes dos exercícios de treinamento funcional no Capítulo 2 (ou seja, base de apoio, amplitude de movimento, braço de alavanca e velocidade). Esses ajustes também funcionam com exercícios tradicionais, especialmente aqueles que usam halteres, barras e cabos. O treinamento com pesos tem tudo a ver com alavancas, amplitude de movimento e velocidade de treinamento. Essas variáveis podem alterar imediatamente a intensidade de um exercício.

Uma boa maneira de progredir é mudar equipamentos e máquinas para realizar o mesmo exercício. Embora eu seja grande fã da repetição do básico, entendo o valor de trocar entre duas máquinas que fazem a mesma coisa. Pequenos ângulos e até mesmo um ângulo diferente podem fazer enorme diferença na qualidade de uma contração muscular. Por exemplo, passar de uma remada com cabo para uma remada com máquina pode mudar o modo como você percebe um exercício em toda a sua região dorsal.

Da mesma forma, trocar de puxadas/*pulley* para barra é uma forma possível de alterar o estímulo de treinamento para toda a musculatura das costas. Certamente, a nova percepção de um exercício pode alterar uma série de mecanismos, o que, por sua vez, pode levar a mais força e a maior crescimento muscular.

Uma das melhores maneiras de aumentar a natureza progressiva do treinamento é o modo como a pessoa encara uma repetição, especialmente quando se fala do treinamento com pesos projetado com vistas à hipertrofia. Meu bom amigo e ex-Mr. EUA, John DeFendis, tem um ótimo modelo de contração de cinco etapas, que ele chama de modelo alongue-flexione-arraste-contraia-negativo (AFACN).

John concebeu esse sistema por ter percebido que as tradicionais contrações excêntricas e concêntricas não captavam efetivamente a essência do estímulo para uma hipertrofia muscular perfeita. Acredito que as repetições de John DeFendis aumentam a percepção do treinamento, possibilitando a seus praticantes obterem maior estímulo para a hipertrofia com o uso de menos peso e, mais importante ainda, com menos desgaste nas articulações. Em seguida, reproduzo os cinco passos de uma repetição de DeFendis.

1. **Alongamento:** comece o exercício na posição alongada com tensão no músculo, mas você ainda não está pronto para realizar o exercício. Por exemplo, para um tríceps polia, segure a barra no topo, à altura do tórax, e mantenha os cotovelos voltados para dentro, para sentir o alongamento antes de dar início ao exercício.
2. **Flexão:** flexione o tríceps e mobilize firmemente os cotovelos para os lados, gerando tensão, em preparação para mobilizar lentamente o peso para baixo.
3. **Arrasto:** arraste lentamente o peso e use apenas o tríceps para mobilizar o peso para baixo. Não arremesse o peso. Sinta o tríceps ao longo de todo o movimento.
4. **Contração:** bloqueie na parte inferior do movimento e contraia o tríceps, de modo a sentir uma contração intensa, quase até o ponto de uma cãibra.
5. **Negativo:** agora, traga lentamente os braços de volta à posição original, enquanto sente o tríceps ao longo da parte negativa do movimento.

Considero a repetição de DeFendis a forma perfeita para a realização de qualquer exercício de hipertrofia. Apenas o fato de tomar ciência dessas etapas melhora o seu treinamento – de algo que está apenas correto para um exercício eficaz e intencional. Alguns tipos de treinamento de força também podem se beneficiar com o modelo de repetições de DeFendis. No entanto, em muitos casos, o uso de cargas mais pesadas e de ciclos de treinamento mais puxados exige uma abordagem explosiva à contração muscular.

Uma última consideração sobre a progressão de seu treinamento é entender que platôs não são necessariamente ruins. Os platôs podem ser uma indicação de que você atingiu o ponto de diminuir os retornos para determinado atributo ou parte do corpo. Em vez de agredir seu corpo, submetendo-o a uma enorme carga de trabalho para conseguir pouquíssimo retorno, mantenha sua força fazendo com que seu corpo entre em modo de manutenção e se concentre em determinado atributo ou parte do corpo que necessite de mais trabalho. Todos nós amamos trabalhar as nossas partes do corpo ou atributos favoritos, mas uma mudança de ênfase e a abordagem das áreas fracas permitem que você melhore seu físico e seu desempenho.

Espero que essas considerações sobre o progresso de seu treinamento sempre o mantenham na direção certa. Lembre-se de que treinamento não é autopunição; ao contrário, é uma forma de alimentar seus seres físico, mental e espiritual. Sempre se pergunte: por que estou fazendo isso? Não importa se você tiver que fazer essa pergunta três vezes seguidas para adquirir uma consciência mais profunda com relação ao porquê de você estar treinando. Tenha sempre em mente as repetições de DeFendis quando estiver treinando para obter crescimento da musculatura; você descobrirá que obterá mais resultados com seu treinamento sem usar mais peso. Por fim, aproveite seu treinamento favorito, mas não esgote seu corpo no processo. Comece a procurar suas áreas mais fracas e construa e se transforme em um ser física, mental e espiritualmente mais equilibrado.

PARTE II

TRANSFORMAÇÃO DO CORPO

Os exercícios descritos neste livro levam 60-90 minutos para serem concluídos em seus níveis mais exigentes. Também são práticas de grande volume, e você deve certificar-se de oferecer ao seu corpo tempo suficiente para que ele se adapte antes de passar para a próxima fase. Por exemplo, se ao chegar à segunda semana você mal puder terminar seu treinamento ou se sentir muito dolorido no dia seguinte, repita a segunda semana quantas vezes forem necessárias até que seu treinamento possa ser concluído em boa forma e com alguma reserva de energia depois da prática. Não há necessidade de pressa nem de treinar até a exaustão para a obtenção de ótimos resultados. Na verdade, o fato de se manter saudável durante todo o treinamento permitirá que você complete um volume maior de trabalho, proporcionando resultados mais satisfatórios. Seja paciente e não exagere. Estacione em qualquer semana durante o tempo que se fizer necessário para a criação de uma excelente base de treinamento e para se adaptar e ficar mais forte. Só então avance para a próxima semana.

Os treinos de transformação na Parte II estão listados em pares complementares, para que você possa trabalhar em um circuito. Essa estratégia economiza tempo e pré-fatiga os músculos; assim, você poderá estimulá-los a crescer sem usar mais peso nas séries subsequentes. Em geral, os circuitos 1 e 2 são os essenciais; e normalmente o circuito 3 é composto de exercícios de vascularização (repetições altas com velocidade maior). Os exercícios de vascularização têm maior volume e seu objetivo é irrigar a área com muito sangue para possibilitar a obtenção de uma bela injeção de energia ao finalizar o treino. Lembre-se de que você não precisa finalizar com os volumes anotados durante os treinos. Por exemplo, se você estiver na quarta semana e for instruído a completar quatro ou cinco séries, mas não tiver energia ou tempo para concluir o volume determinado, não haverá problema em executar duas ou três séries. Você estará trabalhando em sua capacidade de segurança ou no tempo previsto e ainda assim conseguirá ótimos resultados. Então, faça o que for possível e acrescente um pouco a cada semana. Os volumes anotados nesses exercícios funcionam apenas como orientações – não são regras pétreas.

A estratégia dos circuitos pareados é particularmente eficaz para as mulheres, uma vez que a maioria das clientes com quem trabalhamos responde melhor a volumes mais altos (i. e., séries e repetições) em lugar de intensidades mais elevadas (i. e., cargas). O formato de circuito não só estimula o crescimento, mas também exerce grande impacto no gasto calórico, no condicionamento cardiovascular e na eficiência no uso do tempo. Todos esses benefícios são aspectos muito positivos neste nosso mundo muito ocupado e sedentário. No entanto, dependendo do tempo que você tem para treinar, talvez prefira executar os exercícios em sucessão ou em sequência. Quando você executa os exercícios em sucessão, termina todas as séries de determinado exercício antes de avançar para o próximo. Já quando executa os exercícios em sequência, você faz uma série de cada exercício e depois passa para o próximo, executando o número determinado de exercícios na forma de um circuito gigante.

Falando de séries gigantes, esses exercícios podem ser realizados em um formato de turma ou grupo. Portanto, se você é um *personal trainer* e tem uma aula de glúteos (localizada) para as mulheres, poderá conduzir facilmente dois exercícios para as pernas com 8-10 mulheres. Se você é um treinador que comanda uma equipe de basquete masculino, poderá dar conta de toda a equipe de garotos com dois dos treinamentos de perna duplicados no ginásio, nos dias de pernas e quadris.

Cada um de nós está sempre procurando fazer com que o corpo se adapte a uma carga de trabalho mais intensa, para que fiquemos maiores e mais fortes. Mas lembre-se: seu corpo não quer adquirir massa muscular. Ele possui mecanismos contra essa situação (p. ex., o gene da miostatina). Portanto, será preciso sempre tentar aumentar a carga de trabalho enfrentada pelos músculos. Em certos casos, isso é feito com maior volume (mais séries e repetições), com manutenção da mesma carga. Em outros, reduzimos o volume de uma semana para a próxima, mas aumentamos o peso. Assim, se você observar uma queda nas repetições de uma semana para a seguinte, não hesite em aumentar o peso (geralmente em 5-10%), para que o músculo seja forçado a se adaptar, levantando uma carga mais pesada, mas com menor número de repetições. Por exemplo, se a terceira semana pede três séries de 15 repetições de supino e se na quarta semana o volume desse exercício cair para quatro séries de 10 repetições, aumente a carga das 10 repetições do supino em 5-10%. Se o exercício não depender de peso, como no caso de uma ponte unipodal com bola suíça, faça um ajuste da velocidade, da base ou do braço de alavanca para fazer com que o exercício se torne mais difícil, enquanto executa um menor número de repetições. Por exemplo, se você estiver fazendo 15 repetições de uma ponte unipodal com bola suíça com as duas pernas e quiser aumentar a carga ao diminuir para 10 repetições, poderá executar o exercício mais lentamente, mover a bola suíça para mais perto dos pés, ou ainda poderá fazer uma progressão para apenas uma perna e, com isso, dar às 10 repetições o nível correto de intensidade.

Uma nota final sobre a recuperação e como evitar o sobretreinamento. É possível reduzir o volume e a intensidade dos exercícios descritos no livro como uma forma de acomodar a maioria das pessoas; e os exercícios podem ser concluídos como estão descritos. Esses exercícios realmente terão como resultado uma extrema aptidão física. Se você completar um programa de quatro a cinco semanas, como está descrito neste livro, terá sido capaz de realizar um grande trabalho. Recomendo uma semana de treinamento cruzado (*cross-training*) antes de prosseguir para o treinamento seguinte. Depois de completar cada treino, descanse essa parte do corpo ou o corpo inteiro, se estiver combinando vários desses treinos em uma mesma semana. Ocupe sua semana de recuperação com trabalho mais leve, rolagem com Bio-Foam, ciclismo, caminhadas, natação ou qualquer outra atividade que possibilite, tanto ao seu corpo como à sua mente, um período para a recuperação do intenso volume de trabalho recentemente concluído.

Já me referi a esse tópico anteriormente, mas nunca me canso de enfatizar: jamais treine com dor. Todos os seus movimentos devem estar livres da dor, mas não livres do esforço. Se o movimento é difícil e faz com que você se esforce, isso é uma coisa incrível. Relaxe o rosto e se concentre no momento presente. Permita-se vivenciar o esforço sem qualquer valoração ou julgamento. A consciência do que é um esforço normal de alta intensidade e do que é uma dor prejudicial é a mais importante percepção que você irá adquirir com o treinamento. Aceitar o esforço sem julgamento e não projetar pânico para o futuro é a maior adaptação conseguida com o treinamento físico e a essência da redefinição da vontade humana. Da mesma forma, a percepção e a compreensão do momento em que você está ferindo seu corpo também faz parte da sabedoria do treinamento. Essa sabedoria é mais importante do que a capacidade de persistir com afinco ao longo de quatro semanas de um trabalho extenuante.

Faça todos os exercícios de forma lenta e controlada. Tenha em mente que os exercícios de transformação objetivam aplicar estresse ao músculo, e nada coloca estresse em um músculo tão bem como o tempo sob tensão. A menos que tenha sido especificado de outra forma, tente sentir cada ângulo da amplitude de movimento; sinta a repetição de DeFendis: alongar, flexionar, arrastar, contrair, negativo.

Parte II Transformação do corpo

Como recomendação geral, você pode levar 0,5-1,5 segundo para cada positivo e 0,5-1,5 segundo para cada negativo, dependendo da amplitude do exercício. Para uma estimulação muscular extra, faça uma pausa de 0,5-1 segundo na parte inferior (sob carga) e tensione por 0,5-1 segundo na contração de pico de cada movimento. Essa pausa extingue os reflexos e o impulso que, embora possam fazer com que o trabalho seja biomecanicamente mais eficiente, o tornariam menos eficaz do ponto de vista da tonificação ou da hipertrofia. O tensionamento na parte superior, ou a pausa na parte inferior, faz toda a diferença do mundo. Se você estiver trabalhando com circuitos, poderá passar de um exercício para outro com uma pausa de 15-30 segundos entre cada exercício. Descanse por 60-120 segundos entre circuitos ou exercícios individuais que estejam sendo realizados em sucessão.

Se você está procurando por melhor condição atlética ou funcionalidade com um exercício de tonificação, acelere o movimento e não faça qualquer pausa na sua parte inferior. Essa qualidade dinâmica retira a ênfase de um único músculo e tende a convocar outros sistemas musculares. O movimento dinâmico também usa mais reflexos e qualidades físicas, como o impulso, para que o corpo ganhe em eficiência. Não pense que, por ser dinâmico e mais funcional, o movimento não proporcionará tônus. Isso irá acontecer. Simplesmente o movimento não estimulará tanto o crescimento muscular como ocorre ao ser realizado de forma lenta e controlada. Atletas praticantes de combate possuem corpos esculpidos, próprios para o movimento; nenhum deles faz o treinamento de hipertrofia tradicional por temer um acréscimo de musculatura extra, pois isso faria com que fossem classificados em uma categoria de peso maior.

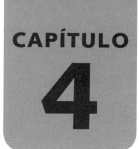

Pernas e quadris

Neste capítulo, os treinos para as pernas e quadris formam um leque de exercícios, desde aqueles próprios para quando você estiver viajando, e que manterão elevado o seu nível de condicionamento físico enquanto você estiver na estrada, até os puxadíssimos treinamentos com pesos na academia, mas que certamente deixam alguns músculos sem trabalhar. Convidei alguns dos gigantes do setor, conhecidos por seu treinamento para o desenvolvimento das pernas, para que me ajudassem a fazer deste um dos melhores capítulos do livro. Tenho certeza de que você vai se divertir muito.

Estes exercícios estão organizados em uma sequência específica. Iniciamos cada uma das seções masculina e feminina com alguns treinos que utilizam exclusivamente elásticos e que pouco a pouco se tornaram meus treinos complementares favoritos para os glúteos, tanto em casa como na estrada. Em seguida, temos treinos exclusivamente para os glúteos que utilizam pesos, mas que poupam os joelhos. Simplesmente amo ambos os treinos voltados principalmente para os glúteos, porque meus joelhos artríticos e machucados limitam a quantidade de agachamentos puxados que posso fazer e praticamente me proíbem de me exercitar com avanços e subida de degrau/*step*. Em seguida, passamos para os exercícios funcionais, que são ótimos para pessoas que desejam melhorar seu tônus e condicionamento físico sem necessariamente adicionar enormes volumes à parte inferior do corpo. Também adicionamos a essa mistura alguns exercícios mais avançados, que podem ser feitos em academias comerciais ou domésticas, e terminamos com exercícios de nível profissional. No livro, você terá faixas de volumes para iniciantes e praticantes em nível avançado, de modo que todos poderão aproveitar os exercícios com segurança. Basta escolher um volume adequado que combine com suas habilidades. Recomendo enfaticamente que você seja conservador em sua abordagem. Em caso de dúvida, faça menos. Pegue mais leve, não mais pesado. Certamente você terá um treinamento mais puxado logo adiante.

As pernas e os quadris são o motor do corpo, de onde provém toda a potência. Isso é especialmente verdadeiro se você entender que as pernas e os quadris são a base do *core* e que são os membros que reagem com o chão para impulsionar o corpo em qualquer direção. Muitas vezes, a carga de treinamento recai nos ombros ou nas mãos. O *core* é a ponte que liga os quadris aos ombros; com isso, o *core* também é treinado. As pernas e quadris constituem uma característica fundamental para o apelo estético do corpo. Geralmente, os esportes dependem de velocidade e de potência provenientes da parte inferior do corpo, de modo que o treinamento dessa parte está na vanguarda de qualquer programa de condicionamento e força atlética.

Embora tenhamos dividido este capítulo em seus treinos para homens e mulheres, um músculo não toma conhecimento do gênero da pessoa; só entende de intensidade, volume e frequência. Portanto, sinta-se à vontade para mesclar e combinar treinamentos e exercícios. Um homem que queira experimentar um volume maior de trabalho ao treinar as pernas e os quadris deve adotar um dos exercícios da seção *delas*. Uma mulher à procura de densidade óssea extra ou de maior massa muscular não deve hesitar em experimentar um dos treinos *deles*.

Conforme já tivemos a oportunidade de mencionar, alguns dos principais líderes do setor de condicionamento físico contribuíram com alguns dos treinos que usam com seus atletas e em si próprios para competir nos níveis mais altos do esporte (p. ex., fisiculturismo e futebol americano). Nesse ponto, quero saudar calorosamente o "homem dos glúteos", Bret Contreras (http://bretcontreras.com), pelo seu excepcional trabalho na área de treinamento dos quadris. Grande parte do trabalho de glúteos que faço e apresento neste livro foi inspirado no trabalho de Bret e em nossas conversas. Obrigado, Bret!

Presumo que, para todos os exercícios deste capítulo, você possa realizar quatro séries de 20 repetições de agachamentos com o peso corporal, completando cada série em 20 segundos e descansando cerca de um minuto entre as séries, sem que sinta dor durante o dia da prática ou no dia seguinte ao treino (i. e., DMIT). Se você não estiver nesse nível, certifique-se de que poderá realmente completar o exercício seguinte. Ao longo dessa progressão, você poderá começar em qualquer ponto que julgar adequado. Mas, por favor, seja conservador no início e gaste algum tempo para desenvolver uma base, se você não vem se exercitando há mais de um mês ou dois.

- Semana 1: 2 séries de 10 agachamentos, descanse 2-3 minutos entre as séries, 3 vezes por semana.
- Semana 2: 3 séries de 15 agachamentos, descanse 2 minutos entre as séries, 3 vezes por semana.
- Semana 3: 3 séries de 20 agachamentos, descanse 1-2 minutos entre as séries, 3 vezes por semana.
- Semana 4: 4 séries de 20 agachamentos, descanse 1 minuto entre as séries, 3 vezes por semana.

Para a maioria desses treinos, quase todas as pessoas se sairão bem nas primeiras duas semanas. Se você estiver combinando pernas com outra parte do corpo em um mesmo dia, os volumes das duas primeiras semanas funcionarão perfeitamente. Quase todas as pessoas que trabalham as pernas várias vezes por semana também serão bem-sucedidas com o volume das duas primeiras semanas. As duas últimas semanas são para atletas de elite e indivíduos altamente treinados que já fizeram anteriormente esses volumes de trabalho. Antes de tentar volumes tão intensos pela primeira vez, procure orientar-se com um profissional de condicionamento físico com certificado nacional.

Uma nota especial de JC e Bret Contreras

Alguns exercícios deste capítulo podem ser vistos como exercícios "femininos" ou "afeminados". No entanto, pedimos que repensem o treinamento e deixem os egos e as noções preconcebidas fora do local de treinamento. Nós dois temos utilizado esses exercícios e todos os exercícios deste capítulo para nos ajudar a permanecer fortes e em forma. Bret conseguiu um levantamento-terra de 280 kg usando esses exercícios. JC tem 59 anos e não está mais interessado em levantar grandes pesos, em virtude de todas as lesões que seu corpo sofreu ao longo dos anos, mas esses exercícios permitiram que ele fizesse agachamentos e levantamentos-terra com mais de 136 kg e executasse elevações de quadril para séries de 10 com 181 kg. E isso foi feito depois de duas artroplastias de quadril e com joelhos artríticos e submetidos a artroscopias. Você também testemunhará Dwayne "The Rock" Johnson e James Harrison (o homem mais forte da NFL) demonstrando suas elevações de quadril e muitos dos exercícios descritos neste capítulo em seus canais do Instagram e do YouTube como uma forma de ajudá-lo em seu desempenho e também para que seu corpo seja mantido na melhor forma possível. The Rock declara que as elevações de quadril ajudam seu corpo a se sentir melhor, para que ele possa continuar treinando. James Harrison acredita que esses exercícios ajudam em suas explosões de velocidade no futebol americano. Provavelmente esses são os dois sujeitos mais másculos do planeta. Este conselho se aplica também aos exercícios com elástico circular para os quadris. Reunimos todos os exercícios de abdução e adução dos quadris e os exercícios relacionados e os apresentamos na forma de protocolos isométricos puxados, excêntricos lentos, de alta tensão, com baixas repetições e explosivos. Agachamentos e levantamentos-terra estão em alta! Se você quiser tentar levantamentos maiores, use os exercícios com elástico circular para os quadris, para que possa ficar mais forte sem comprometer suas costas. Não tenha medo de fazer esses exercícios, amigo. Eles não se destinam apenas a mulheres. Eles foram feitos para todos os glúteos.

Capítulo 4 Pernas e quadris

Homens – pernas e quadris 1: glúteos, somente elástico

Este programa de quatro semanas é um treino para o glúteo com uso de apenas um elástico. O programa usa elástico circular (como o elástico circular IHP) para todos os exercícios, sendo assim um treino perfeito para ser realizado em casa, ou durante viagens. Essa é uma ótima maneira de adicionar o treinamento de glúteo ao seu programa de perna e quadris, ou para treinar seus quadris durante a reabilitação de uma lesão no joelho ou nas costas, quando não é possível fazer o treinamento tradicional das pernas. Dependendo de sua capacidade natural e do histórico de treinamento, as semanas 1 e 2 podem ser repetidas duas vezes para reduzir o volume de 4 semanas, o que proporcionará mais tempo para que você se adapte. As faixas de maior volume das semanas 3 e 4 estão projetadas para praticantes em nível avançado.

Equipamento

Elástico circular IHP (ou substituto com um superelástico).

Notas

Semanas 1 e 2: faça 2 vezes por semana.

Semanas 3 e 4: faça 1-2 vezes por semana.

Tabela 4.1 Homens – pernas e quadris 1: glúteos, somente elástico

Exercício	Foto	Descrição	Semanas	Séries × reps
1a. Agachamento em abdução com elástico (pausa de 3 segundos na abdução)		Coloque um elástico em volta das pernas, abaixo ou acima dos joelhos, o que for mais confortável. Assuma uma postura de agachamento, pés levemente mais afastados do que a largura dos ombros. Faça abdução e role para o lado de fora dos pés. Faça adução das pernas e aplane os pés. Faça as repetições especificadas.	Semana 1	1 × 10
			Semana 2	2 × 15
			Semana 3	2 × 20
			Semana 4	3 × 20
1b. Abdução e extensão do quadril em pé com elástico		Coloque um elástico em volta das pernas, abaixo ou acima dos joelhos, o que for mais confortável. Fique em pé em frente a uma estrutura robusta e segure-a para se apoiar, com os pés afastados na largura dos quadris, com leve inclinação para a frente e joelhos flexionados. Estenda a perna esquerda para trás e para fora cerca de 30°, fazendo leve rotação lateral do pé durante a extensão do quadril. Faça as repetições especificadas; em seguida, repita com a outra perna.	Semana 1	1 × 15 por perna
			Semana 2	2 × 20 por perna
			Semana 3	2 × 25 por perna
			Semana 4	3 × 30 por perna
2a. Abdução da dobradiça do quadril com elástico (pausa de 3 segundos na abdução)		Coloque um elástico em volta das pernas, abaixo ou acima dos joelhos, o que for mais confortável. Assuma uma posição de levantamento-terra alto, com os joelhos levemente flexionados, os ombros sobre os pés, com os pés afastados na largura dos ombros e os joelhos levemente voltados para os pés (em adução). Mantendo as costas retas, faça abdução com as pernas, com leve rolamento para a parte de fora dos pés. Mantenha a posição por 3 segundos. Faça adução das pernas e aplane os pés para voltar à posição inicial e repita. Faça as repetições especificadas.	Semana 1	1 × 10
			Semana 2	2 × 15
			Semana 3	2 × 20
			Semana 4	3 × 20

(continua)

Parte II Transformação do corpo

Tabela 4.1 Homens – pernas e quadris 1: glúteos, somente elástico *(continuação)*

Exercício	Foto	Descrição	Semanas	Séries × reps
2b. Extensão do quadril na posição de quatro apoios com elástico		Coloque um elástico em volta das pernas e posicione-se sobre as mãos e os joelhos, com uma ponta do elástico por baixo do joelho direito e a outra acima do joelho esquerdo. Estenda a perna esquerda para trás e para fora em cerca de 30°, fazendo leve rotação lateral do pé durante a extensão do quadril. Mobilize a perna esquerda de volta até a posição inicial e faça as repetições especificadas. Faça o exercício com a perna direita.	Semana 1	1 × 15 por perna
			Semana 2	2 × 20 por perna
			Semana 3	2 × 25 por perna
			Semana 4	3 × 30 por perna

Homens – pernas e quadris 2: glúteos, somente pesos

Este é um programa de treinamento de quatro semanas somente para os glúteos. É um treino perfeito para pessoas interessadas em adicionar força e volume aos seus glúteos, ou para aqueles que precisam de um programa de treinamento para a parte inferior do corpo que não aplique carga vertical sobre a coluna vertebral nem sobrecarregue os joelhos. Temos utilizado com sucesso este treinamento com pessoas em reabilitação do joelho e com outras que sofrem de artrite nessa articulação. Tendo em vista que este treinamento utiliza equipamentos baratos, como um conjunto de elásticos circulares IHP e JC Predator Jr., trata-se de uma ótima opção para um treino rápido em casa. Dependendo de sua capacidade natural e do histórico de treinamento, as semanas 1 e 2 podem ser repetidas duas vezes para reduzir o volume, o que proporcionará mais tempo para que você se adapte. As faixas de maior volume das semanas 3 e 4 estão projetadas para praticantes em nível avançado.

Equipamento

Elástico circular ou superelástico (*superband*), elástico de alongamento (p. ex., JC Predator Jr.) ou máquina com polias, banco de elevação de quadril, banco de peso, banco de extensão em 45° ou bola suíça, barra, anilha de peso, ou halteres.

Notas

Semanas 1 e 2: faça 2 vezes por semana.
Semanas 3 e 4: faça 1-2 vezes por semana.

Tabela 4.2 Homens – pernas e quadris 2: glúteos, somente pesos

Exercício	Foto	Descrição	Semanas	Séries × reps
1a. Elevação de quadril com barra		Sente-se no chão e repouse a parte superior das costas contra um banco. Role uma barra sobre os quadris. (Você pode usar uma almofada entre a barra e os quadris.) Dobre os joelhos e mantenha os pés planos no chão, com um afastamento na largura dos quadris e dos ombros. Firmando a barra com as mãos, estenda os quadris e faça uma ponte elevada até que fiquem completamente estendidos. Abaixe até que os glúteos estejam prestes a tocar o chão. Repita.	Semana 1	2 × 10
			Semana 2	3 × 12
			Semana 3	4 × 10
			Semana 4	5 × 8

(continua)

Capítulo 4 Pernas e quadris

Tabela 4.2 Homens – pernas e quadris 2: glúteos, somente pesos *(continuação)*

Exercício	Foto	Descrição	Semanas	Séries × reps
1b. Agachamento em abdução com elástico		Coloque um elástico em volta das pernas, abaixo ou acima dos joelhos, o que for mais confortável. Assuma uma postura de agachamento, pés levemente mais afastados do que a largura dos ombros. Faça abdução e role para o lado de fora dos pés e, em seguida, faça adução das pernas e aplane os pés. Faça as repetições especificadas.	Semana 1 Semana 2 Semana 3 Semana 4	2 × 10 3 × 15 4 × 20 5 × 15
2a. Levantamento-terra com elástico		Fique em pé, em uma postura paralela. Segure em cada mão uma alça de cabo baixo. Mantendo o *core* rígido e os joelhos levemente flexionados, flexione os quadris e projete ambas as mãos em direção ao cabo (ponto de fixação) até sentir um alongamento confortável nos posteriores da coxa. Retorne à posição inicial vertical e faça as repetições desejadas.	Semana 1 Semana 2 Semana 3 Semana 4	2 × 10 3 × 12 4 × 15 5 × 10
2b. Elevação de quadril com elástico (pausa de 2 segundos no topo)		Sente-se no chão e repouse a parte superior das costas contra um banco. Prenda um elástico em cada lado do corpo, de modo que o elástico fique esticado sobre os quadris. (Você pode usar uma almofada entre o elástico e os quadris.) Flexione os joelhos e mantenha os pés planos no chão, com um afastamento na largura dos quadris e dos ombros. Estenda os quadris e faça uma ponte elevada até que fiquem completamente estendidos. Faça uma pausa por 2 segundos. Abaixe até que os glúteos estejam prestes a tocar o chão. Repita.	Semana 1 Semana 2 Semana 3 Semana 4	2 × 8 3 × 10 4 × 10 5 × 8
3a. Extensão das costas com peso a 45° (dedos dos pés para fora)		Coloque os pés na plataforma de um banco angulado de 45°. Aponte os dedos dos pés e prenda as almofadas sobre as coxas, abaixo do osso do quadril. Segure os halteres ou a anilha de peso junto ao tórax. Mantendo as costas retas, flexione os quadris até sentir um alongamento confortável nos glúteos e posteriores da coxa. Estenda os quadris para retornar à posição inicial. Repita.	Semana 1 Semana 2 Semana 3 Semana 4	2 × 10 3 × 12 4 × 15 5 × 15
3b. Abdução com elástico na posição sentada (contagem de 10 segundos)		Coloque um elástico em volta das pernas, abaixo ou acima dos joelhos, o que for mais confortável. Sente-se em um banco ou cadeira, pés levemente mais afastados do que a largura dos ombros. Faça abdução das pernas e role sobre o lado externo dos pés. Faça adução das pernas em uma contagem de 10 segundos, até que as pernas se fechem e os pés fiquem planos no chão. Repita o número de vezes especificado.	Semana 1 Semana 2 Semana 3 Semana 4	2 × 10 segundos 3 × 10 segundos 4 × 10 segundos 5 × 10 segundos

Homens – pernas e quadris 3: funcional

Este programa de quatro semanas consiste em treinamentos puramente funcionais. O programa se concentra no desenvolvimento do tônus muscular e da capacidade atlética. Este é um treinamento ideal para o jovem atleta ou para alguém com menos experiência de treinamento, que deseja ser introduzido no treinamento funcional e está procurando entrar em forma. É uma rotina perfeita para fazer em casa porque o equipamento envolvido é mínimo e barato.

Dependendo de sua capacidade natural e do histórico de treinamento, as semanas 1 e 2 podem ser repetidas duas vezes para reduzir o volume de 4 semanas, o que proporcionará mais tempo de adaptação. As faixas de maior volume das semanas 3 e 4 estão projetadas para praticantes em nível avançado.

Equipamento

Medicine ball, halteres, máquina com polias ou elástico de resistência (p. ex., JC Sports Band ou Predator), bola suíça.

Notas

Semanas 1 e 2: faça 2 vezes por semana.
Semanas 3 e 4: faça 1-2 vezes por semana.

Tabela 4.3 Homens – pernas e quadris 3: funcional

Exercício	Foto	Descrição	Semanas	Séries × reps
1a. *Chop* diagonal com *medicine ball*		Fique em pé com os pés um pouco mais afastados do que a largura dos ombros, joelhos levemente flexionados. Segure uma *medicine ball* acima do ombro direito. Mude seu peso para a perna esquerda e corte na diagonal, enquanto gira o pé direito até que a *medicine ball* esteja à esquerda do seu corpo, entre o joelho esquerdo e o quadril. Retorne à posição inicial. Faça para o outro lado do corpo.	Semana 1	2 × 10 por lado
			Semana 2	3 × 12 por lado
			Semana 3	4 × 10 por lado
			Semana 4	5 × 10 por lado
1b. Avanço com alcance anterior alternado com *medicine ball* e halteres		Fique em pé com os pés afastados na largura dos quadris e com os joelhos flexionados. Segure uma *medicine ball* ou um haltere nas duas mãos. Mantendo o *core* rígido, dê um grande passo à frente com a perna esquerda, flexionando levemente essa perna. Mantendo as costas retas e estáveis, flexione os quadris e avance em direção ao pé esquerdo até sentir um alongamento confortável nos posteriores da coxa. Retorne à posição inicial e repita para o lado direito.	Semana 1	2 × 7 por perna
			Semana 2	3 × 10 por perna
			Semana 3	4 × 12 por perna
			Semana 4	5 × 10 por perna
2a. Levantamento-terra contralateral com elástico ou polia em posição de avanço		Fique em uma posição de avanço, com o pé esquerdo à frente. Segure a alça de um cabo baixo com a mão direita. Mantendo o *core* reto e rígido, flexione os quadris e avance a mão direita em direção ao cabo (ponto de fixação) até sentir um alongamento confortável nos posteriores da coxa direita. Retorne à posição inicial e faça as repetições desejadas. Alterne a postura e o braço e repita.	Semana 1	2 × 10 por perna
			Semana 2	3 × 12 por perna
			Semana 3	4 × 10 por perna
			Semana 4	5 × 8 por perna

(continua)

Capítulo 4 Pernas e quadris

Tabela 4.3 Homens – pernas e quadris 3: funcional *(continuação)*

Exercício	Foto	Descrição	Semanas	Séries × reps
2b. Ponte unipodal com bola suíça		Posicione-se em decúbito dorsal. Coloque a perna esquerda em cima de uma bola suíça, mantendo a perna direita levemente flexionada e no ar. Levante os quadris e contraia os glúteos no topo do movimento; em seguida, abaixe até que os quadris estejam prestes a tocar o chão. Faça as repetições desejadas. Alterne as pernas e repita.	Semana 1	2 × 7 por perna
			Semana 2	3 × 10 por perna
			Semana 3	4 × 12 por perna
			Semana 4	5 × 15 por perna
3a. Ativação de panturrilha a 45°		Incline-se contra uma parede com as duas mãos apoiadas sobre ela, ambos os calcanhares voltados para cima e o corpo inclinado para a frente em cerca de 45-70°. Levante o joelho esquerdo, mantendo o joelho elevado e os dedos do pé voltados para cima. Execute exercícios rápidos de ativação do tornozelo direito, usando amplitudes de movimento curtas. Repita as ativações com o tornozelo esquerdo.	Semana 1	2 × 15 por perna
			Semana 2	3 × 20 por perna
			Semana 3	4 × 30 por perna
			Semana 4	5 × 40 por perna

Homens – pernas e quadris 4: pesos e funcional

Este programa de quatro semanas objetiva o treinamento funcional com uma explosão metabólica ao final. O exercício pode ser adaptado para praticantes em nível intermediário ou avançado, dependendo de quais semanas são completadas. É uma rotina perfeita para fazer em casa, pois envolve equipamentos de exercício baratos, mas eficazes. Dependendo de sua capacidade natural e do histórico de treinamento, as semanas 1 e 2 podem ser repetidas duas vezes para reduzir o volume de 4 semanas, o que proporcionará mais tempo para que você se adapte. As faixas de maior volume das semanas 3 e 4 estão projetadas para praticantes em nível avançado.

Equipamento

Degrau/*step* (20-36 cm), *medicine ball*, halteres, máquina com polias ou elástico (p. ex., JC Sports Band ou Predator), elástico circular, bola suíça.

Notas

Semanas 1 e 2: faça 2 vezes por semana.
Semanas 3 e 4: faça 1-2 vezes por semana.

Tabela 4.4 Homens – pernas e quadris 4: pesos e funcional

Exercício	Foto	Descrição	Semanas	Séries × reps
1a. Subir degrau/ *step* com carga		Fique em pé na frente de um *step* (de 20-36 cm), com os pés afastados na largura dos quadris. Segure uma *medicine ball* com ambas as mãos ou halteres em cada mão. Mantenha o *core* rígido e suba no *step* com a perna esquerda. Estenda o joelho esquerdo, pise no *step* e finalize com o joelho esquerdo estendido. Desça do *step* e faça as repetições desejadas. Repita com a perna direita.	Semana 1	2 × 10 por perna
			Semana 2	3 × 12 por perna
			Semana 3	4 × 15 por perna
			Semana 4	5 × 10 por perna

(continua)

Parte II Transformação do corpo

Tabela 4.4 Homens – pernas e quadris 4: pesos e funcional *(continuação)*

Exercício	Foto	Descrição	Semanas	Séries × reps
1b. Levantamento-terra com elástico		Fique em uma posição paralela, com as alças de um cabo baixo ou elástico em cada mão. Mantendo o *core* rígido e os joelhos levemente flexionados, flexione os quadris e avance as duas mãos na direção do cabo até sentir um alongamento confortável nos posteriores da coxa. Retorne à posição inicial e repita.	Semana 1	2 × 5 por perna
			Semana 2	3 × 7 por perna
			Semana 3	4 × 10 por perna
			Semana 4	5 × 15 por perna
2a. Agachamento lateral com alcance		Fique em pé com os pés afastados na largura dos quadris. Segure uma *medicine ball* ou um haltere nas duas mãos. Mantendo o *core* rígido, dê um grande passo lateral com a perna esquerda, flexionando levemente o joelho esquerdo. Flexione os quadris e avance na direção do pé esquerdo até sentir um alongamento confortável nos posteriores da coxa esquerda. Retorne à posição inicial e repita para o lado direito.	Semana 1	2 × 10 por perna
			Semana 2	3 × 15 por perna
			Semana 3	4 × 20 por perna
			Semana 4	5 × 20 por perna
2b. Agachamento em abdução com elástico		Coloque um elástico em volta das pernas, abaixo ou acima dos joelhos, o que for mais confortável. Assuma uma posição de agachamento com um afastamento dos pés um pouco maior do que a largura dos ombros. Faça abdução das pernas e role sobre o lado de fora dos pés. Faça adução das pernas e aplane os pés no chão. Faça as repetições especificadas.	Semana 1	2 × 10 por perna
			Semana 2	3 × 15 por perna
			Semana 3	4 × 20 por perna
			Semana 4	5 × 20 por perna
3a. Puxada unipodal na bola suíça		Posicione-se em decúbito dorsal. Coloque o pé direito sobre uma bola suíça, mantendo o joelho direito flexionado a 90°. Levante a perna esquerda no ar, mantendo o joelho esquerdo flexionado a 90°. Levante os quadris, contraindo os glúteos no topo do movimento. Mantendo os quadris elevados, flexione e estenda o joelho direito nas repetições especificadas. Repita com a perna esquerda.	Semana 1	2 × 10 por perna
			Semana 2	3 × 15 por perna
			Semana 3	4 × 20 por perna
			Semana 4	5 × 15 por perna
3b. Ativação de panturrilha a 45°		Incline-se contra uma parede com as duas mãos apoiadas sobre ela, ambos os calcanhares voltados para cima, e o corpo inclinado para a frente em cerca de 45-70°. Levante o joelho direito, mantendo o joelho elevado e os dedos do pé voltados para cima. Execute exercícios rápidos de ativação do tornozelo esquerdo, com curtas amplitudes de movimento. Repita com o tornozelo direito.	Semana 1	2 × 10 por perna
			Semana 2	3 × 15 por perna
			Semana 3	4 × 20 por perna
			Semana 4	5 × 30 por perna

(continua)

Capítulo 4 Pernas e quadris

Tabela 4.4 Homens – pernas e quadris 4: pesos e funcional *(continuação)*

Exercício	Foto	Descrição	Semanas	Séries × reps
4. *Leg cranks*		Faça 24 agachamentos, 24 avanços (12 por perna), 24 saltos divididos (12 por perna) e 12 agachamentos com salto (84 repetições no total).	Semana 1	1 série
			Semana 2	1-2 séries
			Semana 3	2-3 séries
			Semana 4	3-4 séries

Homens – pernas e quadris 5: exercícios com pesos de Bret

Este treino de pernas e quadris de seis semanas é um treino puxado, criado pelo próprio "homem dos glúteos", Bret Contreras. A ideia é ficar com o mesmo esquema de séries e repetições indicado (ou o mais próximo possível), mas com aumento do peso a cada semana. Não vá rápido demais; esse é o maior erro que as pessoas cometem com esse tipo de exercício. Na primeira semana, comece com um peso que lhe permita completar facilmente os exercícios, conforme indicado. Adicione 2,5-5% de peso a cada semana. Isso dará muito mais do que 6 semanas. O objetivo é ficar mais forte, mas não ficar "empacado" nas semanas 3-5. Se isso acontecer, é porque você progrediu muito rápido. Este é um treino matador, especialmente nas últimas duas semanas. Portanto, tente reservar 2-3 dias de descanso entre os exercícios dos dias 1 e 2. Esse período de descanso permitirá que suas pernas e quadris se recuperem, para que você possa tirar o máximo proveito deste exercício.

Equipamento

Banco de peso, banco de 45°, barra, gaiola/*power rack*, elástico circular, halteres.

Notas

Se desejar, acrescente um pouco de trabalho de panturrilha a partir do exercício 4. Faça o programa ao longo de 6 semanas.

Tabela 4.5 Homens – pernas e quadris 5: exercícios com pesos de Bret

Exercício	Foto	Descrição	Séries × reps
DIA 1			
Elevação de quadril com barra		Sente-se no chão e apoie a parte superior das costas contra um banco de peso. Role uma barra sobre os quadris. (Se quiser, você pode usar uma almofada entre a barra e os quadris.) Flexione os joelhos e mantenha os pés planos no chão, com um afastamento na largura dos quadris e dos ombros. Prendendo a barra com as mãos, estenda os quadris e faça uma ponte até que fiquem completamente estendidos. Abaixe até que os glúteos estejam prestes a tocar o chão. Repita.	3 × 10

(continua)

Parte II Transformação do corpo

Tabela 4.5 Homens – pernas e quadris 5: exercícios com pesos de Bret *(continuação)*

Exercício	Foto	Descrição	Séries × reps
DIA 1			
Agachamento com barra		Usando uma gaiola/*power rack*, coloque (com segurança) uma barra nas costas, bem sobre os trapézios. Fique em pé com os pés afastados em uma distância aproximadamente igual à largura dos ombros. Durante todo o movimento, mantenha o *core* rígido e as costas retas. Flexione os quadris e os joelhos até chegar a uma posição sentada (na altura equivalente à de uma cadeira). Retorne à posição inicial. Repita.	3 × 6
RDL com barra		Posicione-se em pé, diante de uma barra, com os pés afastados na largura dos ombros, dedos dos pés apontando para a frente. Mantendo o *core* rígido e os joelhos levemente flexionados, flexione os quadris e os joelhos e agarre a barra com as mãos afastadas na largura dos quadris e dos ombros. Você pode usar uma pegada alternada ou pronada. Dê impulso pelos calcanhares, estendendo simultaneamente as pernas e os quadris até ficar em pé e totalmente ereto. Inverta a sequência e abaixe a barra até o chão. Repita.	3 × 8
Caminhada lateral com elástico		Coloque um elástico em volta das pernas, abaixo ou acima dos joelhos, o que for mais confortável. Fique em pé na posição de semiagachamento com os pés afastados na largura dos quadris. Tente manter as costas retas. Incline-se levemente para a frente. Dê um passo lateral para o lado direito até que os pés fiquem mais afastados do que a largura dos ombros. Dê um passo com o pé esquerdo em direção ao pé direito até que os pés fiquem afastados na largura do quadril. Faça as repetições especificadas para a direita; em seguida, troque para o lado esquerdo e repita.	3 × 20 por lado
DIA 2			
Ponte com barra e elástico		Sente-se no chão com um elástico circular em volta das pernas, imediatamente acima dos joelhos. Role uma barra sobre os quadris. (Se desejar, você pode usar uma almofada entre a barra e os quadris.) Posicione-se em decúbito dorsal e flexione os joelhos, mantendo os pés planos no chão e afastados na largura dos quadris e dos ombros. Agarre a barra com as mãos na altura dos quadris e mantenha as pernas abertas, com os joelhos alinhados com os pés. Mantendo a barra na posição, estenda os quadris e faça uma ponte até que estejam totalmente estendidos. Abaixe até que os glúteos estejam prestes a tocar o chão; faça novamente a ponte. Repita.	3 × 15
Avanço caminhando com halteres		Fique em pé com os pés paralelos entre si e afastados na largura dos quadris. Segure um haltere em cada mão; mãos ao lado do corpo. Mantendo o *core* rígido, dê um grande passo à frente com a perna direita e deixe o corpo cair até fazer um afundo. Levante-se e dê um passo à frente com a perna esquerda para retornar à posição inicial. Repita a sequência, avançando com a perna esquerda.	3 × 20 no total (10 por perna)

(continua)

Capítulo 4 Pernas e quadris

Tabela 4.5 Homens – pernas e quadris 5: exercícios com pesos de Bret *(continuação)*

Exercício	Foto	Descrição	Séries × reps
DIA 2			
Extensão lombar com a ponta dos pés para fora com halteres		Coloque os pés na plataforma de um banco de 45°; os dedos dos pés ficam apontados para fora. Posicione almofadas sobre as coxas, abaixo do osso do quadril. Segure um haltere ou anilha de peso no tórax. Mantendo as costas retas, flexione os quadris até sentir um alongamento confortável nos glúteos e posteriores da coxa. Estenda os quadris de volta à posição inicial. Repita.	3 × 10
Abdução do quadril em decúbito lateral, variação estendida		Posicione-se em decúbito lateral em um banco de peso estável e seguro sobre o lado esquerdo, apoiando-se sobre o cotovelo esquerdo. Segure o banco com a mão direita para apoio. Flexione o joelho esquerdo na extremidade do banco e deixe a perna direita pendente, totalmente estendida além da extremidade do banco, com os dedos dos pés apontando para o chão. Faça abdução do quadril direito, levantando o pé direito. Contraia o glúteo direito no topo do movimento e abaixe até a posição inicial. Faça as repetições desejadas; em seguida, mude de lado e repita do outro lado.	3 × 20 por perna
DIA 3			
Elevação de quadril com barra (pausa de 3 segundos no topo)		Sente-se no chão e apoie a parte superior das costas no banco de peso. Role uma barra sobre os quadris. (Se desejar, você pode usar uma almofada entre a barra e os quadris.) Flexione os joelhos e mantenha os pés planos no chão e afastados na largura dos quadris e ombros. Segurando a barra com as mãos, estenda os quadris e faça uma ponte até sua completa extensão. Faça uma pausa de 3 segundos no topo do movimento. Abaixe o corpo até que os glúteos estejam prestes a tocar o chão. Repita.	3 × 5
Levantamento--terra sumô com barra		Fique diante de uma barra em uma postura paralela aberta, com os pés apontando para fora. Mantendo o *core* rígido e os joelhos levemente flexionados, flexione os quadris e os joelhos e agarre a barra com as mãos afastadas na largura dos quadris e dos ombros. Você pode usar uma pegada alternada ou pronada. Impulsione-se por meio dos calcanhares, estendendo simultaneamente as pernas e os quadris até ficar totalmente ereto. Inverta a sequência e abaixe a barra até o chão. Repita.	3 × 6
Agachamento com barra frontal		Usando uma gaiola/*power rack*, posicione uma barra sobre os músculos frontais do ombro. Fique em pé, com os pés afastados na largura dos ombros. Durante todo o movimento, mantenha o *core* rígido e o tronco na posição mais vertical possível. Flexione joelhos e quadris até chegar a uma posição sentada (na mesma altura de uma cadeira). Retorne à posição inicial. Repita.	6 × 4
Abdução de quadril com elástico na posição sentada		Coloque um elástico em volta das pernas, abaixo ou acima dos joelhos, o que for mais confortável. Sente-se em um banco ou cadeira com os pés afastados na largura dos ombros. Faça abdução das pernas e role sobre a parte externa dos pés. Faça adução das pernas e posicione os pés planos no chão. Faça as repetições especificadas.	3 × 20

Parte II Transformação do corpo

Homens – pernas e quadris 6: fique mais forte

Este programa de quatro semanas é um programa puxado para hipertrofia que vai pôr à prova sua determinação e recuperação. Essa estratégia oferece o melhor do treinamento de postura paralela e unilateral, abordando desequilíbrios de força entre as pernas direita e esquerda. Como no treino anterior de Bret Contreras, na primeira semana comece com um peso que lhe permita completar facilmente o treino. Em seguida, adicione 2,5-5% a cada semana. Você sentirá esse aumento ao longo das 4 semanas. O objetivo é ficar mais forte, mas não ficar "empacado" em qualquer semana, especialmente nas semanas 3 e 4. Se isso acontecer, é porque você progrediu com demasiada rapidez.

Equipamento

Gaiola/*power rack*, barra, halteres, caixa pliométrica ou banco de peso, máquina com polias, banco de extensão dorsal 45°, bola suíça.

Notas

Semanas 1 e 2: faça 2 vezes por semana.

Semanas 3 e 4: faça 1-2 vezes por semana.

Tabela 4.6 Homens – pernas e quadris 6: fique mais forte

Exercício	Foto	Descrição	Séries × reps
Agachamento com barra		Usando uma gaiola/*power rack*, posicione (com segurança) uma barra nas costas, bem sobre os músculos do trapézio. Fique em pé, com os pés afastados na largura dos ombros. Mantenha o *core* rígido e as costas retas durante todo o movimento. Flexione os quadris e os joelhos até chegar a uma posição sentada (na mesma altura de uma cadeira). Retorne à posição inicial.	3 × 8-12
Levantamento--terra com barra		Fique diante de uma barra, com os pés afastados na largura dos ombros e os dedos do pé apontando para a frente. Você pode usar qualquer estilo de pegada. Mantendo o *core* rígido e os joelhos levemente flexionados, flexione os quadris e os joelhos e agarre a barra com as mãos afastadas na largura dos quadris e dos ombros. Impulsione-se por meio dos calcanhares, estendendo simultaneamente as pernas e os quadris até ficar totalmente ereto. Inverta a sequência e abaixe a barra até o chão. Repita o movimento de levantamento.	3 × 8-12
Avanço lateral com halteres ou *kettlebells*		Fique em pé com os pés afastados na largura dos quadris. Segure um haltere em cada mão. Mantendo o *core* rígido, dê um grande passo lateral com a perna esquerda, aterrissando em um leve avanço. Flexione os quadris e avance o pé esquerdo até sentir um alongamento confortável nos posteriores da coxa. Retorne à posição inicial e repita no lado direito.	3 × 8-10 por perna

(continua)

Capítulo 4 Pernas e quadris

Tabela 4.6 Homens – pernas e quadris 6: fique mais forte *(continuação)*

Exercício	Foto	Descrição	Séries × reps
Agachamento búlgaro com halteres (também pode-se usar máquina Smith; afundo com o pé de trás elevado)		Segure halteres ao lado do corpo. Fique em pé, apoiado na perna direita e coloque o pé esquerdo em cima de uma caixa ou banco atrás de você. Mantendo o *core* rígido, faça um afundo; o pé direito deve ficar no chão à sua frente e o pé esquerdo sobre uma caixa ou banco atrás de você. Retorne à posição inicial e faça as repetições especificadas. Repita com a perna esquerda.	3 × 8-12 por lado
Rotação/*chop* de baixo para cima com elástico ou polia		Fique em pé com os pés afastados na largura dos ombros. Segure uma alça de cabo em ambas as mãos à sua frente. O cabo deve estar na posição mais baixa disponível e à sua direita. Mantendo os braços retos e o *core* rígido, gire para a direita enquanto "afunda" no quadril direito e abaixe o cabo em direção à polia do cabo. Retorne à posição inicial e complete todas as repetições. Troque para o outro lado e repita.	3 × 12 por lado
Extensão das costas com peso a 45° (dedos dos pés para fora)		Coloque os pés na plataforma de um banco em ângulo de 45°; os dedos dos pés devem estar apontados para fora e almofadas devem estar colocadas sobre as coxas, abaixo do osso do quadril. Segure um haltere ou uma anilha de peso no tórax. Mantendo as costas retas, flexione os quadris até sentir um alongamento confortável no glúteo e nos posteriores da coxa. Estenda o corpo para a posição original. Repita.	3 × 15-20
Triple threat burn com bola suíça		Ponte com bola suíça (posicione-se em decúbito dorsal com os pés sobre uma bola suíça; levante e abaixe os quadris para as repetições indicadas). Puxada na bola suíça (sem abaixar os quadris, flexione e estenda os joelhos para fazer puxadas). Levantamento de quadril com bola suíça (sem abaixar os quadris, faça a bola se deslocar para baixo, até que fique sob a região metatarsal dos pés; faça levantamentos de quadril curtos). Retorne à posição inicial e faça as repetições especificadas.	2-3 × 15 + 15 + 15

Mulheres – pernas e quadris 1: glúteos, apenas elástico

Este programa de quatro semanas é um treino espetacular de alto volume para os glúteos apenas, trata-se de um treino perfeito para ser realizado em casa ou durante viagens. Esse é um dos meus favoritos quando posso dispor apenas de 15 minutos para me exercitar; nada bombeia mais os seus glúteos do que este exercício. Nele usamos dois circuitos de três exercícios cada. Passe de um exercício para o próximo até completar o circuito. Tudo é feito de modo suave, mas dinâmico. Dependendo de sua capacidade natural e do histórico de treinamento, as semanas 1 e 2 podem ser repetidas duas vezes para reduzir o volume, o que proporcionará mais tempo para que você se adapte. As faixas de maior volume das semanas 3 e 4 estão projetadas para praticantes em nível avançado.

Equipamento

Elástico circular, banco de peso ou superfície elevada.

Notas

Semanas 1 e 2: faça 2 vezes por semana.

Semanas 3 e 4: faça 2-3 vezes por semana, se este for o único treinamento de glúteos que você está fazendo. Se estiver utilizando este exercício para complementar seu treinamento, faça 1-2 vezes por semana.

Tabela 4.7 Mulheres – pernas e quadris 1: glúteos, somente elástico

Exercício	Foto	Descrição	Semanas	Séries × reps
1a. Agachamento em abdução com elástico		Coloque um elástico em volta das pernas, abaixo ou acima dos joelhos, o que for mais confortável. Assuma uma posição de agachamento com os pés afastados na largura dos ombros e os joelhos levemente voltados para dentro com relação aos pés (em adução). Faça abdução (abertura) das pernas, rolando levemente para o lado de fora dos pés. Faça adução das pernas e aplane os pés para retornar à posição inicial. Faça as repetições especificadas.	Semana 1	2 × 10
			Semana 2	2 × 20
			Semana 3	3 × 20
			Semana 4	3 × 30
1b. Abdução da dobradiça do quadril com elástico		Coloque um elástico em volta das pernas, abaixo ou acima dos joelhos, o que for mais confortável. Assuma uma posição de levantamento-terra alto com os joelhos levemente flexionados, os ombros sobre os pés, pés afastados na largura dos ombros e os joelhos levemente voltados para dentro com relação aos pés (em adução). Mantendo as costas retas, faça abdução (abertura) das pernas, rolando levemente para o lado externo dos pés. Faça adução das pernas e aplane os pés para retornar à posição inicial. Faça as repetições especificadas.	Semana 1	2 × 10
			Semana 2	2 × 20
			Semana 3	3 × 20
			Semana 4	3 × 30
1c. Abdução em 3 posições com elástico sentado		Coloque um elástico em volta das pernas, abaixo ou acima dos joelhos, o que for mais confortável. Sente-se na extremidade de um banco com os pés no chão, afastados na largura dos ombros. Mantendo as costas retas, faça abdução (abertura) das pernas, rolando levemente em direção à parte externa dos pés. Feche as pernas e aplane os pés no chão para retornar à posição inicial. Faça as repetições especificadas continuamente, em cada posição: posição 1, incline-se para trás e apoie-se no banco com as mãos; posição 2, sente-se ereto; posição 3, incline-se para a frente, mantendo as costas retas.	Semana 1	2 × 15 por posição
			Semana 2	2 × 20 por posição
			Semana 3	3 × 25 por posição
			Semana 4	3 × 30 por posição

(continua)

Capítulo 4 Pernas e quadris

Tabela 4.7 Mulheres – pernas e quadris 1: glúteos, somente elástico *(continuação)*

Exercício	Foto	Descrição	Semanas	Séries × reps
2a. Ponte isométrica de quadril ou hipertensão isométrica de quadril		Coloque um elástico em volta das pernas, abaixo ou acima dos joelhos, o que for mais confortável. Posicione-se em decúbito dorsal, com os joelhos flexionados e os pés apoiados no chão. Posicione os pés afastados na largura dos quadris e dos ombros. Mantendo as pernas abertas e os joelhos alinhados com os pés, estenda os quadris e faça uma ponte até que os quadris fiquem completamente estendidos. Mantendo a posição estendida, execute a abdução e a adução das pernas para o número especificado de repetições.	Semana 1	2 × 15
			Semana 2	2 × 20
			Semana 3	3 × 25
			Semana 4	3 × 30
2b. Ponte em abdução com elástico		Coloque um elástico em volta das pernas, abaixo ou acima dos joelhos, o que for mais confortável. Sente-se no chão com os joelhos flexionados, mantendo os pés planos no chão, afastados na largura dos quadris e dos ombros. Mantendo as pernas abertas e os joelhos alinhados com os pés, estenda os quadris e faça uma ponte até que os quadris fiquem completamente estendidos. Abaixe até que os glúteos estejam prestes a tocar o chão; faça a ponte novamente. Repita.	Semana 1	2 × 15
			Semana 2	2 × 20
			Semana 3	3 × 25
			Semana 4	3 × 30
2c. Posição sapo isométrica com elevação de quadril		Posicione-se em decúbito dorsal, com os joelhos flexionados, pernas abertas e as plantas dos pés juntas e os calcanhares o mais perto possível dos glúteos. Encolha o queixo como se fosse começar uma série de abdominais. Levante os quadris para executar uma ponte curta e, em seguida, abaixe até que os quadris estejam prestes a tocar o chão. Repita. Sugiro realizar este exercício de frente para uma parede, longe do movimento da academia.	Semana 1	2 × 15
			Semana 2	2 × 20
			Semana 3	3 × 25
			Semana 4	3 × 30

Parte II Transformação do corpo

Mulheres – pernas e quadris 2: exercícios do Bret para serem feitos em casa

Este é um treino simples para casa e foi projetado pelo meu amigo, Bret Contreras, o "homem dos glúteos". Não pense que só porque é um treino caseiro seja tarefa fácil e não vai funcionar. Trata-se de um treino de glúteos sério para qualquer um. O treino pode ser feito em qualquer lugar, mesmo quando você estiver de férias, por isso não há desculpas.

Equipamento

Caixa baixa, degrau/*step* ou *medicine ball*; banco de peso (opcional); bola suíça.

Notas

Se desejar, adicione trabalho de panturrilha em seu exercício para perna e quadris 4. Faça o programa por 6 semanas.

Tabela 4.8 Mulheres – pernas e quadris 2: exercícios do Bret para serem feitos em casa

Exercício	Foto	Descrição	Séries × reps
DIA 1			
Ponte com apoio unipodal		Posicione-se completamente em decúbito dorsal. Mantendo o joelho esquerdo em flexão de 90° e a perna direita no ar, levante os quadris, tensionando os glúteos no topo do movimento. Abaixe os quadris até que estejam prestes a tocar o chão. Repita. Faça com o outro lado.	3 × 12 por perna
Agachamento búlgaro		Fique em pé sobre a perna esquerda e coloque o pé direito em cima de uma caixa, banco ou cadeira atrás de você. Mantendo o *core* rígido, faça um afundo com o pé esquerdo no chão à sua frente e o pé direito sobre uma caixa ou banco atrás de você. Retorne à posição inicial e faça as repetições especificadas. Repita com o lado direito.	3 × 12 por perna
Extensão do quadril na posição de quatro apoios (1 segundo de contração no topo)		Posicione-se sobre as mãos e os joelhos. Estenda a perna esquerda para trás e para fora em cerca de 30°, girando o pé levemente para o lado durante a extensão do quadril. Abaixe a perna esquerda de volta para a posição inicial e faça as repetições especificadas. Faça com a perna direita.	3 × 12 por perna
Elevação do quadril em decúbito lateral		Posicione-se em decúbito lateral sobre o lado direito, apoiando-se sobre o cotovelo direito, e posicione a mão esquerda no chão para apoio. Durante todo o movimento, o corpo fica reto e ambos os joelhos flexionados em 90°; a parte inferior do corpo fica apoiada sobre o joelho direito. Simultaneamente, levante os quadris e abra as pernas o máximo que puder. Abaixe até a posição inicial e faça as repetições especificadas. Faça com o lado esquerdo.	3 × 12 por perna

(continua)

Capítulo 4 Pernas e quadris

Tabela 4.8 Mulheres – pernas e quadris 2: exercícios do Bret para serem feitos em casa *(continuação)*

Exercício	Foto	Descrição	Séries × reps
DIA 2			
Posição sapo isométrica com elevação de quadril		Posicione-se em decúbito dorsal, com os joelhos flexionados, pernas abertas, as plantas dos pés juntas com os calcanhares o mais perto possível dos glúteos. Encolha o queixo como se fosse começar uma série de abdominais. Levante os quadris para fazer uma ponte curta. Abaixe os quadris até que estejam prestes a tocar o chão. Repita. Sugiro que você faça este exercício de frente para uma parede, longe do movimento da academia.	3 × 30
Retrocesso		Fique em pé com os pés afastados na largura dos quadris. Mantendo o peso no pé esquerdo, dê um grande passo para trás com o pé direito. Abaixe o corpo, flexionando os joelhos até que a coxa esquerda fique paralela ao chão. Dê um passo à frente com a perna direita para retornar à posição inicial e repita com o outro lado.	3 × 20 por perna
Elevação de quadril com apoio unipodal e pé elevado		Posicione-se em decúbito dorsal. Coloque o pé esquerdo sobre um banco para que o joelho fique flexionado em 90°. Mantendo a perna direita no ar, estenda os quadris e faça uma ponte até que fiquem completamente estendidos. Abaixe os quadris o máximo possível, mas sem tocar o chão. Faça as repetiçõess especificadas. Faça com a perna direita.	3 × 15 por perna
Abdução do quadril em decúbito lateral, variação estendida		Posicione-se em decúbito lateral em um banco ou no chão sobre o lado direito, apoiando-se sobre o cotovelo direito. Com a mão esquerda, use o banco ou chão como apoio. Flexione o joelho direito na extremidade do banco ou no chão e deixe que a perna esquerda fique pendendo, completamente estendida, além da extremidade do banco. Os dedos do pé devem apontar para o chão. Faça abdução do quadril esquerdo, levantando o pé esquerdo. Contraia o glúteo esquerdo no topo do movimento e retorne à posição inicial. Repita e faça com os dois lados.	3 × 20 por perna
DIA 3			
Hiperextensão reversa com ponta dos pés para fora		Ajoelhe-se diante de uma bola suíça. Apoie o *core* e a parte superior do corpo sobre a bola suíça (ou substitua a bola por um banco, ou outra estrutura segura) com os cotovelos no chão. Mantendo as pernas esticadas, abra as pernas e faça rotação lateral dos pés (os pés ficam apontando para fora). Estenda os quadris, levantando as pernas o mais alto que puder (extensão reversa). Abaixe os pés (encurtados com a elevação do arco), tocando o chão. Faça as repetições desejadas.	3 × 20

(continua)

Parte II Transformação do corpo

Tabela 4.8 Mulheres – pernas e quadris 2: exercícios do Bret para serem feitos em casa *(continuação)*

Exercício	Foto	Descrição	Séries × reps
DIA 3			
Avanço lateral em reverência		Fique em pé, com os pés afastados na largura dos quadris. As mãos podem estar na cintura ou à sua frente. Mantendo o peso do corpo no pé esquerdo, dê um grande passo para a esquerda com a perna direita, cruzando-a por trás da perna esquerda. Abaixe o corpo, flexionando os joelhos, até que a coxa esquerda esteja paralela ao chão. Retorne à posição inicial e repita com o outro lado.	3 × 8 por perna
Elevação do quadril com os pés elevados		Sente-se no chão e apoie a parte superior das costas sobre um banco, caixa ou cadeira. Coloque os pés sobre um banco, caixa ou cadeira, de modo que os joelhos fiquem flexionados em 90° e os pés fiquem planos no banco, afastados na largura dos quadris e dos ombros. Estenda os quadris e faça uma ponte até que estejam totalmente estendidos. Abaixe os quadris o máximo possível sem deixar de se apoiar nos bancos, e faça as repetições especificadas.	3 × 20
Hidrante (abdução em quatro apoios)		Posicione-se sobre as mãos e os joelhos. Faça abdução da perna esquerda para o lado, até que a coxa esquerda fique paralela ao chão, com leve rotação lateral do pé durante a abdução do quadril. Retorne a perna esquerda à posição inicial e faça as repetições especificadas. Faça com a perna direita.	3 × 20 por perna

Mulheres – pernas e quadris 3: apenas glúteos

Este programa de quatro semanas apenas para glúteos pode ser adicionado como um dia extra ao treinamento para pernas e quadris já existente, ou pode ser usado se os joelhos e a parte cervical da coluna não estiverem bem e se não for possível fazer os exercícios tradicionais para as pernas, como agachamentos e avanços. Tendo em vista que este treino utiliza equipamento barato que pode ser facilmente transportado em viagens (p. ex., um conjunto de JC Predator Jr. e elásticos circulares IHP), trata-se de uma ótima opção para um rápido treino em casa ou em viagens. Dependendo de sua capacidade natural e do histórico de treinamento, as semanas 1 e 2 podem ser repetidas duas vezes para reduzir o volume, o que proporcionará mais tempo para que você se adapte. As faixas de maior volume das semanas 3 e 4 estão projetadas para praticantes em nível avançado.

Equipamento

Barra, halteres, elástico circular, banco, máquina com polias ou elástico (p. ex., JC Traveler ou Predator Jr.), bola suíça.

Notas

Semanas 1 e 2: faça 2 vezes por semana.

Semanas 3 e 4: faça 1-2 vezes por semana.

Tabela 4.9 Mulheres – pernas e quadris 3: apenas glúteos

Exercício	Foto	Descrição	Semanas	Séries × reps
1a. RDL com barra e halteres		Fique diante de uma barra (ou segure um haltere em cada mão), pés afastados na largura dos ombros e dedos dos pés apontando para a frente. Mantendo o *core* rígido e os joelhos levemente flexionados, flexione os quadris e joelhos e agarre a barra com as mãos afastadas na largura dos quadris e dos ombros (ou segure os halteres na frente das coxas). Use qualquer pegada confortável de sua preferência. Impulsione-se por meio dos calcanhares, estendendo simultaneamente as pernas e os quadris até que você fique completamente ereto. Inverta a sequência e abaixe o peso até a posição inicial. Repita o movimento de levantamento.	Semana 1	2 × 10
			Semana 2	3 × 12
			Semana 3	4 × 10
			Semana 4	5 × 8
1b. Abdução de quadril com elástico na posição sentada		Coloque um elástico em volta das pernas, abaixo ou acima dos joelhos, o que for mais confortável. Sente-se ereta em um banco com os pés um pouco mais afastados do que a largura dos ombros e com as costas retas. Faça abdução das pernas e role para o lado de fora dos pés. Faça adução das pernas e aplane os pés no chão. Faça as repetições especificadas.	Semana 1	2 × 10
			Semana 2	3 × 15
			Semana 3	4 × 20
			Semana 4	5 × 20
2a. RDL contralateral com elástico ou polia em posição de avanço		Fique em pé, em posição de avanço, com o pé esquerdo à frente. Segure um cabo baixo na mão direita. Mantendo o *core* rígido, flexione os quadris e avance a mão direita em direção ao cabo até sentir um alongamento confortável nos posteriores da coxa. Retorne à posição inicial e repita, completando sucessivas repetições em cada lado do corpo. Repita.	Semana 1	2 × 8 por perna
			Semana 2	3 × 10 por perna
			Semana 3	4 × 12 por perna
			Semana 4	5 × 10 por perna
2b. Caminhada lateral com elástico		Coloque um elástico em volta das pernas, abaixo ou acima dos joelhos, o que for mais confortável. Fique em pé na posição de semiagachamento, com os pés afastados na largura dos quadris. Mantenha as costas eretas. Incline-se levemente para a frente. Dê um passo para o lado direito até uma posição um pouco mais ampla do que a largura dos ombros. Movimente o pé esquerdo na direção do pé direito, até que os pés fiquem novamente na largura dos quadris. Faça as repetições especificadas para o lado direito e em seguida altere a direção e se movimente para a esquerda.	Semana 1	2 × 10 por perna
			Semana 2	3 × 10 por perna
			Semana 3	4 × 10 por perna
			Semana 4	5 × 10 por perna

(continua)

Parte II Transformação do corpo

Tabela 4.9 Mulheres – pernas e quadris 3: apenas glúteos *(continuação)*

Exercício	Foto	Descrição	Semanas	Séries × reps
3a. Hiperextensão inversa do sapo		Ajoelhe-se em frente a uma bola suíça. Apoie o *core* e a parte superior do corpo sobre a bola suíça (ou então use um banco ou outra estrutura segura) com os cotovelos no chão. Flexione os joelhos e abra as pernas com as plantas dos pés juntas e com os calcanhares o mais perto possível dos glúteos. Estenda os quadris, levantando as pernas o mais alto que puder (extensão reversa). Abaixe as pernas até que estejam prestes a tocar o chão. Faça as repetições desejadas.	Semana 1	2 × 10
			Semana 2	3 × 15
			Semana 3	4 × 20
			Semana 4	5 × 20
3b. Posição sapo isométrica com elevação de quadril		Posicione-se em decúbito dorsal, com os joelhos flexionados e as pernas abertas. As plantas dos pés devem estar juntas e os calcanhares o mais perto possível dos glúteos. Encolha o queixo como se fosse começar uma série de abdominais. Levante os quadris para executar uma ponte curta. Abaixe os quadris até que estejam prestes a tocar o chão. Repita. Sugiro que esse exercício seja feito de frente para uma parede e longe do movimento da academia.	Semana 1	2 × 20
			Semana 2	3 × 30
			Semana 3	4 × 40
			Semana 4	5 × 50

Mulheres – pernas e quadris 4: funcional

Este programa de quatro semanas é um grupo de treinamentos puramente funcionais e que exigirá muito de qualquer praticante. Ele é perfeito para a atleta ou para mulheres que procuram entrar em boa forma e tonificar o corpo sem adquirir musculatura. Há um grande volume de treinamento unilateral; isso é garantia de que a parte inferior do corpo esteja livre de possíveis compensações assimétricas, que muitas vezes resultam em lesões. Este é um programa perfeito para fazer em casa, já que envolve equipamento de baixo custo, mas eficaz. Dependendo de sua capacidade natural e do histórico de treinamento, as semanas 1 e 2 podem ser repetidas duas vezes para reduzir o volume de 4 semanas, o que proporcionará mais tempo para que você se adapte. As faixas de maior volume das semanas 3 e 4 estão projetadas para as mulheres com experiência avançada em treinamento.

Equipamento

Medicine ball, halteres, disco deslizante, bola suíça.

Notas

Semanas 1 e 2: faça 2 vezes por semana.

Semanas 3 e 4: faça 1-2 vezes por semana.

Capítulo 4 Pernas e quadris

Tabela 4.10 Mulheres – pernas e quadris 4: funcional

Exercício	Foto	Descrição	Semanas	Séries × reps
1a. Agachamento ABC com *medicine ball*		Fique em pé com os pés afastados um pouco mais do que a largura dos ombros, com os joelhos levemente flexionados. Segure uma *medicine ball* na sua frente. Agache e empurre a *medicine ball* para a direita, a cerca de 45° do centro. Retorne à posição inicial. Agache e empurre a bola para a esquerda, a cerca de 45° do centro. Retorne à posição inicial. Ambas as direções (i. e., 2 agachamentos) equivalem a uma repetição.	Semana 1	2 × 10
			Semana 2	3 × 15
			Semana 3	4 × 20
			Semana 4	5 × 15
1b. Avanço lateral com halteres ou *medicine ball*		Fique em pé com os pés afastados na largura dos quadris; joelhos flexionados. Segure uma *medicine ball* ou halteres com as mãos. Mantendo o *core* rígido, dê um grande passo lateral com o pé esquerdo, flexionando levemente a perna esquerda. Flexione os quadris e avance em direção ao pé esquerdo, até sentir um alongamento confortável nos posteriores da coxa. Retorne à posição inicial e repita com o lado direito.	Semana 1	2 × 5 por perna
			Semana 2	3 × 7 por perna
			Semana 3	4 × 10 por perna
			Semana 4	5 × 15 por perna
2a. Retrocesso com desliza- mento em extensão posterior com *medicine ball* ou halteres		Fique em pé com os pés afastados na largura dos quadris, com os joelhos flexionados. Segure uma *medicine ball* ou halteres com as mãos. Mantenha o pé esquerdo no chão e coloque o pé direito sobre um disco deslizante (ou toalha, se estiver em um assoalho ladrilhado ou de madeira). Mantendo o *core* rígido, flexione o joelho esquerdo e deslize o pé direito para trás, mergulhando em um afundo profundo; a maior parte do peso deve permanecer sobre o pé esquerdo. Estique a perna esquerda para, com isso, trazer o corpo para a posição original. Faça as repetições especificadas. Repita com a perna direita.	Semana 1	2 × 10 por perna
			Semana 2	3 × 15 por perna
			Semana 3	4 × 20 por perna
			Semana 4	5 × 25 por perna
2b. Avanço com alcance anterior com *medicine ball* ou halteres		Fique em pé com os pés afastados na largura dos quadris, com os joelhos flexionados. Segure uma *medicine ball* ou halteres com as mãos. Mantendo o *core* rígido, dê um grande passo para a frente com a perna direita, flexionando levemente o joelho. Flexione os quadris e avance o pé direito até sentir um alongamento confortável nos posteriores da coxa. Retorne à posição inicial e repita com o lado esquerdo.	Semana 1	2 × 5 por perna
			Semana 2	3 × 8 por perna
			Semana 3	4 × 10 por perna
			Semana 4	5 × 15 por perna

(continua)

Parte II Transformação do corpo

Tabela 4.10 Mulheres – pernas e quadris 4: funcional *(continuação)*

Exercício	Foto	Descrição	Semanas	Séries × reps
3a. Ativação de panturrilha a 45°		Incline-se contra uma parede com as duas mãos apoiadas sobre ela, ambos os calcanhares voltados para cima e o corpo inclinado para a frente em cerca de 45-70°. Levante o joelho esquerdo, mantendo o joelho elevado e os dedos do pé voltados para cima. Execute exercícios rápidos de ativação do tornozelo direito com pouca amplitude de movimento. Repita com o tornozelo esquerdo.	Semana 1	2 × 10 por perna
			Semana 2	3 × 20 por perna
			Semana 3	4 × 30 por perna
			Semana 4	5 × 40-50 por perna
3b. *Triple threat burn* com bola suíça		Ponte unipodal com bola suíça (posicione-se em decúbito dorsal com os pés sobre uma bola suíça e levante e abaixe os quadris para as repetições indicadas). Puxada na bola suíça (sem abaixar os quadris, flexione e estenda os joelhos para as puxadas de perna). Elevação do quadril (sem abaixar os quadris, impulsione a bola suíça para baixo até que ela fique sob a região metatarsal dos pés; faça levantamentos de quadril curtos).	Semana 1	2 × 10 + 10 + 10 com 2 pernas
			Semana 2	2 × 15 + 15 + 15 com 2 pernas
			Semana 3	2 × 5-10 + 5-10 + 5-10 com 1 perna
			Semana 4	2 × 10-15 + 10-15 + 10-15 com 1 perna

Mulheres – pernas e quadris 5: pesos e funcional

Trata-se de um programa de treinamento funcional de quatro semanas que se concentra em uma das áreas problemáticas do corpo da mulher, a área do culote (a parte superior externa das coxas). Este exercício pode ser adaptado para praticantes em nível intermediário ou avançado, dependendo de quais semanas são completadas. É uma rotina perfeita para fazer em casa, pois envolve equipamentos de exercício baratos, mas eficazes. Dependendo de sua capacidade natural e do histórico de treinamento, as semanas 1 e 2 podem ser repetidas duas vezes para reduzir o volume de 4 semanas, o que proporcionará mais tempo para que você se adapte. As faixas de maior volume das semanas 3 e 4 estão projetadas para praticantes em nível avançado.

Equipamento

Medicine ball, halteres, caixa baixa ou degrau/*step*, elástico circular, banco, bola suíça.

Notas

Semanas 1 e 2: faça 2 vezes por semana.

Semanas 3 e 4: faça 1-2 vezes por semana.

Capítulo 4 Pernas e quadris

Tabela 4.11 Mulheres – pernas e quadris 5: pesos e funcional

Exercício	Foto	Descrição	Semanas	Séries × reps
1a. Afundo com *medicine ball* ou halteres		Fique em uma posição de avanço (posição de afundo) com o pé esquerdo à frente. Segure uma *medicine ball* à sua frente ou halteres ao lado do corpo. Mantendo o *core* rígido, flexione o joelho esquerdo e mergulhe em um afundo profundo. Estique a perna esquerda para retornar à posição original. Faça as repetições especificadas. Repita com o pé direito à frente.	Semana 1	2 × 10 por perna
			Semana 2	3 × 12 por perna
			Semana 3	4 × 15 por perna
			Semana 4	5 × 10 por perna
1b. Avanço lateral em reverência com *medicine ball* ou halteres		Fique em pé com os pés afastados na largura dos quadris. Segure uma *medicine ball* à sua frente ou halteres ao lado do corpo. Mantendo o peso sobre o pé esquerdo, dê um grande passo para a esquerda com a perna direita, cruzando-a por trás da perna esquerda. Abaixe o corpo, flexionando os joelhos até que a coxa esquerda fique paralela ao chão. Retorne à posição inicial e repita com o lado oposto.	Semana 1	2 × 5 por perna
			Semana 2	3 × 7 por perna
			Semana 3	4 × 10 por perna
			Semana 4	5 × 12-15 por perna
2a. Ponte com apoio unipodal (pé elevado)		Posicione-se em decúbito dorsal. Coloque o pé esquerdo sobre uma caixa baixa, degrau/*step* ou *medicine ball*. Mantendo o joelho esquerdo flexionado a 90° e a perna direita no ar, levante os quadris, tensionando os glúteos no topo do movimento. Abaixe os quadris até que estejam prestes a tocar o chão. Repita com a outra perna.	Semana 1	2 × 10 por perna
			Semana 2	3 × 12 por perna
			Semana 3	4 × 15 por perna
			Semana 4	5 × 15 por perna
2b. Abdução de quadril com elástico na posição sentada		Coloque um elástico em volta das pernas, abaixo ou acima dos joelhos, o que for mais confortável. Sente-se em um banco com os pés um pouco mais afastados do que a largura dos ombros. Mantenha as costas eretas. Faça abdução das pernas e role para o lado de fora dos pés. Faça adução das pernas e aplane os pés no chão. Faça as repetições especificadas.	Semana 1	2 × 15
			Semana 2	3 × 15
			Semana 3	4 × 15-20
			Semana 4	5 × 20-30
3a. Ponte com apoio unipodal com bola suíça		Posicione-se em decúbito dorsal. Coloque a perna direita em cima de uma bola suíça. Mantenha a perna direita levemente flexionada e a perna esquerda no ar. Levante os quadris, contraindo os glúteos no topo do movimento. Abaixe os quadris até que estejam prestes a tocar o chão. Repita com a outra perna.	Semana 1	2 × 10 por perna
			Semana 2	3 × 10 por perna
			Semana 3	4 × 15 por perna
			Semana 4	5 × 15 por perna
3b. Ativação de panturrilha a 45°		Incline-se contra uma parede, com as duas mãos apoiadas sobre ela, ambos os calcanhares voltados para cima e o corpo inclinado para a frente em cerca de 45-70°. Levante o joelho direito, mantendo o joelho elevado e os dedos do pé voltados para cima. Execute exercícios rápidos de ativação do tornozelo com pouca amplitude de movimento. Repita com o tornozelo direito.	Semana 1	2 × 10 por perna
			Semana 2	3 × 15 por perna
			Semana 3	4 × 20 por perna
			Semana 4	5 × 30 por perna

Parte II Transformação do corpo

Mulheres – pernas e quadris 6: treino de competição do Cem

Este é um programa de quatro a seis semanas realizado duas vezes por semana. Trata-se de um treinamento utilizado por Cem Eren (www.diamondglutes.com), uma pessoa que eu considero como um dos melhores treinadores do país para mulheres competidoras. É um exercício sério para aquelas mulheres que têm acesso a uma academia bem equipada e, além disso, têm tempo e energia para se dedicar a um desenvolvimento excepcional da parte inferior do corpo. Esse tipo de exercício tem sido usado por competidores de patinação artística como Lauren Irick, que se beneficiou com seus resultados a ponto de se tornar uma profissional da International Federation of Bodybuilding and Fitness/IFBB e de competir no Olympia.

Equipamento

Barra, banco, halteres, gaiola/*power rack*, elástico circular, mesa flexora, *kettlebells*, *medicine ball*.

Notas

Faça este programa 2 vezes por semana durante 4-6 semanas.

Tabela 4.12 Mulheres – pernas e quadris 6: treino de competição do Cem

Exercício	Foto	Descrição	Séries × reps
1a. Elevação de quadril com barra (pausa de 2 segundos no topo)		Sente-se no chão e apoie a parte superior das costas em um banco. Role uma barra sobre os quadris. (Você pode usar uma almofada entre a barra e os quadris.) Flexione os joelhos e mantenha os pés planos no chão, afastados na largura dos quadris e dos ombros. Prendendo a barra com as mãos, estenda os quadris e faça uma ponte até que os quadris fiquem completamente estendidos. Pause por 2 segundos no topo do movimento. Abaixe até que os glúteos estejam prestes a tocar o chão. Repita.	3 × 12-15
1b. Flexão de quadril em posição de avanço com alcance		Fique em uma posição de avanço, com o pé direito à frente. Segure um haltere em cada mão. Mantendo o *core* rígido, flexione os quadris e avance as mãos em direção ao pé direito até sentir um alongamento confortável nos posteriores da coxa direita. Retorne à posição inicial e faça as repetições desejadas. Troque de lado.	3 × 8-10 por perna
2a. Agachamento com barra (pausa de 1 segundo embaixo)		Usando uma gaiola/*power rack*, posicione com segurança uma barra nas costas, bem sobre os trapézios. Fique em pé com os pés afastados na largura dos ombros. Durante todo o movimento, mantenha o *core* rígido e as costas retas. Flexione os quadris e os joelhos até chegar a uma posição sentada (na mesma altura de uma cadeira). Pause por 1 segundo na parte inferior do movimento. Retorne à posição inicial e repita.	3 × 10-12

(continua)

Capítulo 4 Pernas e quadris

Tabela 4.12 Mulheres – pernas e quadris 6: treino de competição do Cem *(continuação)*

Exercício	Foto	Descrição	Séries × reps
2b. Caminhada lateral com elástico		Coloque um elástico circular em volta das pernas, abaixo ou acima dos joelhos, o que for mais confortável. Fique em pé em uma posição de semiagachamento, com os pés afastados na largura dos quadris. Mantenha as costas retas. Incline-se levemente para a frente. Dê um passo lateral para a direita, de modo que os pés fiquem levemente mais afastados do que a largura dos ombros. Dê um passo com o pé esquerdo em direção ao pé direito, até que os pés fiquem de novo afastados na largura dos quadris. Faça as repetições especificadas para o lado direito e, em seguida, troque para o lado esquerdo.	3 × 12 por lado
3a. Rosca de perna (2 segundos no topo, 1 segundo embaixo)		Posicione-se em decúbito ventral em uma mesa flexora e posicione os pés por baixo da almofada de perna, mantendo a almofada atrás dos tornozelos. Flexione os joelhos tanto quanto for possível sem que os quadris se afastem do banco. Leve 2 segundos para completar a flexão. Estenda as pernas e leve 1 segundo para completar a extensão. Repita.	3 × 8-10
3b. Agachamento frontal com *kettlebell* ou halteres		Segure um haltere ou *kettlebell* com as duas mãos à sua frente, aproximadamente ao nível dos ombros. Fique em pé com os pés afastados na largura dos ombros e mantenha o *core* o mais rígido e vertical possível ao longo de todo o movimento. Mantendo os joelhos alinhados com os pés, flexione os joelhos até chegar a uma posição sentada (aproximadamente ao nível de uma cadeira). Retorne à posição inicial e repita.	3 × 10-12
4a. RDL com barra e halteres (contração excêntrica por 2-3 segundos)		Fique em frente a uma barra (ou segure um haltere em cada mão, ao lado do corpo); os pés devem estar afastados na largura dos ombros, com os dedos dos pés apontando para a frente. Use qualquer pegada confortável de sua preferência. Mantendo o *core* rígido e os joelhos levemente flexionados, flexione os quadris e os joelhos e agarre a barra com as mãos. As mãos devem estar afastadas na largura dos quadris e dos ombros (ou mantenha os halteres à frente das coxas). Pause por 2 segundos na parte inferior do movimento. Impulsione-se por meio dos calcanhares, estendendo simultaneamente as pernas e os quadris até ficar em pé, totalmente ereta. Inverta a sequência e abaixe o peso até a posição inicial. Repita o movimento.	3 × 8-10
4b. Avanço lateral com halteres ou *medicine ball*		Fique em pé com os pés afastados na largura dos quadris e com os joelhos flexionados. Segure uma *medicine ball* ou halteres com as mãos. Mantendo o *core* rígido, dê um grande passo lateral com a perna esquerda, flexionando levemente o joelho. Flexione os quadris e avance em direção ao pé esquerdo, até sentir um alongamento confortável nos posteriores da coxa do glúteo esquerdo. Retorne à posição inicial e repita com o lado direito.	3 × 8-10 por lado

(continua)

Tabela 4.12 Mulheres – pernas e quadris 6: treino de competição do Cem *(continuação)*

Exercício	Foto	Descrição	Séries × reps
5. Posição sapo isométrica com elevação de quadril		Posicione-se em decúbito dorsal, com os joelhos flexionados, as pernas abertas, as plantas dos pés juntas e os calcanhares o mais perto possível dos glúteos. Encolha o queixo como se fosse começar a fazer abdominais. Levante os quadris para fazer uma ponte curta. Abaixe os quadris até que estejam prestes a tocar o chão. Repita. Sugiro que você faça este exercício de frente para uma parede, longe do movimento da academia.	2 × 50

Resumo

Espero que você tenha gostado do capítulo de treinamento de pernas e quadris. Lembre-se de que esses são apenas alguns dos exercícios que farão com que você obtenha excelentes resultados no desenvolvimento da parte inferior do corpo, para suas necessidades e preferências. Não tenha medo de misturar e combinar, ou de substituir, exercícios. O céu é o limite quando se trata de estruturar o treino certo para você. Para uma discussão detalhada da ciência e prática da concepção do programa e de sua periodização, consulte o livro *Treinamento funcional*, que aborda a periodização e a concepção dos programas, bem como fornece descrições e progressões completas para vários exercícios de perna, como o *Triple threat* e o JC *leg crank*.

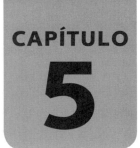

Abdominais e *core*

Estes exercícios do *core* constituem um grupo diversificado de rotinas de treinamento que podem esculpir seu abdome e ajudá-lo a manter a região lombar em forma. Estes exercícios são adequados para adultos saudáveis sem qualquer problema nas costas, passado ou presente, e que podem fazer abdominais e levantamentos de pernas básicos sem apresentar sintomas negativos ou efeitos colaterais. Assim como você não começaria um treinamento para o tórax com uma carga de 135 kg para o supino, você não deve começar o treinamento básico com a aplicação de uma carga inadequada ao *core*. Essa opção pode resultar em lesão. Ao treinar qualquer parte do corpo, sempre haverá necessidade de seguir uma progressão planejada, mas, quando se trata do *core*, esse aspecto é extremamente importante. A coluna vertebral abriga a medula espinal e muitos nervos cruciais. Uma lesão que ocorra em qualquer parte da coluna vertebral pode resultar em uma lesão debilitante – e ninguém deseja que isso aconteça. Se no passado você já teve problemas, deixou de se exercitar em algum momento ou apenas não tem muita experiência em treinamento e não sabe exatamente o que fazer, invista em sua segurança e consulte um *personal trainer* ou fisioterapeuta certificado e seguro.

Muitos dos treinos de glúteos descritos no capítulo anterior podem ser utilizados para fortalecer a região lombar de uma forma mais tradicional. Embora alguns dos exercícios deste capítulo incluam alguns exercícios para a região lombar, vamos nos concentrar na região abdominal. Começaremos com os exercícios mais fáceis, progredindo para rotinas mais intensas. Vamos iniciar por exercícios com uso do peso corporal; em seguida, adicionaremos bolas suíças, halteres e elásticos para tornar as coisas mais interessantes. Alguns desses exercícios fazem com que seu *core* realmente se desloque ao longo de uma amplitude variada de movimentos, enquanto outros exigem que você o mantenha rígido durante a aplicação de forças, o que resulta no desenvolvimento de rigidez do *core*. Em 1999, batizei essa condição de "treinar o invisível". O Dr. Stuart McGill cunhou o termo *super-rigidez* para se referir ao treinamento da rigidez do *core*, que constitui o fundamento para um *core* de alto desempenho, que permanece saudável e permite a transferência de potência entre quadris e ombros. Em muitos desses exercícios, forneço faixas de volume para iniciantes e praticantes em nível avançado, para que todos possam aproveitar os exercícios com segurança, escolhendo um volume adequado que corresponda à sua capacidade. Se tiver que errar, sempre erre para o lado da cautela e seja conservador: em caso de dúvida, faça menos.

Muito tem sido escrito sobre a segurança ou adequação de alguns exercícios abdominais. Alguns exercícios, especialmente aqueles que flexionam a coluna vertebral (p. ex., abdominais, levantamentos de pernas, flexões de joelhos) têm sido rotulados como perigosos por causarem desgaste indesejado na coluna vertebral e nos discos intervertebrais. Exercícios como flexões abdominais e levantamentos de pernas eram essenciais para o treinamento do *core* nas escolas, em grupos militares e paramilitares e nos esquadrões policiais e de resgate de incêndios. É muito provável que o atual estilo de vida sedentário e a consequente debilidade física sejam mais responsáveis pela epidemia de dor lombar observada atualmente – não por causa desses exercícios. Em minha humilde opinião, nenhum desses exercícios é perigoso ou indesejável. Basta ter em mente as gerações de atletas e de outros praticantes que realizaram esses exercícios sem qualquer efeito deletério em sua saúde ou funcionalidade. Esses exercícios simplesmente requerem um nível básico de condicionamento físico que permita sua realização sem qualquer impacto negativo, como, aliás, no caso de qualquer outro exercício. Não importa qual seja o exercício praticado, se for aplicado incorretamente, com uma progressão incorreta ou na população errada, o exercício poderá causar danos. Portanto, os pontos essenciais para que você possa aproveitar os exercícios descritos neste capítulo (ou em qualquer outro capítulo) são:

1. Desenvolver uma base de treinamento antes de tentar qualquer tipo de exercício.
2. Sempre treinar sem dor e parar ao primeiro sinal de dor ou de outro sintoma anormal.
3. Manter seus movimentos sob controle.
4. Buscar a orientação de um profissional certificado em condicionamento físico ou musculação, se não tiver certeza do que está fazendo. Mesmo apenas uma sessão com um treinador poderá lhe poupar tempo e evitar uma visita ao ortopedista ou ao setor de emergência.

Neste capítulo, os treinos para *homens* e para *mulheres* são menos polarizadores do que no capítulo sobre pernas e quadris porque tradicionalmente os exercícios mais comuns, como os abdominais, eram feitos por ambos os gêneros, assim como os exercícios mais recentes para o *core*, como as extensões com bola suíça. Portanto, culturalmente falando, esses exercícios possibilitam mais transferências entre gêneros. Devemos ter em mente que músculos e desempenho não têm preconceito. Os músculos respondem ao treinamento, e o desempenho é adquirido graças a um esforço inteligente e árduo.

Dois fatores irão determinar o aspecto de seu *core*: o tamanho dos músculos e a quantidade de gordura de revestimento. (Esse tópico será abordado novamente no capítulo sobre nutrição.) Quando se trata de aparência, o mais importante desses fatores é a quantidade de gordura que reveste o *core*. Infelizmente, a dieta é o fator mais importante na remoção da gordura que esconde os músculos do *core*, especialmente os músculos abdominais. Mas não tenha dúvida de que alguns dos exercícios de fortalecimento muscular descritos neste capítulo permitirão que você construa seus músculos, tornando-os mais visíveis. E os exercícios funcionais e de enrijecimento do *core* proporcionam excelentes qualidades de desempenho funcional e, além disso, tonificam os músculos dessa parte do corpo. Em combinação com uma porcentagem menor de gordura corporal, os músculos terão um aspecto esteticamente agradável. Então, vamos começar a trabalhar.

Independentemente das sugestões fornecidas para a sequência e execução dos exercícios descritos neste capítulo, você pode executá-los em sucessão se necessitar de mais descanso e se tiver mais tempo para treinar; ou poderá executá-los em sequência, se estiver com pressa ou se quiser obter mais em termos de queima metabólica. Cada opção tem suas vantagens e desvantagens.

No caso do treinamento em sucessão, você executa todas as séries de determinado exercício antes de passar para o próximo exercício. Esse tipo de treinamento será válido se você tiver mais tempo para treinar, descansar por mais tempo entre as séries e utilizar cargas de treinamento mais intensas. Você também deve optar pelo método de sucessão se cada exercício exigir uma carga ou configuração diferente; mudar de carga e configuração após cada série é um processo demorado e acaba com o seu ritmo.

No caso do método em sequência, você passa de um exercício para o outro sem descanso, como se estivesse fazendo um grande circuito. Esse método é mais apropriado quando se utiliza a mesma carga em cada exercício, ou se há configurações que possam ser alteradas rapidamente (p. ex., uma rápida mudança nas posições do corpo). No entanto, se você tiver todos os exercícios (cargas e equipamentos) já configurados, poderá fazer qualquer exercício que dependa de equipamento ou cargas diferentes de forma sequenciada, sem perda de tempo. O principal benefício do treinamento em sequência é a eficiência no uso do tempo. Tendo em vista que você está executando um circuito gigante, vai usar menos peso, mas ainda obterá um ótimo tônus e ficará devidamente "bombado" em pouco tempo. O sequenciamento (ou treinamento em circuito) é ótimo quando há limitação de tempo e você não deseja conseguir músculos muito volumosos.

Como das outras vezes, sinta-se à vontade para mesclar e combinar exercícios de cada um dos treinos. Embora eu tenha adicionado trabalho para a região posterior do *core* em todos esses exercícios, dei maior ênfase à região abdominal, tendo em vista a abrangente seleção de exercícios para a parte posterior do *core* no capítulo sobre pernas e quadris. Portanto, se você já está obtendo suficiente trabalho para a parte posterior do seu *core* com outros exercícios e se deseja apenas trabalhar o abdome nessas rotinas, sinta-se à vontade para deixar de fora o trabalho com a região lombar nesses treinos. Você pode escolher qualquer treinamento e dividi-lo ao meio, levando dois dias para realizar o treino. Dessa forma, poderá trabalhar seus abdominais e o *core* um pouco a cada dia. O abdome e o *core* são formados por músculos de resistência; dessa forma, podem realizar o trabalho cotidiano, a menos que ele se torne excessivo – e metade de qualquer uma dessas rotinas não constitui trabalho excessivo. Finalmente, não tenha medo de repetir qualquer semana, se achar que o treinamento está progredindo com demasiada rapidez. Se julgar que determinada semana está perfeita para a sua capacidade, permaneça nela e mantenha o condicionamento físico de seu *core*. Não há nada errado em alcançar um nível no qual você se sinta satisfeito e permanecer nele. Então, trabalhe de forma conservadora e mantenha-se saudável e sem dor.

Cuidado: diástase abdominal

Pessoas com uma condição chamada diástase abdominal devem ter muito cuidado ao fazer o treinamento para os abdominais. Alguns exercícios abdominais são contraindicados para pessoas com essa condição. A diástase abdominal, também chamada de separação abdominal ou diástase dos retos do abdome, ocorre quando a pressão incidente nos músculos retos do abdome faz com que se distanciem. Muitas vezes é causada pelo alongamento ou estreitamento da linha alba, o tecido conjuntivo que mantém juntos os dois lados do reto do abdome. O desenvolvimento dessa condição pode ter causa genética, ou a diástase pode ter sido causada ou agravada pela gravidez, excesso de peso ou treinamento de musculação puxado.

Muitos exercícios descritos neste capítulo não são apropriados para pessoas com esse problema. Tenha o cuidado de deixar de lado os exercícios puxados (p. ex., abdominais, levantamento de pernas, abdominais com rolamento, abdominal infra na barra, etc.) e se concentre em exercícios mais funcionais, que geram menos pressão abdominal (p. ex., remadas e flexões com elástico e polia na posição em pé, rotações, e abdominais curtos limitados). Consulte seu médico antes de iniciar este ou qualquer outro programa de exercícios.

Treino básico

Em cada treinamento, ofereço progressões para iniciantes e para praticantes em nível avançado, mas recomendo que todos concluam o treino de duas semanas proposto aqui como base, antes de tentar qualquer exercício deste capítulo.

Semana 1: faça cada exercício separadamente, em sucessão

Segunda, quarta, sexta-feira

Prancha (2×5-10 segundos): assuma uma posição de flexão de braços, equilibrando-se nas mãos ou cotovelos.

Prancha lateral, lado direito (2×5-10 segundos): equilibre-se na mão ou cotovelo direito e nos dois pés; mantenha uma posição lateral com o lado direito do corpo na direção do chão e o lado esquerdo na direção do teto.

Prancha lateral, lado esquerdo (2×5-10 segundos): equilibre-se na mão ou cotovelo esquerdo e nos dois pés; mantenha uma posição lateral com o lado esquerdo do corpo na direção do chão e o lado direito na direção do teto.

Terça, quinta-feira

Perdigueiro contralateral (2 × 5-10 por lado): assuma uma posição de quatro apoios, com as mãos e os joelhos no chão. Estenda o braço direito e a perna esquerda até ficarem paralelos ao chão. Alterne os lados em cada repetição.

Abdominais (2 × 5-10): posicione-se em decúbito dorsal com os joelhos levemente flexionados, os pés no chão e os braços cruzando o tórax. Levante a parte superior do tronco até que as escápulas se afastem do chão. Retorne à posição inicial e repita.

Levantamento unipodal (2 × 5-10 por perna): posicione-se em decúbito dorsal com o joelho direito levemente dobrado, o pé direito no chão e os braços ao lado do corpo. Levante a perna esquerda a cerca de 30 cm do chão e, em seguida, abaixe-a até o chão. Repita o movimento com seu pé esquerdo para cima e para baixo para as repetições desejadas. Em seguida, troque de perna. Se você sentir muita facilidade com a versão unipodal, faça o movimento com as duas pernas (i. e., levantando simultaneamente ambas as pernas).

Semana 2: faça cada exercício em sequência, como um circuito

Segunda, quarta, sexta-feira

Prancha lateral, lado direito + prancha + prancha lateral, lado esquerdo (3 × 5-10 segundos cada): assuma cada posição e a mantenha pelo tempo indicado.

Terça, quinta-feira

Super-homem + abdominal oblíquo direito + abdominal + levantamento de perna + abdominal oblíquo esquerdo (3 × 5-10).

Super-homem: posicione-se em decúbito ventral e, simultaneamente, levante os braços e as pernas como se estivesse voando pelo ar.

Abdominal oblíquo direito: posicione-se em decúbito lateral esquerdo. Flexione lateralmente para a direita e levante do chão a parte superior do tronco.

Abdominal: posicione-se em decúbito dorsal com os joelhos levemente flexionados, os pés no chão e os braços cruzando o tórax. Levante a parte superior do tronco até que as escápulas se afastem do chão. Retorne à posição inicial e repita.

Levantamento de perna (com uma ou ambas as pernas) (5-10 por perna, se fizer levantamentos unipodais): posicione-se em decúbito dorsal com o joelho direito levemente flexionado, o pé direito no chão e braços ao lado do corpo. Levante a perna esquerda a cerca de 30 cm do chão e, em seguida, abaixe-a até que esteja prestes a tocar o chão. Repita o movimento para cima e para baixo com o pé esquerdo. Se você sentir muita facilidade com a versão unipodal, faça o movimento com as duas pernas.

Abdominal oblíquo esquerdo: posicione-se em decúbito lateral direito. Flexione lateralmente para a esquerda e levante do chão a parte superior do tronco.

Homens – abdominais e *core* 1: prancha e abdominais

Este programa de quatro semanas é composto por dois circuitos de dois exercícios e um exercício de encerramento (última série). Tendo em vista que este treino usa posições de prancha, poderá ser problemático para pessoas que sofram de problemas no punho. Se você é uma dessas pessoas, use alças de flexão de braços para ajudar seus punhos em uma posição neutra e indolor. Outra opção para tornar o treino um pouco menos intenso nos punhos e no *core*, mas ainda assim permitindo obter um bom trabalho abdominal, consiste em usar uma caixa ou barra para elevar a posição de flexão. Este treinamento é uma excelente opção para fazer em casa ou em viagem, sobretudo se você não dispuser de muito tempo para treinar.

Dependendo de sua capacidade natural e do histórico de treinamento, as semanas 1 e 2 podem ser repetidas duas vezes para reduzir o volume, o que proporcionará mais tempo para que você se adapte. As faixas de maior volume das semanas 3 e 4 estão projetadas para praticantes em nível avançado.

Equipamento

Banco (opcional).

Notas

Para maior concentração na estabilidade dos ombros e na resistência abdominal, faça os exercícios 1a e 2a em um circuito, e os exercícios 1b e 2b em um segundo circuito. Solte a respiração antes de cada repetição para se livrar do volume extra no *core* e também para possibilitar maior contração.

Semanas 1 e 2: faça 2 vezes por semana.

Semanas 3 e 4: faça 1-2 vezes por semana.

Tabela 5.1 Homens – abdominais e *core* 1: prancha e abdominais

Exercício	Foto	Instruções	Semanas	Séries × reps
1a. Prancha (escalador)		Assuma uma posição de flexão (prancha). Movimente o joelho direito até o cotovelo direito. Retorne à posição inicial e troque de lado.	Semana 1	1 × 10 por lado
			Semana 2	2 × 15 por lado
			Semana 3	3 × 10 por lado
			Semana 4	4 × 15 por lado
1b. Abdominal (use um banco, para inclinar e aumentar a dificuldade)		Posicione-se em decúbito dorsal no chão ou em um banco, joelhos flexionados e pés no chão ou no banco. Suas mãos podem ficar sobre as orelhas, ou cruzadas no tórax. Flexione o *core* e levante a parte superior do tronco até que as escápulas se afastem do chão ou do banco. Retorne à posição inicial e repita.	Semana 1	1 × 15
			Semana 2	2 × 15
			Semana 3	3 × 15
			Semana 4	4 × 20
2a. Escalador cruzado		Assuma uma posição de flexão (prancha). Movimente o joelho direito até o cotovelo esquerdo. Retorne à posição inicial e troque de lado.	Semana 1	1 × 10 por lado
			Semana 2	2 × 15 por lado
			Semana 3	3 × 10 por lado
			Semana 4	4 × 15 por lado
2b. Abdominal infra com parceiro ou banco (para aumentar a dificuldade)		Posicione-se em decúbito dorsal no chão ou em um banco, pernas levantadas em posição vertical. Segure-se em uma estrutura fixa acima da cabeça (ou a um parceiro) e levante os quadris do chão ou do banco, em direção ao teto. Abaixe os quadris até a posição inicial e repita.	Semana 1	1 × 15
			Semana 2	2 × 15
			Semana 3	3 × 15
			Semana 4	4 × 20

(continua)

Tabela 5.1 Homens – abdominais e *core* 1: prancha e abdominais *(continuação)*

Exercício	Foto	Instruções	Semanas	Séries × reps
Última série: perdigueiro contralateral		Assuma uma posição de quatro apoios, com as mãos e os joelhos no chão. Estenda simultaneamente o braço direito e a perna esquerda. Retorne à posição inicial e troque de lado.	Semana 1	1 × 10 por lado
			Semana 2	2 × 15 por lado
			Semana 3	3 × 10 por lado
			Semana 4	4 × 15 por lado

Homens – abdominais e *core* 2: abdominais com elástico

Este programa de quatro semanas consiste em exercícios com o uso do peso corporal e de elástico para criar três circuitos de dois exercícios. A combinação de posições em pé e deitada torna este exercício diversificado e aplicável a uma ampla gama de indivíduos, desde atletas que procuram melhorar a funcionalidade em seus esportes, até pessoas que almejam ter a parte média do corpo tonificada. Os elásticos recomendados para este exercício são JC Sports Band (elástico de 1,2 m) ou JC Traveler (elástico de 60 cm). Esses são os melhores elásticos no mercado e efetivamente podem oferecer a resistência necessária para a realização de qualquer exercício descrito neste livro. Dependendo de sua capacidade natural e do histórico de treinamento, as semanas 1 e 2 podem ser repetidas duas vezes para reduzir o volume, o que proporcionará mais tempo para que você se adapte. As faixas de maior volume das semanas 3 e 4 estão projetadas para praticantes em nível avançado.

Equipamento

Elástico com alças (p. ex., JC Traveler ou elástico esportivo), estrutura robusta para fixação do elástico.

Notas

Solte o ar antes de cada repetição para se livrar do volume extra no *core* e também para possibilitar maior contração.

Semanas 1 e 2: faça 2 vezes por semana.

Semanas 3 e 4: faça 1-2 vezes por semana.

Tabela 5.2 Homens – abdominais e *core* 2: abdominais com elástico

Exercício	Foto	Instruções	Semanas	Séries × reps
1a. Abdominal ABC com elástico		Prenda o elástico em uma posição elevada, em uma barra fixa ou no alto de uma porta. Ajoelhe-se em uma superfície macia, em frente ao elástico. Segure as alças com as palmas das mãos voltadas para você. Faça o abdominal com rotação para a esquerda, trazendo o cotovelo direito até o joelho esquerdo. Retorne à posição inicial e faça para o lado direito. Retorne à posição inicial e faça o abdominal, movimentando cada mão para o lado de fora do joelho do mesmo lado. Isso constitui uma série completa.	Semana 1	2 × 3 séries completas
			Semana 2	2 × 4 séries completas
			Semana 3	3 × 5 séries completas
			Semana 4	4 × 6 séries completas

(continua)

Capítulo 5 Abdominais e *core*

Tabela 5.2 Homens – abdominais e *core* 2: abdominais com elástico *(continuação)*

Exercício	Foto	Instruções	Semanas	Séries × reps
1b. Abdominal ciclista		Posicione-se em decúbito dorsal com os pés a cerca de 15 cm do chão. Suas mãos podem ficar sobre as orelhas. Flexione o *core* e os quadris durante a rotação, trazendo o cotovelo direito em direção ao joelho esquerdo. Retorne à posição inicial e troque de lado.	Semana 1	2 × 10 por lado
			Semana 2	3 × 10 por lado
			Semana 3	3 × 15 por lado
			Semana 4	4 × 15 por lado
2a. Extensão ABC com elástico		Prenda um elástico em um ponto baixo de um objeto robusto, como um *rack* de halteres, ou em um ponto abaixo da dobradiça inferior de uma porta. Segure as alças com as palmas das mãos voltadas para as pernas. Estenda os braços acima da cabeça, girando para a esquerda para que as duas mãos sejam levadas ao alto e à esquerda do corpo. Retorne à posição inicial e faça o movimento para o lado direito. Retorne à posição inicial e novamente faça a extensão, para que as duas mãos fiquem posicionadas diretamente acima de cada ombro. Isso constitui uma série completa.	Semana 1	2 × 3 séries completas
			Semana 2	2 × 4 séries completas
			Semana 3	3 × 5 séries completas
			Semana 4	4 × 6 séries completas
2b. Perdigueiro contralateral		Assuma uma posição de quatro apoios, com as mãos e os joelhos no chão. Estenda simultaneamente o braço direito e a perna esquerda. Retorne à posição inicial e troque de lado.	Semana 1	2 × 10 por lado
			Semana 2	3 × 10 por lado
			Semana 3	3 × 15 por lado
			Semana 4	4 × 10 por lado
3a. Rotação curta (10 h para 2 h)		Prenda o elástico a uma estrutura estável (p. ex., uma porta) ao nível do tórax. Vire de lado, de modo que o ponto de fixação fique à sua direita; os pés devem estar afastados a uma distância maior do que a largura dos ombros. Segure a alça à sua frente com as duas mãos (posição de 12 horas). Sem que os quadris se mexam, movimente a alça de um ombro ao outro (posição de 10 às 2 horas). Faça com o outro lado do corpo voltado para o ponto de fixação do elástico.	Semana 1	2 × 15 por lado
			Semana 2	3 × 20 por lado
			Semana 3	3 × 25 por lado
			Semana 4	4 × 30 por lado
3b. Flexão lateral com elástico ou polia (oblíquo)		Prenda o elástico em um ponto baixo (entre o joelho e o tornozelo) a um objeto robusto (p. ex., um *rack* de halteres ou em um ponto abaixo da dobradiça inferior de uma porta). Vire de lado para que o ponto de fixação fique à sua direita; os pés devem estar afastados a uma distância maior do que a largura dos ombros. Segure a alça na mão direita voltada para o seu lado direito. Sem que os quadris se mexam, flexione lateralmente (dobre) o *core* para a direita, alongando o lado esquerdo do *core*. Retorne à posição inicial. Troque de lado.	Semana 1	2 × 15 por lado
			Semana 2	3 × 15 por lado
			Semana 3	3 × 20 por lado
			Semana 4	4 × 20 por lado

Homens – abdominais e *core* 3: abdominais com halteres

Este programa de quatro semanas tem como objetivo direto a musculação dos abdominais. Se você deseja ter abdominais grandes e fortes, este é o seu exercício. Foi um dos meus primeiros exercícios há mais de 40 anos; ele foi incrível na época e continua sendo incrível. Para aumentar a resistência, você pode fazer alguns desses exercícios em bancos ou pranchas inclinados. Muitas pessoas gostam de fazer exercícios abdominais em bolas BOSU ou em outras superfícies acolchoadas, e isso também é válido. Mas lembre-se de manter a superfície na qual você está trabalhando o mais estável possível, para que você possa usar o máximo de peso possível sem ter que lidar com problemas de equilíbrio, que tirariam sua atenção do trabalho realizado. Execute os exercícios como uma supersérie.

Dependendo de sua capacidade natural e do histórico de treinamento, as semanas 1 e 2 podem ser repetidas duas vezes para reduzir o volume, o que proporcionará mais tempo para que você se adapte. As faixas de maior volume das semanas 3 e 4 estão projetadas para praticantes em nível avançado.

Equipamento

Banco, BOSU (opcional), halteres ou anilha de peso.

Notas

Você pode usar um banco inclinado para os abdominais, como forma de aumentar a dificuldade deste exercício.

Semanas 1 e 2: faça 2 vezes por semana.

Semanas 3 e 4: faça 1-2 vezes por semana.

Tabela 5.3 Homens – abdominais e *core* 3: abdominais com halteres

Exercício	Foto	Instruções	Semanas	Séries × reps
1a. Abdominal com halteres (sobre BOSU, chão, ou banco)		Posicione-se em decúbito dorsal no chão, sobre uma BOSU, ou em um banco. Os joelhos devem ficar flexionados, com os pés no chão ou no banco. Segure um haltere com as duas mãos transversalmente ao tórax. Flexione seu *core* e levante a parte superior do tronco até que as escápulas se afastem do chão, BOSU ou banco. Retorne à posição inicial e repita.	Semana 1	2 × 10
			Semana 2	2 × 15
			Semana 3	3 × 10
			Semana 4	4 × 15
1b. Abdominal com rotação de tronco com halteres		Posicione-se em decúbito dorsal no chão ou em um banco. Os joelhos devem ficar flexionados, com os pés no chão ou no banco. Assuma uma posição de abdominal segurando um haltere nas duas mãos, à frente do seu *core*. Faça rotação de um lado para o outro.	Semana 1	2 × 10 por lado
			Semana 2	2 × 15 por lado
			Semana 3	3 × 10 por lado
			Semana 4	4 × 15 por lado

(continua)

Tabela 5.3 Homens – abdominais e *core* 3: abdominais com halteres *(continuação)*

Exercício	Foto	Instruções	Semanas	Séries × reps
2a. Flexão unilateral de tronco com braço acima da cabeça em isometria		Fique em pé com um haltere na mão direita, o braço direito estendido acima da cabeça e a palma da mão esquerda posicionada sobre o bolso lateral. Mantendo sempre o braço direito estendido acima da cabeça, incline-se lateralmente para a esquerda, deslizando a mão esquerda para baixo em direção ao joelho esquerdo. Pare quando sentir um alongamento confortável no lado direito do seu *core*. Retorne à posição inicial. Faça as repetições desejadas. Troque de lado.	Semana 1	2 × 10 por lado
			Semana 2	2 × 15 por lado
			Semana 3	3 × 10 por lado
			Semana 4	4 × 15 por lado
2b. Oblíquo com haltere		Fique em pé com as mãos ao lado do corpo. Segure um haltere na sua mão direita. Flexione lateralmente (em direção ao seu lado direito), alongando os músculos do lado esquerdo do *core*. Retorne à posição inicial e faça as repetições desejadas. Troque de lado.	Semana 1	2 × 10 por lado
			Semana 2	2 × 15 por lado
			Semana 3	3 × 10 por lado
			Semana 4	4 × 15 por lado
3. Hiperextensão reversa no banco com halteres (use a extremidade do banco)		Posicione-se em decúbito ventral em um banco, de modo que os quadris e a parte inferior do corpo fiquem fora do banco. Coloque um haltere ou *medicine ball* perto dos pés, de modo que você possa posicionar o equipamento entre os pés quando estiver pronto. Prenda o haltere ou a *medicine ball* entre os pés. Levante os pés e as pernas o mais alto que puder e, em seguida, abaixe até que esteja prestes a tocar o chão. Repita.	Semana 1	2 × 10
			Semana 2	2 × 15
			Semana 3	3 × 10
			Semana 4	4 × 15

Homens – abdominais e *core* 4: abdominais, posição pendurada

Este é um programa avançado de quatro semanas que usa o peso corporal e depende da força de preensão, pois o corpo fica suspenso pelas mãos. Para que este exercício dos abdominais fique ainda mais exigente com relação à pegada, faça os exercícios 1, 2 e 3 em um esquema de circuito, sem mudar de pegada. Estamos falando de ativar seus abdominais e antebraços. Para dificultar ainda mais este exercício quanto à pegada, atletas de combate não só realizam os três primeiros exercícios sem descanso, mas também usam pegadas superdimensionadas (p. ex., de gancho ou de luta livre), em vez de uma barra normal. Para que não fique sobrecarregado com problemas de preensão e possível formação de calos, você pode usar correias de suspensão, por exemplo, JC Power Slings. De qualquer forma, suspender seu peso corporal no ar com as mãos ou braços e realizar estes exercícios são coisas que dependem de força; assim, este treino não é para iniciantes. Os exercícios devem ser realizados na forma de uma supersérie, ou em sucessão.

Dependendo de sua capacidade natural e do histórico de treinamento, as semanas 1 e 2 podem ser repetidas duas vezes para reduzir o volume, o que proporcionará mais tempo para que você se adapte. As faixas de maior volume das semanas 3 e 4 estão projetadas para praticantes em nível avançado.

Equipamento

Barra de tração, correias, banco de 45° com plataforma e almofadas para as coxas, anilha de peso ou haltere, ou JC Power Slings (opcional).

Notas

Se sua pegada permitir, faça os exercícios 1, 2 e 3 em forma de circuito.

Semanas 1 e 2: faça 2 vezes por semana.

Semanas 3 e 4: faça 1-2 vezes por semana.

Tabela 5.4 Homens – abdominais e *core* 4: abdominais, posição pendurada

Exercício	Foto	Instruções	Semanas	Séries × reps
1. Abdominal infra na barra		Pendure-se em uma barra fixa com as palmas das mãos voltadas para fora ou com os braços em correias de suspensão. Levante os joelhos até o tórax. Abaixe as pernas até a posição inicial. Repita.	Semana 1	2 × 10
			Semana 2	2 × 15
			Semana 3	3 × 10
			Semana 4	4 × 15
2. Abdominal oblíquo na barra		Pendure-se em uma barra fixa com as palmas das mãos voltadas para fora ou com os braços em correias de suspensão. Faça rotação da parte inferior do corpo para a direita; em seguida, flexione os joelhos e levante as pernas em direção ao tórax. Abaixe as pernas ao girar de volta para a posição inicial. Repita do lado esquerdo.	Semana 1	2 × 10 por lado
			Semana 2	2 × 15 por lado
			Semana 3	3 × 10 por lado
			Semana 4	4 × 15 por lado
3. Abdominal para-brisa		Pendure-se em uma barra fixa com as palmas das mãos voltadas para fora. Levante as pernas esticadas até que assumam uma posição vertical em relação ao chão. Gire a parte inferior do corpo para a esquerda e depois para a direita, como um limpador de para-brisa, sempre mantendo a posição vertical das pernas. Repita.	Semana 1	2 × 5 por lado
			Semana 2	2 × 7 por lado
			Semana 3	3 × 10 por lado
			Semana 4	4 × 12 por lado
4. Hiperextensão com rotação a 45° no banco (dedos dos pés para fora) (pode adicionar peso para aumentar a dificuldade)		Coloque os pés na plataforma de um banco de 45°; os dedos dos pés devem apontar para fora, com as almofadas posicionadas sobre as coxas, abaixo do osso do quadril. Mantendo as costas retas, flexione os quadris até sentir um alongamento confortável nos glúteos e posteriores da coxa. Estenda os quadris enquanto gira para a esquerda, e retorne a uma posição flexionada. Repita com o lado direito.	Semana 1	2 × 5 por lado
			Semana 2	2 × 7 por lado
			Semana 3	3 × 10 por lado
			Semana 4	4 × 12 por lado

Homens – abdominais e *core* 5: além da explosão dos abdominais

Este programa de seis semanas para os abdominais é uma versão puxada da explosão dos abdominais descrita no livro *Treinamento funcional*. Utilizo este treino com muitos dos meus lutadores para melhorar seu jogo de guarda (ou seja, ao lutar na posição de costas com um adversário que está montado entre suas pernas). Nossos lutadores têm abdominais fortes e de ótima aparência porque seguem uma dieta rigorosa e também porque fazem esse tipo de trabalho com os abdominais. Esta rotina avançada consiste em três exercícios com *medicine ball*. (Mas você também pode usar uma bola suíça.) Começamos fazendo este treino com um descanso entre os exercícios. Mas o objetivo é fazer os três exercícios consecutivamente, sem descanso entre um exercício e o seguinte, em forma de circuito. Este programa é também um ótimo treino para conseguir aqueles abdominais trincados; ele irá ajudá-lo a evidenciar seus abdominais durante a fase de queima de gordura.

Dependendo de sua capacidade natural e do histórico de treinamento, as semanas 1 e 2 podem ser repetidas duas vezes para reduzir o volume, o que proporcionará mais tempo para que você se adapte. As faixas de maior volume das semanas 4-6 estão projetadas apenas para praticantes de elite.

Equipamento

Medicine ball: iniciantes, *medicine ball* de 1 kg; atletas em nível intermediário, *medicine ball* de 2-3 kg; e atletas em nível avançado, *medicine ball* de 3-5 kg.

Notas

Semanas 1 e 2: faça 2 séries de 10 repetições de cada exercício, com descanso de 1-2 minutos entre os exercícios.

Semanas 3 e 4: faça 3 séries de 15 repetições de cada exercício, com descanso de 1 minuto entre os exercícios.

Semana 5: uma supersérie dos 3 exercícios, fazendo cada exercício por 5-7 repetições, sem descanso entre os exercícios. Faça 2 superséries, com descanso de 1 minuto entre as superséries.

Semana 6: faça uma supersérie dos 3 exercícios, fazendo cada exercício por 10-12 repetições, sem descanso entre os exercícios. Faça 3 superséries, com repouso de 1-2 minutos entre as superséries.

Tabela 5.5 Homens – abdominais e *core* 5: além da explosão dos abdominais

Exercício	Foto	Instruções
1. Abdominal infra com *medicine ball* no solo		Sente-se no chão e se incline para trás com apoio nos cotovelos; coloque uma *medicine ball* entre os joelhos (ou entre os pés, para maior dificuldade). Eleve os pés apenas para que se afastem do chão e flexione levemente os joelhos, suspendendo do chão toda a parte inferior do corpo. Faça uma flexão de joelhos. Em seguida, leve os joelhos e a *medicine ball* em direção ao tórax. Retorne à posição inicial sem permitir que a parte inferior do corpo toque o chão. Repita.
2. Abdominal supra com *medicine ball*		Posicione-se em decúbito dorsal no chão com os joelhos flexionados ou estendidos e os pés fora do chão. Segure uma *medicine ball* em suas mãos; os braços devem ficar diretamente apontando para o teto. Empurre a *medicine ball* em direção ao teto, fazendo o abdominal e levantando a parte superior do tronco até que as escápulas se afastem do chão. Retorne à posição inicial sem permitir que a parte inferior do corpo toque o chão. Repita.

(continua)

Parte II Transformação do corpo

Tabela 5.5 Homens – abdominais e *core* 5: além da explosão dos abdominais *(continuação)*

Exercício	Foto	Instruções
3. Infra/supra passando *medicine ball*		Posicione-se em decúbito dorsal no chão com as pernas estendidas e com uma *medicine ball* nas mãos, logo acima da cabeça. Simultaneamente, faça o abdominal e uma flexão de joelhos (abdominal do corpo inteiro) e posicione a *medicine ball* entre as pernas. Estenda o corpo e repita o abdominal de corpo inteiro, pegando a *medicine ball* que está entre as pernas e estendendo o corpo, ao mesmo tempo que conduz a *medicine ball* acima da cabeça. Repita a sequência de passar a bola. Toda vez que a bola estiver em cima, você terá completado uma repetição.

Mulheres – abdominais e *core* 1: abdominais no chão

Este programa de quatro semanas é um rápido circuito de treinamento para os abdominais que costumávamos divulgar por todo o mundo, pois você começa em decúbito ventral e rola de uma posição para outra. Trata-se de um exercício rápido de "queimação" (embora também possa ser feito em sucessão), o que faz dele uma excelente escolha nos casos de limitação de tempo, ou como exercício para fazer em casa ou em viagens. Quando viajo, adoro fazer este treino na cama; o colchão macio age como areia, amortecendo meu corpo e me fazendo trabalhar muito mais. É também uma ótima maneira de "queimar" rapidamente os abdominais, depois que você tiver terminado de se exercitar com outra parte do corpo na academia.

Dependendo de sua capacidade natural e do histórico de treinamento, as semanas 1 e 2 podem ser repetidas duas vezes para reduzir o volume, o que proporcionará mais tempo para que você se adapte. As faixas de maior volume das semanas 3 e 4 estão projetadas para praticantes em nível avançado.

Equipamento

Nenhum.

Notas

Semanas 1 e 2: faça 2-3 vezes por semana.
Semanas 3 e 4: faça 1-2 vezes por semana.

Tabela 5.6 Mulheres – abdominais e *core* 1: abdominais no chão

Exercício	Foto	Instruções	Semanas	Séries × reps
1a. Super-homem		Posicione-se em decúbito ventral, com as pernas estendidas e os braços estendidos além da cabeça. Levante as pernas e os braços do chão. Abaixe as pernas e braços sem tocar o chão. Repita.	Semana 1	2 × 10
			Semana 2	2 × 15
			Semana 3	3 × 15
			Semana 4	4 × 20
1b. Abdominal lateral em V (lado esquerdo)		Posicione-se em decúbito lateral sobre o lado direito, estabilizando o corpo com o braço e a perna direitos no chão. Simultaneamente, levante a perna esquerda e avance o braço esquerdo em direção ao pé esquerdo. Abaixe para a posição inicial e repita com o outro lado.	Semana 1	2 × 10
			Semana 2	2 × 15
			Semana 3	3 × 15
			Semana 4	4 × 20

(continua)

Tabela 5.6 Mulheres – abdominais e *core* 1: abdominais no chão *(continuação)*

Exercício	Foto	Instruções	Semanas	Séries × reps
1c. *V-up*		Posicione-se em decúbito dorsal, com as pernas estendidas e os braços estendidos além da cabeça. Simultaneamente, levante as pernas e os braços do chão, avançando as mãos em direção aos dedos dos pés. Abaixe as pernas e braços sem tocar o chão. Repita.	Semana 1	2 × 10
			Semana 2	2 × 15
			Semana 3	3 × 15
			Semana 4	4 × 20
1d. Abdominal lateral em V (lado direito)		Posicione-se em decúbito lateral sobre o lado esquerdo, estabilizando o corpo, com o braço e a perna esquerdos no chão. Simultaneamente, levante a perna direita e avance com o braço direito em direção ao pé direito. Abaixe para a posição inicial e repita do outro lado.	Semana 1	2 × 10
			Semana 2	2 × 15
			Semana 3	3 × 15
			Semana 4	4 × 20

Mulheres – abdominais e *core* 2: abdominais com bola suíça

Este programa de quatro semanas usa dois circuitos para os abdominais e região lombar. Sinta-se à vontade para realizar apenas a seção para os abdominais, se já estiver fazendo muito trabalho na parte posterior do *core*. Esta rotina usa uma bola suíça e elevações; ambos são muito exigentes em termos de equilíbrio, estabilidade e força. Por esse motivo, este exercício é para praticantes já em nível intermediário a avançado. O circuito abdominal está efetivamente direcionado para os abdominais, desde o movimento até a rigidez: ele é completo. Os exercícios fluem em continuidade, permitindo que você faça toda a rotina como um circuito contínuo, se quiser economizar tempo ou se pretender adicionar um componente extra de condicionamento físico.

Dependendo de sua capacidade natural e do histórico de treinamento, as semanas 1 e 2 podem ser repetidas duas vezes para reduzir o volume, o que proporcionará mais tempo para que você se adapte. As faixas de maior volume das semanas 3 e 4 estão projetadas para praticantes em nível avançado.

Equipamento

Bola suíça de 55 cm se você tiver menos de 1,60 m de altura; de 65 cm se você tiver 1,60 m ou mais.

Notas

Semanas 1 e 2: faça 2-3 vezes por semana.

Semanas 3 e 4: faça 1-2 vezes por semana.

Parte II Transformação do corpo

Tabela 5.7 Mulheres – abdominais e *core* 2: abdominais com bola suíça

Exercício	Foto	Instruções	Semanas	Séries × reps
1a. Infra com bola suíça no solo (joelhos flexionados)		Assuma uma posição de prancha, mãos no chão e uma bola suíça sob suas coxas. Encolha os joelhos em direção ao tórax, permitindo que a bola role por baixo de suas pernas até que os joelhos estejam em cima da bola. Estenda o corpo para retornar à posição inicial. Repita.	Semana 1	1 × 10
			Semana 2	2 × 15
			Semana 3	3 × 15
			Semana 4	4 × 20
1b. Infra com bola suíça no solo (joelhos estendidos)		Assuma uma posição de prancha, mãos no chão e uma bola suíça sob suas coxas. Mantendo as pernas retas, flexione os quadris e faça uma elevação de quadril (empurrando as mãos ao solo), deixando que a bola role por baixo de suas pernas até que os pés toquem a bola. Estenda o corpo para retornar à posição inicial. Repita.	Semana 1	1 × 5
			Semana 2	2 × 10
			Semana 3	3 × 10
			Semana 4	4 × 10
1c. Prancha dinâmica frontal com bola suíça		Assuma uma posição de prancha, com os cotovelos sobre uma bola suíça e os pés no chão, afastados na largura dos ombros. Estenda os braços e role os cotovelos para a frente sobre a bola. Role seus cotovelos de volta para retornar à posição inicial. Repita.	Semana 1	1 × 10
			Semana 2	2 × 15
			Semana 3	3 × 15
			Semana 4	4 × 20
2a. Hiperextensão com bola suíça		Posicione-se em decúbito ventral sobre uma bola suíça, com a bola sob a barriga; os pés devem ficar afastados na largura dos ombros, com os joelhos levemente flexionados. Coloque as mãos em concha sobre as orelhas ou cruze os braços à frente do tórax. Estenda a coluna vertebral até sentir uma boa contração dos músculos das costas; em seguida, relaxe sobre a bola. Repita.	Semana 1	1 × 10
			Semana 2	2 × 15
			Semana 3	3 × 15
			Semana 4	4 × 20
2b. Hiperextensão reversa com bola suíça*		Posicione-se em decúbito ventral sobre uma bola suíça; a bola deve ficar logo abaixo do umbigo, com os cotovelos apoiados no chão para dar estabilidade, as pernas e os pés juntos e os pés fora do chão. Estenda os quadris até que o corpo fique totalmente estendido. Abaixe os pés para retornar à posição inicial. Repita.	Semana 1	1 × 10
			Semana 2	2 × 15
			Semana 3	3 × 15
			Semana 4	4 × 20

* Se não for possível tocar o chão com os cotovelos na hiperextensão reversa, você poderá usar as mãos para se apoiar.

Mulheres – abdominais e *core* 3: abdominal *plus*

Este programa de quatro semanas utiliza dois circuitos de dois exercícios e uma última série para o *core* (anterior e posterior). Alguns elementos são semelhantes ao programa Mulheres – abdominais e *core* 1, mas este aumenta a dificuldade de posicionamento. Você pode usar *medicine balls*, halteres e pesos de tornozelo para aumentar o nível de dificuldade desta rotina. Com halteres leves (1-2 kg), uma *medicine ball* (1-2 kg) e pesos de tornozelo (1-2 kg), este exercício é algo verdadeiramente sensacional. Por isso, não se deixe enganar pela sua simplicidade.

Capítulo 5 Abdominais e *core*

Dependendo de sua capacidade natural e do histórico de treinamento, as semanas 1 e 2 podem ser repetidas duas vezes para reduzir o volume, o que proporcionará mais tempo para que você se adapte. As faixas de maior volume das semanas 3 e 4 estão projetadas para praticantes em nível avançado.

Equipamento

Medicine ball, halteres, pesos de tornozelo, banco plano ou inclinado, estrutura robusta para apoio.

Notas

Semanas 1 e 2: faça 2 vezes por semana.
Semanas 3 e 4: faça 1-2 vezes por semana.

Tabela 5.8 Mulheres – abdominais e *core* 3: abdominal *plus*

Exercício	Foto	Instruções	Semanas	Séries × reps
1a. Abdominal (pode usar *medicine ball* e um banco inclinado para aumentar a dificuldade)		Posicione-se em decúbito dorsal no chão ou em um banco, com os joelhos flexionados e os pés no chão ou no banco. Você pode colocar as mãos sobre as orelhas, cruzar os braços sobre o tórax ou segurar uma *medicine ball* acima da cabeça. Flexione o *core* e levante a parte superior do tronco até que as escápulas se afastem do chão ou do banco. Retorne à posição inicial e repita.	Semana 1	1 × 10
			Semana 2	2 × 15
			Semana 3	3 × 15
			Semana 4	4 × 20
1b. Abdominal infra com parceiro ou banco (pode colocar uma *medicine ball* entre as pernas)		Posicione-se em decúbito dorsal no chão ou em um banco, com as pernas levantadas em uma posição vertical. Segure-se em uma estrutura fixa acima da cabeça. Levante os quadris do chão em direção ao teto. Abaixe os quadris para retornar à posição inicial e repita.	Semana 1	1 × 10
			Semana 2	2 × 15
			Semana 3	3 × 15
			Semana 4	4 × 20
2a. Abdominal em X (pode segurar halteres leves nas mãos)		Posicione-se em decúbito dorsal, com os braços e as pernas afastados; os dedos dos pés devem ficar voltados para fora, formando um "X" com o corpo. Durante todo o exercício, mantenha os dedos dos pés voltados para fora. Simultaneamente, levante o braço esquerdo e a perna direita até que a mão esquerda toque a perna direita, tão perto do pé quanto seja possível. Repita com o outro lado, alternando os lados para as repetições determinadas.	Semana 1	2 × 10 por lado
			Semana 2	2 × 15 por lado
			Semana 3	3 × 10 por lado
			Semana 4	4 × 15 por lado
2b. Abdominal oblíquo		Posicione-se em decúbito lateral sobre o lado direito com os joelhos flexionados, colocando as mãos em concha sobre as orelhas. Flexione lateralmente o seu *core*, para executar um abdominal esquerdo. Faça as repetições determinadas. Troque de lado.	Semana 1	2 × 10 por lado
			Semana 2	2 × 15 por lado
			Semana 3	3 × 10 por lado
			Semana 4	4 × 15 por lado

(continua)

Parte II Transformação do corpo

Tabela 5.8 Mulheres – abdominais e *core* 3: abdominal *plus (continuação)*

Exercício	Foto	Instruções	Semanas	Séries × reps
Última série: supersérie de perdigueiro (cão farejador) dinâmico contralateral (pode segurar halteres leves nas mãos e usar pesos nos tornozelos)		Assuma uma posição de quatro apoios, com as mãos e os joelhos no chão. Estenda simultaneamente o braço direito e a perna esquerda e, em seguida, leve o cotovelo direito na direção do joelho esquerdo embaixo de você. Faça as repetições determinadas. Troque de lado.	Semana 1	2 × 10 por lado
			Semana 2	2 × 15 por lado
			Semana 3	3 × 10 por lado
			Semana 4	4 × 15 por lado

Mulheres – abdominais e *core* 4: abdominais com elástico e polia

Este programa de quatro semanas consiste em dois circuitos de dois exercícios e um exercício de finalização para os músculos rotadores do *core*, com a ajuda de elástico e polia. Neste treino a praticante fica na posição em pé, sendo, por isso, excelente para atletas como tenistas, que precisam de um *core* estável e da manutenção de uma boa postura na posição em pé. Os elásticos, sobretudo a linha de elásticos JC Santana, são fabricados com uma variedade de resistências. Você pode usar esse equipamento para, com isso, adaptar o exercício a qualquer grau de dificuldade que se faça necessária, desde o iniciante até a elite.

Dependendo de sua capacidade natural e do histórico de treinamento, as semanas 1 e 2 podem ser repetidas duas vezes para reduzir o volume, o que proporcionará mais tempo para que você se adapte. As faixas de maior volume das semanas 3 e 4 estão projetadas para praticantes em nível avançado.

Equipamento

Elástico com alças (p. ex., JC Traveler ou Predator Jr.) ou máquina com polias, estrutura robusta ou porta (na descrição do exercício foi usado um elástico com alças).

Notas

Semanas 1 e 2: faça 2 vezes por semana.
Semanas 3 e 4: faça 1-2 vezes por semana.

Tabela 5.9 Mulheres – abdominais e *core* 4: abdominais com elástico e polia

Exercício	Foto	Instruções	Semanas	Séries × reps
1a. Abdominal em pé na polia		Prenda o elástico em uma posição alta, como uma barra fixa ou no alto de uma porta. De frente para o ponto de fixação, segure as alças com as palmas das mãos voltadas para você. Faça o abdominal e leve os ombros em direção aos quadris. Retorne à posição inicial e repita.	Semana 1	2 × 10
			Semana 2	2 × 15
			Semana 3	3 × 20
			Semana 4	4 × 20

(continua)

Capítulo 5 Abdominais e *core*

Tabela 5.9 Mulheres – abdominais e *core* 4: abdominais com elástico e polia *(continuação)*

Exercício	Foto	Instruções	Semanas	Séries × reps
1b. Abdominal unilateral em pé com elástico ou polia		Prenda o elástico em uma posição alta, como uma barra fixa ou no alto de uma porta. De frente para o ponto de fixação, segure uma alça na mão esquerda, com a palma da mão voltada para você. Faça o abdominal com rotação para a direita, levando a mão até a parte lateral do joelho direito. Retorne à posição inicial e faça as repetições determinadas. Troque de lado.	Semana 1 Semana 2 Semana 3 Semana 4	2 × 10 por lado 2 × 15 por lado 3 × 10 por lado 4 × 15 por lado
2a. Rotação/*chop* diagonal de cima para baixo com elástico ou polia		Prenda o elástico a uma estrutura estável, como uma porta, no ponto mais alto possível. Vire de lado, para que o ponto de fixação fique situado à sua direita. Os pés devem estar com um afastamento maior do que a largura dos ombros. Segurando a alça com as duas mãos, mantenha-a em uma posição alta e à sua direita. Sem mexer os quadris, mobilize a alça diagonalmente, da direita (posição alta) para a esquerda (posição baixa). Retorne à posição inicial e faça as repetições especificadas. Troque de lado.	Semana 1 Semana 2 Semana 3 Semana 4	2 × 10 por lado 2 × 15 por lado 3 × 10 por lado 4 × 15 por lado
2b. Rotação/*chop* diagonal de baixo para cima com elástico ou polia		Prenda o elástico a uma estrutura estável, como uma porta, no ponto mais baixo possível. Vire de lado, para que o ponto de fixação fique situado à sua direita. Os pés devem estar com um afastamento maior do que a largura dos ombros. Segurando a alça com as duas mãos, mantenha-a em uma posição baixa e à sua direita. Sem mexer os quadris, mobilize a alça diagonalmente, da direita (posição baixa) para a esquerda (posição alta). Retorne à posição inicial e faça as repetições especificadas. Troque de lado.	Semana 1 Semana 2 Semana 3 Semana 4	2 × 10 por lado 2 × 15 por lado 3 × 10 por lado 4 × 15 por lado
Última série: rotação curta com elástico ou polia (10 h para 2 h)		Prenda o elástico ao nível do tórax em uma estrutura estável, como uma porta. Vire de lado, para que o ponto de fixação fique situado à sua direita. Os pés devem estar com um afastamento maior do que a largura dos ombros. Segure a alça com as duas mãos à sua frente (mãos na posição de 12 horas). Sem mexer os quadris, mova a alça de um ombro ao outro (da posição de 10 horas para 2 horas). Faça as repetições indicadas; em seguida gire para que o ponto de fixação passe a ficar situado ao seu lado esquerdo e repita.	Semana 1 Semana 2 Semana 3 Semana 4	2 × 10 por lado 2 × 15 por lado 3 × 20 por lado 4 × 20 por lado

Mulheres – abdominais e *core* 5: abdominais puxados

Este programa de quatro semanas é idêntico àquele que o extraordinário treinador Cliff Edberg usa com seus competidores de condicionamento físico e de fisiculturismo. Nesta rotina usamos dois circuitos de dois exercícios, com o objetivo de trabalhar apenas os músculos abdominais. Este exercício irá formar e fortalecer seus músculos abdominais, para que eles fiquem mais visíveis à medida que você for reduzindo a gordura abdominal.

Dependendo de sua capacidade natural e do histórico de treinamento, as semanas 1 e 2 podem ser repetidas duas vezes para reduzir o volume, o que proporcionará mais tempo para que você se adapte. As faixas de maior volume das semanas 3 e 4 estão projetadas para praticantes em nível avançado.

Equipamento

Barra fixa com correias, máquina com polias com fixador de corda, banco inclinado, halteres.

Notas

Para ter um treinamento completo do *core*, combine estes treinos com qualquer um dos exercícios para a parte posterior do *core* (pernas e quadris) do Capítulo 4.

Solte o ar ao fazer todos os movimentos abdominais.

Trabalhe em um ritmo lento e controlado, para que seja mantida uma tensão constante nos abdominais durante todo o movimento.

Faça 2 vezes por semana.

Tabela 5.10 Mulheres – abdominais e *core* 5: abdominais puxados

Exercício	Foto	Instruções	Semanas, séries e reps
1a. Abdominal infra na barra		Pendure-se em uma barra fixa com as palmas das mãos voltadas para fora, ou com os braços nas correias de suspensão. Se não quiser usar sua pegada para se firmar, poderá usar um Power Sling. Levante os joelhos até o tórax. Abaixe as pernas até a posição inicial. Repita.	Semanas 1 e 2: supersérie 1a e 1b; faça cada exercício por 10 repetições. Execute 2 superséries, descansando 1 minuto entre as superséries. Semanas 3 e 4: supersérie 1a e 1b; faça cada exercício por 10-15 repetições. Faça 3-4 superséries, descansando 1 minuto entre as superséries
1b. Abdominal solo com corda na polia		Ajoelhe-se em uma superfície macia sob uma polia alta com um fixador de corda. Segure o fixador de corda de modo que as mãos fiquem próximas à sua cabeça. Com os quadris imóveis, contraia os abdominais, para que os cotovelos avancem em direção ao meio das coxas. Lentamente, retorne à posição inicial. Repita.	

(continua)

Capítulo 5 Abdominais e *core*

Tabela 5.10 Mulheres – abdominais e *core* 5: abdominais puxados *(continuação)*

Exercício	Foto	Instruções	Semanas, séries e reps
2a. Abdominal reverso no banco inclinado		Posicione-se em decúbito dorsal em um banco inclinado e segure-se no topo do banco com as duas mãos. Comece com a região lombar no banco e com as pernas esticadas. Movimente as pernas em direção ao seu tronco, enquanto levanta os quadris, afastando-os do banco. Abaixe os quadris até retornar à posição inicial. Repita.	Semanas 1 e 2: supersérie 2a e 2b; faça cada exercício por 10 repetições. Faça 2 superséries, descansando 1 minuto entre as superséries. Semanas 3 e 4: supersérie 2a e 2b; faça cada exercício por 10-15 repetições. Faça 3-4 superséries, descansando 1 minuto entre as superséries.
2b. Abdominal com peso (use um banco inclinado para aumentar a dificuldade)		Posicione-se em decúbito dorsal no chão ou em um banco com os joelhos flexionados. Segure um haltere com as duas mãos, à frente do tórax. Flexione o *core* e levante a parte superior do tronco até que as escápulas se afastem do chão ou do banco. Retorne à posição inicial e repita.	

Resumo

Espero que você goste das rotinas descritas neste capítulo para os abdominais. Utilizando essas rotinas, formamos atletas campeões. O IHP é conhecido em todo o mundo por seu treinamento do *core*. Essas rotinas e muitas outras semelhantes ajudaram a construir essa reputação. Trabalhando com esses exercícios, você poderá criar seus próprios programas de treinamento, ao mesclar e combinar seus exercícios favoritos descritos neste e em outros capítulos. Para uma discussão detalhada sobre a ciência e a prática da concepção e da periodização do programa, você deve consultar o livro *Treinamento funcional*.

CAPÍTULO 6

Braços

Este capítulo realmente se sobressai, graças à ampla variedade de rotinas de braço que certamente irão proporcionar os resultados desejados. Projetei exercícios funcionais usando elásticos, equipamento de suspensão e o peso corporal. Também adicionei exercícios com halteres que podem ser feitos em casa. Para práticas intensas e rápidas, ou para exercícios em viagens, incluí algumas rotinas feitas apenas com elástico que irão rapidamente aumentar o volume e tonificar seus braços. Por fim, para as pessoas que querem ter músculos realmente fortes, adicionei alguns exercícios de hipertrofia que usam máquinas populares. Neste capítulo, usamos de tudo: desde elásticos a cabos, halteres a barras de peso, o próprio peso corporal e máquinas.

Cada treino proporciona trabalho de bíceps e tríceps. No entanto, se você quiser trabalhar apenas uma parte do braço, basta fazer apenas os exercícios referentes à parte em questão. Obviamente, execute o treinamento integral caso queira treinar bíceps e tríceps no mesmo exercício.

Começo com o treinamento de braço que envolve equipamento comum de treinamento funcional. Em seguida, avanço para exercícios mais especializados que dependem de halteres, elásticos ou cabos. O capítulo termina com alguns exercícios bastante intensos para os braços, que foram utilizados por alguns dos profissionais treinados e orientados por mim no passado.

Não importa o exercício a ser feito por você, há algumas questões relacionadas ao desenvolvimento e à escultura dos braços que devem ser do conhecimento de todos, para que não haja expectativas pouco realistas. Em primeiro lugar, vamos abordar um tópico que frequentemente chega a mim por *e-mail*. Muitas pessoas me perguntam se podem desenvolver seus braços (e outras partes do corpo) com elásticos, em vez de usar pesos livres ou máquinas. Minha resposta é sempre a mesma: "Seus músculos respondem à tensão e ao volume de trabalho, não necessariamente ao equipamento que você usa." Assim, se a tensão e o volume corretos forem fornecidos, os resultados aparecerão, mas dentro dos limites razoáveis.

Em minha resposta, o motivo de afirmar "dentro dos limites razoáveis" é que há certas coisas que não podem ser alteradas. Uma das perguntas mais pertinentes que me fazem é: "Se eu tiver um músculo curto, por exemplo, um bíceps ou tríceps curto, existe algum exercício que me permita alongá-lo?". A resposta é não. Eu mesmo tenho bíceps curtos. Quando comecei a treinar no começo da minha adolescência, me disseram que se eu fizesse muitas roscas Scott durante alguns anos conseguiria alongar meus bíceps. Pois bem, fiz roscas Scott durante anos e nada. Ainda tenho bíceps curtos. Você pode testemunhar esse efeito nos tríceps, panturrilhas, quadríceps e até mesmo nos posteriores da coxa. Músculos curtos podem ficar mais volumosos, mas você não conseguirá que fiquem mais longos. O comprimento do músculo é definido no nascimento, e nenhum treinamento irá mudar essa condição.

De todas as partes do corpo, as mais visíveis são os braços e as pernas; geralmente o restante fica coberto com as roupas. Eu diria que os braços são aquela parte do corpo que todos querem ter tonificada. As mulheres desejam ter a parte de trás dos braços durinha, já os homens geralmente querem braços mais volumosos. O tipo de aparência que os braços devem ter é um fenômeno cultural, e é também uma preferência muito elástica e mutável. Por essa razão, você verá mais exercícios de hipertrofia na seção para os *homens*. Já na seção para as *mulheres*, incluí maior volume de exercícios de tonificação. Tal como acontece com os demais exercícios, todas as práticas descritas neste capítulo são intercambiáveis. Isso significa que, se você for um atleta do gênero masculino e não quiser aumentar a massa muscular em virtude de alguma restrição de peso em seu esporte, ou se o esporte praticado exige que seus braços tenham mais resistência muscular em detrimento do volume (p. ex., boxe, luta livre), tente então as rotinas mais metabólicas apresentadas na seção para as *mulheres*. Da mesma forma, se você é uma mulher com estrutura corporal pequena e quer colocar um pouco de musculatura em seus braços, tente os exercícios para hipertrofia intensa na seção para os *homens*. Lembre-se: embora homens e mulheres possam ter objetivos diferentes, os músculos não têm gênero: eles são apenas músculos e respondem à frequência, ao volume e à intensidade do treinamento.

Aqui também se aplicam as recomendações habituais para a prática desses exercícios. Mais do que tudo, treine sem dor. Sinta-se à vontade para mesclar e combinar exercícios de diferentes treinamentos; com isso, você adaptará o treino a seus gostos, necessidades e ambiente específicos. Por exemplo, se você é como eu e seu tríceps é maior do que o bíceps, reduza – ou até mesmo elimine – o trabalho para o tríceps em qualquer exercício considerado. Também faça uma experiência alterando a ordem dos exercícios. Por exemplo, se eu propuser um exercício de três séries, cada um deles contendo um exercício para bíceps e tríceps, sinta-se à vontade para fazer todos os exercícios de bíceps juntos (mesmo na forma de uma série gigante) e, em seguida, faça todos os exercícios de tríceps separadamente como uma série gigante.

Finalmente, se você gosta de determinado treinamento, mas sente que o volume diário é demasiado (ou seja, a dor e a rigidez nos braços não desaparecem), distribua o trabalho ao longo de três dias, ou mesmo reduza o volume total para uma quantidade que, em sua opinião, lhe permitirá recuperar-se. Descobri que muitos clientes na faixa dos 40, 50 e 60 anos podem completar o volume de trabalho indicado se dividirem esse trabalho em três ou quatro treinos ao longo da semana. Isso significa até mesmo que o praticante fará exercícios em dias consecutivos. No final do dia, o essencial é não sentir dor. Assim, leve em consideração qualquer coisa que ajude você a realizar esse objetivo.

Nota: é importante considerar que, embora eu tenha fornecido progressões para iniciantes e para praticantes em nível avançado em cada programa, recomendo enfaticamente que todos os que estavam sedentários nas últimas 3-4 semanas concluam o programa de duas semanas descrito a seguir, antes de tentarem qualquer um dos outros exercícios listados neste capítulo.

Semana 1: faça cada exercício separadamente

Segunda, quarta, sexta-feira

Rosca reversa com barra W (1-2 séries × 10-15 repetições): fique em pé e segure uma barra W com as palmas das mãos voltadas para o corpo e afastadas na largura dos ombros. Mantenha os braços parados e movimente a barra W, fazendo flexão nos cotovelos. Quando os cotovelos estiverem em flexão total, abaixe lentamente a barra W, estendendo os cotovelos. Repita.

Extensão de tríceps com elástico ou polia (1-2 séries × 10-15 repetições): prenda um elástico (p. ex., o JC Traveler) em um ponto alto, como uma barra fixa, ou no alto de uma porta. Você também pode usar um cabo alto com uma barra pequena, ou então um fixador de corda. Fique em pé com os pés afastados na largura dos ombros. Agarre as alças ou a barra com uma pegada pronada (palmas das mãos para baixo) e flexione os cotovelos. Mantendo os cotovelos junto ao corpo, estenda-os até que os braços fiquem retos. Flexione os cotovelos para retornar à posição inicial. Repita.

Semana 2: faça cada exercício separadamente

Segunda, quarta, sexta-feira

Extensão de tríceps curvada com halteres (2-3 séries × 8-12 repetições): segure um haltere em cada mão, com as palmas voltadas para o tronco. Flexione os joelhos levemente e mobilize o tronco para a frente, inclinando-se nos quadris. Mantenha as costas retas e a cabeça erguida. Mantendo os braços paralelos ao chão e junto ao corpo, estenda os cotovelos até que os braços fiquem retos e horizontais em relação ao chão. Flexione os cotovelos, fazendo com que os halteres retornem à posição inicial. Repita.

Rosca bíceps com halteres (2-3 séries × 8-12 repetições): fique em pé e segure um haltere em cada mão com os braços estendidos; os cotovelos devem ficar junto ao corpo, com as palmas das mãos voltadas para a frente. Flexione os cotovelos, movimentando os halteres em direção aos ombros. Estenda os cotovelos, abaixando os halteres. Repita.

Homens – braços 1: braços funcionais

Este programa de quatro semanas é um treino funcional para os braços, consiste em dois circuitos de três exercícios para que seja obtida máxima eficiência de treinamento. Mas sinta-se à vontade para reorganizar os exercícios, como 1a e 2a, 1b e 2b, e 3a e 3b. Este é um treino perfeito para pessoas interessadas em obter um volume considerável de treinamento do *core*, mas também com foco nos braços. Se devidamente rearranjado, este treino poderá se constituir em um ótimo circuito para o treinamento no estilo militar, com enfoque em toda a parte superior do corpo; com essa prática, você vai ter muito trabalho de tórax e de costas. As semanas 1 e 2 serão suficientes para a maioria das pessoas, enquanto as semanas 3 e 4 devem ser tentadas apenas por praticantes já em nível mais avançado e que tenham uma base de treinamento considerável (2 ou mais anos de treinamento sério com pesos).

Equipamento

Barra fixa, pesos, sistema de suspensão, *superband*, barras paralelas, *medicine ball*.

Notas

Semanas 1 e 2: faça 2 vezes por semana.

Semanas 3 e 4: faça 1 vez por semana (apenas para praticantes em nível avançado).

Tabela 6.1 Homens – braços 1: braços funcionais

Exercício	Foto	Instruções	Semanas	Séries × reps
1a. Barra fixa (use elásticos para ajudar, ou pesos para carga extra)		Pendure-se com os dois braços estendidos em uma barra fixa, com as palmas das mãos voltadas para você (pegada supinada) e com as mãos afastadas aproximadamente na largura dos ombros. Mobilize o corpo para cima, até que a barra esteja ao nível da clavícula. Abaixe o corpo até a posição inicial. Repita.	Semana 1	2 × 10
			Semana 2	3 × 12
			Semana 3	4 × 10
			Semana 4	5 × 8

(continua)

Tabela 6.1 Homens – braços 1: braços funcionais *(continuação)*

Exercício	Foto	Instruções	Semanas	Séries × reps
1b. Puxada bíceps no TRX		Segure cada alça de um sistema de suspensão com as palmas das mãos voltadas para você (pegada supinada). Incline-se para trás com os braços e o corpo completamente estendidos. Flexione os cotovelos e avance as alças em direção aos ombros. Estenda os cotovelos para retornar à posição inicial. Repita.	Semana 1	2 × 10
			Semana 2	3 × 12
			Semana 3	4 × 10
			Semana 4	5 × 12
1c. Puxada bíceps com *superband* (pegada neutra)		Fique em pé sobre um elástico, com os pés afastados na largura dos quadris. Segure o elástico em uma posição de martelo neutra (palmas das mãos voltadas para dentro), com os braços estendidos. Flexione os cotovelos a 90° para as repetições especificadas. Em seguida, flexione os cotovelos desde os 90° até a flexão total para fazer as repetições especificadas. Por fim, execute roscas de bíceps completas para o número especificado de repetições.	Semana 1	2 × 10 + 10 + 10
			Semana 2	3 × 15 + 15 + 15
			Semana 3	4 × 20 + 20 + 20
			Semana 4	5 × 20 + 20 + 20
2a. Tríceps paralelo (use elásticos para ajudar, ou pesos para carga extra)		Equilibre-se nas barras paralelas com os braços e o corpo completamente estendidos. Flexione os cotovelos para abaixar o corpo até onde a amplitude de movimento permitir e incline-se para a frente, a fim de acomodar a amplitude de movimento, ou até que os cotovelos estejam flexionados em 90°. Estenda os cotovelos para fazer com que o corpo retorne à posição inicial. Repita.	Semana 1	2 × 10
			Semana 2	3 × 12
			Semana 3	4 × 10
			Semana 4	5 × 8
2b. Tríceps no TRX		Segure as alças de um sistema de suspensão, com os braços além da cabeça e voltados para baixo. Os braços e o corpo devem ficar completamente estendidos. Flexione os cotovelos até que as mãos fiquem atrás da cabeça e os cotovelos junto às orelhas. Estenda os cotovelos para fazer com que o corpo retorne à posição inicial estendida. Repita.	Semana 1	2 × 10
			Semana 2	3 × 12
			Semana 3	4 × 10
			Semana 4	5 × 8
2c. Flexão de braços com as mãos apoiadas na *medicine ball*		Assuma uma posição de flexão de braços (prancha) sobre uma *medicine ball*, com as duas mãos na bola. Os braços e o corpo devem ficar completamente estendidos. Flexione os cotovelos para abaixar o corpo até que fiquem completamente flexionados (a bola deve ficar próxima ao tórax, ou tocando-o). Estenda os cotovelos para fazer com que o corpo retorne à posição inicial. Repita.	Semana 1	2 × até a fadiga
			Semana 2	2 × até a fadiga
			Semana 3	4 × até a fadiga
			Semana 4	5 × até a fadiga

Capítulo 6 Braços

Homens – braços 2: metabraços com *superband*

Este programa de quatro semanas é um treino metabólico que emprega apenas elástico e que uso há mais de 20 anos. Você pode usar este programa ao viajar, como exercício rápido para trabalhar ou tonificar os braços, ou como uma última série para dar volume aos braços. Este treino também atende a atletas que dependem de resistência muscular em seus esportes, como os lutadores. Cada exercício pode ser feito individualmente, caso você tenha interesse em treinar apenas um aspecto de seus braços, ou você pode fazer uma supersérie 1a e 1b, conforme está indicado. As semanas 1 e 2 serão suficientes para a maioria das pessoas, enquanto as semanas 3 e 4 devem ser tentadas apenas por praticantes em nível mais avançado e que tenham considerável base de treinamento (2 ou mais anos de treinamento sério com pesos).

Equipamento

Superband (elástico de 1 polegada).

Notas

Semanas 1 e 2: faça 2 vezes por semana.
Semanas 3 e 4: faça 1 vez por semana (apenas para praticantes em nível avançado).

Tabela 6.2 Homens – braços 2: metabraços com *superband*

Exercício	Foto	Instruções	Semanas	Séries × reps
1a. Puxada bíceps em pé com *superband* (pegada neutra)		Fique em pé sobre um elástico, com os pés afastados na largura dos ombros. Segure as extremidades do elástico com uma pegada neutra (martelo). Os joelhos devem estar levemente flexionados, com as mãos descansando sobre as coxas. As costas devem ficar retas. Faça uma puxada rápida usando apenas os cotovelos; em seguida, abaixe as mãos até tocarem a parte superior das coxas. Repita. As puxadas rápidas devem ser executadas em um ritmo de cerca de 2 repetições por segundo.	Semana 1	2 × 30 em 15 segundos
			Semana 2	3 × 40 em 20 segundos
			Semana 3	4 × 50 em 25 segundos
			Semana 4	5 × 60 em 30 segundos
1b. Tríceps (rápido) com *superband*		Passe um elástico sobre uma barra alta e segure as extremidades com uma pegada neutra (martelo). Os joelhos devem estar levemente flexionados, as costas retas e os cotovelos flexionados. Estenda os cotovelos até que os braços fiquem completamente estendidos, com as mãos tocando as coxas. Em seguida, flexione os cotovelos para retornar à posição inicial. Repita.	Semana 1	2 × 30 em 15 segundos
			Semana 2	3 × 40 em 20 segundos
			Semana 3	4 × 50 em 25 segundos
			Semana 4	5 × 60 em 30 segundos

Homens – braços 3: treino explosivo com halteres para braços

Este programa de quatro semanas é um treino especializado para os braços com uso exclusivo de halteres. Está organizado em três circuitos de dois exercícios, para maior eficiência de treinamento. Mas sinta-se à vontade para reorganizar os exercícios; por exemplo, você poderia executar séries gigantes de 1a, 2a e 3a; 1b, 2b e 3b; e 1c, 2c e 3c. Este é um treino perfeito para aquelas pessoas que desejam treinamento especializado em casa, com uso exclusivo de halteres. Treinos semelhantes foram usados por competidores de fisiculturismo; assim, não pense que, somente por usar exclusivamente halteres, este treino não é de primeira linha. As semanas 1 e 2 serão suficientes para a maioria das pessoas. A semana 3 deve ser tentada apenas por praticantes em nível mais avançado, e a semana 4 fica restrita aos profissionais. A semana 4 oferece 30 séries semanais para os braços; por isso, fique atento, pois esse é um volume de nível profissional.

Equipamento

Banco, halteres.

Notas

Semanas 1 e 2: faça 2 vezes por semana.

Semanas 3 e 4: faça 1 vez por semana (apenas para praticantes em nível avançado).

Tabela 6.3　Homens – braços 3: treino explosivo com halteres para braços

Exercício	Foto	Instruções	Semanas	Séries × reps
1a. Tríceps testa com halteres no banco (pegada de martelo, esmaga crânio)		Posicione-se em decúbito dorsal no banco com os joelhos flexionados e os pés no chão. Segure um haltere em cada mão e mantenha os cotovelos para dentro. Estenda os cotovelos, levantando os halteres em direção ao teto. Abaixe os halteres, flexionando os cotovelos, até que eles estejam imediatamente acima da cabeça. Repita.	Semana 1	2 × 15
			Semana 2	3 × 12
			Semana 3	4 × 10
			Semana 4	5 × 8
1b. Rosca martelo em pé com halteres		Fique em pé e segure um haltere em cada mão, com os braços estendidos. Os cotovelos devem estar junto ao corpo. Flexione o braço esquerdo, movimentando o haltere em direção ao ombro. Abaixe o haltere esquerdo. Faça as repetições especificadas e, em seguida, troque de lado.	Semana 1	2 × 10 por braço
			Semana 2	3 × 12 por braço
			Semana 3	4 × 10 por braço
			Semana 4	5 × 8 por braço

(continua)

Capítulo 6 Braços

Tabela 6.3 Homens – braços 3: treino explosivo com halteres para braços *(continuação)*

Exercício	Foto	Instruções	Semanas	Séries × reps
2a. Tríceps francês simultâneo		Fique em pé e segure um haltere em cada mão. Estenda os braços sobre a cabeça. As palmas das mãos devem ficar voltadas uma para a outra, com os polegares ao redor das alças. Mantendo os cotovelos e a parte superior dos braços na vertical, flexione os cotovelos, abaixando os halteres atrás de você. Estenda os cotovelos, impulsionando os halteres de volta em direção ao teto. Repita.	Semana 1	2 × 15
			Semana 2	3 × 12
			Semana 3	4 × 10
			Semana 4	5 × 8
2b. Rosca concentrada unilateral na posição sentada com halteres		Sente-se em um banco plano com os joelhos flexionados e os pés no chão. Segure um haltere na mão direita e coloque a parte de trás do braço contra a parte interna da coxa. Com a palma da mão voltada para longe da coxa direita, flexione o cotovelo direito, girando o haltere. Lentamente, estenda o cotovelo direito, abaixando o haltere. Faça as repetições especificadas; em seguida, troque de braço.	Semana 1	2 × 10 por braço
			Semana 2	3 × 12 por braço
			Semana 3	4 × 10 por braço
			Semana 4	5 × 8 por braço
3a. Extensão de tríceps curvada com halteres		Segure um haltere em cada mão, com as palmas das mãos voltadas para o tronco. Flexione os joelhos levemente e flexione os quadris até que o tronco fique quase paralelo ao chão. Mantenha as costas retas e a cabeça erguida. Mantendo os braços paralelos ao chão e junto ao corpo, estenda os dois cotovelos até que os braços fiquem retos e horizontais em relação ao chão. Flexione os cotovelos, trazendo os halteres de volta à posição inicial. Repita.	Semana 1	2 × 15
			Semana 2	3 × 12
			Semana 3	4 × 10
			Semana 4	5 × 8
3b. Rosca alternada com halteres		Fique em pé segurando um haltere em cada mão; os braços devem ficar junto ao corpo e as palmas das mãos voltadas para longe do corpo. Flexione o cotovelo direito para girar o haltere. Quando o cotovelo direito estiver completamente flexionado, gire o haltere (mão pronada) e estenda o cotovelo direito para abaixar o haltere, enquanto inicia uma rosca com a mão esquerda. O braço direito deve estar completamente estendido; ao mesmo tempo, o braço esquerdo deve estar flexionado por completo. Gire o haltere esquerdo para dentro (mão pronada) enquanto gira o haltere direito para fora (mão supinada). Repita, alternando a rosca e o padrão de rotação.	Semana 1	2 × 10
			Semana 2	3 × 12
			Semana 3	4 × 10
			Semana 4	5 × 8

Homens – braços 4: braços na corda

Este programa de quatro semanas é um treino especializado para os braços com uso exclusivo de cabos e um fixador de corda. Você também pode modificar este exercício de modo a usar um conjunto de elásticos, como o JC Traveler ou o Predator Jr. Este exercício está organizado em três circuitos de dois exercícios que se utilizam de um formato agonista-antagonista para que seja obtido um intenso efeito de geração de volume. Mas sinta-se à vontade para reorganizar os exercícios em outra ordem, como séries separadas de 1a, 2a e 3a; 1b, 2b e 3b. Não importa se você estiver usando um cabo e um fixador de corda, ou apenas um conjunto de elásticos, este exercício proporcionará enorme quantidade de volume. Ele vem sendo usado por competidores com o objetivo de entrar em forma para disputar campeonatos. Sinta-se igualmente à vontade para combinar exercícios deste treino com os do treino 5. A combinação do equipamento usado em ambos os treinos oferece possibilidades ilimitadas para um excelente programa para os braços. As semanas 1 e 2 serão suficientes para a maioria das pessoas. A semana 3 deve ser tentada apenas por praticantes em nível mais avançado, e a semana 4 fica reservada exclusivamente para os profissionais.

Equipamento

Máquina com polias duplas ou elásticos, fixador de corda, fixador de alça (opcional), halteres.

Notas

Semanas 1 e 2: faça 2 vezes por semana.
Semanas 3 e 4: faça 1 vez por semana (apenas para praticantes em nível avançado).

Tabela 6.4   Homens – braços 4: braços na corda

Exercício	Foto	Instruções	Semanas	Séries × reps
1a. Tríceps corda na polia		Prenda um fixador de corda a uma polia alta. Fique em pé com os pés afastados na largura dos ombros. Segure a corda com uma pegada neutra (palmas das mãos voltadas para dentro) e flexione os cotovelos. Mantendo os cotovelos junto ao corpo, estenda-os até que os braços fiquem estendidos. Flexione os cotovelos e retorne à posição inicial. Repita.	Semana 1	2 × 15
			Semana 2	3 × 12
			Semana 3	4 × 10
			Semana 4	5 × 8
1b. Bíceps corda com pegada neutra		Prenda um fixador de corda a uma polia baixa. Segure a corda com as duas mãos com uma pegada neutra (palmas das mãos voltadas para dentro). Mantendo os cotovelos encolhidos e os braços estabilizados, flexione os cotovelos para enroscar a corda ao máximo possível. Quando os cotovelos estiverem totalmente flexionados, abaixe a corda devagar. Repita.	Semana 1	2 × 10
			Semana 2	3 × 12
			Semana 3	4 × 10
			Semana 4	5 × 8

(continua)

Capítulo 6 Braços

Tabela 6.4 Homens – braços 4: braços na corda *(continuação)*

Exercício	Foto	Instruções	Semanas	Séries × reps
2a. Tríceps coice inclinado unilateral		Prenda um fixador de corda a uma polia baixa. Segure ambas as extremidades com a mão direita, usando uma pegada neutra (palmas das mãos voltadas para dentro). De frente para o ponto de fixação, encurve-se enquanto mantém o cotovelo direito encolhido, os braços estabilizados e paralelos ao chão e o cotovelo direito completamente flexionado. Estenda o cotovelo direito até que o braço direito esteja totalmente estendido e paralelo ao chão. Quando o cotovelo direito estiver completamente flexionado, abaixe devagar a corda até a posição inicial. Complete as repetições com o braço direito e, em seguida, repita com o lado esquerdo.	Semana 1	2 × 15 por braço
			Semana 2	3 × 12 por braço
			Semana 3	4 × 10 por braço
			Semana 4	5 × 8 por braço
2b. Rosca polia unilateral		Prenda uma alça a uma polia baixa. De costas para a máquina, segure a alça atrás das costas com uma das mãos, com a palma da mão voltada para a frente. Mantendo o braço angulado para trás em direção ao cabo, flexione o cotovelo e tracione a alça em direção aos ombros. Estenda o cotovelo, abaixando lentamente a alça. Faça as repetições especificadas e, em seguida, troque de lado.	Semana 1	2 × 10 por braço
			Semana 2	3 × 12 por braço
			Semana 3	4 × 10 por braço
			Semana 4	5 × 8 por braço
3a. Tríceps corda francês na polia em posição de avanço		Prenda um fixador de corda a uma polia ao nível dos olhos. Segure a corda com uma pegada neutra, fique de costas para a polia e em posição de avanço. Comece com os cotovelos completamente flexionados e apontando diretamente para a frente. Mantendo os braços estabilizados, estenda os cotovelos até que ambos os braços fiquem completamente estendidos. Lentamente flexione os cotovelos para permitir que a corda retorne à posição inicial. Faça o número especificado de repetições. Troque a posição dos pés e repita.	Semana 1	2 × 10
			Semana 2	3 × 12
			Semana 3	4 × 10
			Semana 4	5 × 8
3b. Rosca cabo polia alta		Fique em pé entre 2 polias altas. Segure uma alça em cada mão. Certifique-se de que os braços estejam estendidos e paralelos ao chão, com as palmas das mãos voltadas para o teto. Gire o cabo em direção às orelhas enquanto flexiona os cotovelos, mantendo os braços estabilizados. Lentamente, estenda os cotovelos, abaixando o cabo. Repita.	Semana 1	2 × 10
			Semana 2	3 × 12
			Semana 3	4 × 10
			Semana 4	5 × 8

Parte II Transformação do corpo

Homens – braços 5: braços bombados *"big papa"*

Este programa de quatro semanas é uma rotina para braços de profissionais de fisiculturismo. Rotinas semelhantes têm sido usadas pelos principais fisiculturistas que competem no Olympia. O programa está organizado em dois grupos de três exercícios. No entanto, se você quiser trabalhar rápido e aumentar o volume de seus braços ao máximo, reorganize a ordem e realize um exercício de bíceps imediatamente seguido por um exercício de tríceps. Por exemplo, execute superséries de 1a e 2a; 1b e 2b; 1c e 3c. Também considere a combinação de exercícios descritos neste treino e do programa 4; a combinação de cabos, cordas, halteres e barras proporciona o ambiente de treinamento ideal para deixar os braços bombados. As semanas 1 e 2 serão suficientes para a maioria das pessoas. A semana 3 deve ser tentada apenas por praticantes em nível mais avançado, e a semana 4 fica destinada exclusivamente para os profissionais.

Equipamento

Barra W, anilhas de peso, halteres, banco inclinado, barras paralelas, banco, máquina com polias ou elásticos, fixação de alça.

Notas

Semanas 1 e 2: execute 2 vezes por semana.

Semanas 3 e 4: execute 1 vez por semana (apenas para praticantes em nível avançado).

Tabela 6.5 Homens – braços 5: braços bombados *"big papa"*

Exercício	Foto	Instruções	Semanas	Séries × reps
1a. Rosca reversa com barra W		Fique em pé e segure uma barra W com as palmas das mãos voltadas para o corpo e afastadas na largura dos ombros. Mantendo os braços imóveis, movimente a barra W com uma flexão dos cotovelos. Quando a barra W estiver no ponto de flexão total, abaixe-a lentamente, estendendo os cotovelos. Repita.	Semana 1	2 × 15
			Semana 2	3 × 12
			Semana 3	4 × 10
			Semana 4	5 × 8
1b. Rosca martelo concentrada alternada		Fique em pé segurando um haltere em cada mão, com as palmas das mãos voltadas para o corpo. Mantendo as palmas das mãos voltadas para dentro, movimente o haltere direito em direção ao lado esquerdo do tórax, junto ao tronco. Assim que o haltere contatar o lado esquerdo do tórax, abaixe lentamente o haltere, estendendo o cotovelo. Repita, trazendo o haltere esquerdo para o lado direito do tórax.	Semana 1	2 × 5 por braço
			Semana 2	3 × 12 por braço
			Semana 3	4 × 10 por braço
			Semana 4	5 × 8 por braço

(continua)

Capítulo 6 Braços

Tabela 6.5 Homens – braços 5: braços bombados *"big papa" (continuação)*

Exercício	Foto	Instruções	Semanas	Séries × reps
1c. Rosca simultânea 45° no banco inclinado		Sente-se em um banco inclinado, com os pés no chão. Segure um haltere em cada mão. Deixe os braços pendentes ao lado do corpo com as palmas das mãos voltadas para a frente. Mantendo os braços imóveis, mobilize os dois halteres flexionando os cotovelos. Lentamente, abaixe os halteres; para tanto, estenda os cotovelos até a posição inicial. Repita.	Semana 1	2 × 5
			Semana 2	3 × 12
			Semana 3	4 × 10
			Semana 4	5 × 8
2a. Tríceps paralelo (vertical em barras paralelas ou banco)		Fique em pé entre barras paralelas e posicione uma mão em cada barra. Comece com os braços estendidos e o corpo ereto. Abaixe o corpo flexionando os cotovelos, até que cheguem aos 90°. Retorne à posição estendida. Repita.	Semana 1	2 × 10-12
			Semana 2	3 × 8-10
			Semana 3	4 × 6-8
			Semana 4	5 × 8
2b. Tríceps testa unilateral cruzado no banco		Posicione-se em decúbito dorsal sobre um banco e segure um haltere na mão esquerda, com o braço estendido. Mantendo o braço esquerdo estabilizado e o cotovelo apontado para o teto, flexione o cotovelo esquerdo e mobilize o haltere, cruzando o corpo até o lado direito da cabeça. Estenda o braço esquerdo até assumir a posição inicial. Faça as repetições especificadas com o braço esquerdo e repita com o lado direito.	Semana 1	2 × 15 por braço
			Semana 2	3 × 12 por braço
			Semana 3	4 × 10 por braço
			Semana 4	5 × 8 por braço
2c. Tríceps unilateral corda curvado		Prenda uma alça a uma polia baixa. Fique em pé com a polia ao seu lado esquerdo. Segure a alça com a mão direita; a palma da mão deve ficar voltada para a polia. Flexione levemente os joelhos. Incline a cintura a fim de mobilizar o tronco para a frente. Certifique-se de que as costas estejam retas e paralelas ao chão. Mantendo o braço direito estabilizado, estenda completamente o cotovelo direito até que o braço direito fique paralelo ao chão, com a palma da mão voltada para o chão. Lentamente, traga o cotovelo direito até uma posição de completa flexão. Faça as repetições especificadas com o braço direito; em seguida, troque de lado.	Semana 1	2 × 5 por braço
			Semana 2	3 × 12 por braço
			Semana 3	4 × 10 por braço
			Semana 4	5 × 8 por braço

Mulheres – braços 1: tonificação funcional

Este programa de quatro semanas é um treino funcional especializado para os braços, mas com um formato de musculação. O programa está organizado em três supercircuitos de dois exercícios, cujo objetivo é trabalhar bíceps e tríceps em forma de supersérie. Este formato para ganho de volume promoverá um excelente fluxo sanguíneo para todo o braço, além de oferecer os benefícios do treinamento funcional. Sinta-se à vontade para combinar este exercício funcional com os exercícios mais tradicionais, que serão descritos mais adiante, ainda neste capítulo. As semanas 1 e 2 serão suficientes para a maioria das pessoas. As semanas 3 e 4 devem ser tentadas apenas por praticantes em nível mais avançado (com 2 ou mais anos de treinamento sério com pesos).

Equipamento

Sistema de suspensão, barra, banco, máquina com polias, fixador de alça, elásticos (p. ex., JC Traveler ou Predator Jr.), *medicine ball*.

Notas

Semanas 1 e 2: faça 2 vezes por semana.
Semanas 3 e 4: faça 1 vez por semana.

Tabela 6.6 Mulheres – braços 1: tonificação funcional

Exercício	Foto	Instruções	Semanas	Séries × reps
1a. Rosca inclinada no TRX (use equipamento de suspensão ou barra)		Posicione a barra ou alças de suspensão entre o tórax e o umbigo. Segure a barra ou as alças com os braços estendidos; as mãos devem estar afastadas na largura dos ombros, e as palmas das mãos devem ficar voltadas para cima. Incline-se para trás, de modo que o corpo fique reto e um pouco angulado. Flexione os cotovelos e vá trazendo o corpo para cima até que os cotovelos fiquem completamente flexionados. Retorne à posição inicial. Repita.	Semana 1	2 × 15
			Semana 2	3 × 12
			Semana 3	4 × 10
			Semana 4	5 × 8-12
1b. Tríceps no banco		Sente-se na borda de um banco e posicione as mãos no banco, ao lado do corpo. Caminhe para a frente, afastando-se do banco, até que os quadris estejam fora do banco. Flexione os cotovelos para abaixar o corpo (mergulho). Estenda os cotovelos para retornar à posição inicial. Repita.	Semana 1	2 × 10
			Semana 2	3 × 12
			Semana 3	4 × 10
			Semana 4	5 × 8-12

(continua)

Capítulo 6 Braços

Tabela 6.6 Mulheres – braços 1: tonificação funcional *(continuação)*

Exercício	Foto	Instruções	Semanas	Séries × reps
2a. Rosca unilateral na polia alta		Posicione um elástico ou polia aproximadamente à altura do ombro. Segure a alça com a mão direita. Vire de lado, de modo que o elástico fique ao seu lado direito. Estenda o braço direito de modo a apontar para o ponto de fixação, mantendo a palma da mão direita voltada para cima. Faça uma rosca com o braço direito. Retorne à posição inicial e faça o número especificado de repetições. Vire-se, troque para o braço esquerdo e repita o movimento de rosca.	Semana 1	2 × 15 por braço
			Semana 2	3 × 20 por braço
			Semana 3	4 × 15 por braço
			Semana 4	5 × 15 por braço
2b. Flexão de braço alternada com *medicine ball*		Assuma uma posição de prancha com uma *medicine ball* dura sob a mão direita. Execute a flexão e, em seguida, posicione a mão esquerda sobre a bola, depois de colocar a mão direita no chão, à direita. Faça uma flexão de braço. Repita.	Semana 1	2 × 4 por lado
			Semana 2	3 × 6 por lado
			Semana 3	4 × 8 por lado
			Semana 4	5 × 8-10 por lado
3a. Rosca martelo com elástico		Prenda um elástico de resistência a uma posição baixa ou pise na correia de *nylon* de modo a prendê-la sob o pé direito. Fique em pé; os pés devem estar em uma posição de avanço, afastados na largura dos ombros. Segure uma ponta do elástico em cada mão, com as palmas das mãos voltadas uma para a outra (pegada martelo). Sem mover os braços, flexione os cotovelos e enrosque o elástico em direção aos ombros. Estenda os braços para retornar à posição inicial. Repita.	Semana 1	2 × 15
			Semana 2	3 × 15
			Semana 3	4 × 20
			Semana 4	3 × 20 + 2 até a fadiga
3b. Extensão de tríceps curvada com elástico		Prenda um elástico de resistência a um objeto estável, aproximadamente ao nível do tórax. Segure as alças e fique em pé, com os pés afastados na largura dos ombros, enquanto flexiona os quadris para assumir uma posição encurvada. Mantenha o tronco encurvado e as costas retas, com os cotovelos flexionados o máximo possível. Estenda os cotovelos para que fiquem alinhados com o tronco e paralelos ao chão. Flexione os cotovelos para retornar à posição inicial. Repita.	Semana 1	2 × 10
			Semana 2	3 × 15
			Semana 3	4 × 20
			Semana 4	3 × 20 + 2 até a fadiga

Mulheres – braços 2: metaescultura dos braços

Este programa de quatro semanas é semelhante ao treino metabólico apenas com uso de elástico para *homens*, e você pode seguir as mesmas recomendações descritas naquele programa. Este exercício isola os braços um pouco mais do que o exercício para os *homens*, em virtude da dificuldade e do apoio oferecido pela bola suíça (i. e., usando-a como um banco para rosca Scott, e também como estabilizadora do corpo). Também é possível fazer uma supersérie com os exercícios para bíceps e tríceps; para tanto, basta simplesmente mudar a posição do corpo na bola suíça. As semanas 1 e 2 serão suficientes para a maioria das pessoas. As semanas 3 e 4 devem ser tentadas apenas por praticantes em nível mais avançado, que tenham uma base de treinamento considerável (2 ou mais anos de treinamento sério com pesos).

Equipamento

Bola suíça, elástico *superband* ou JC Traveler, ou elástico esportivo.

Notas

Semanas 1 e 2: fazer 2 vezes por semana.
Semanas 3 e 4: fazer 1 vez por semana (apenas para praticantes em nível avançado).

Tabela 6.7 Mulheres – braços 2: metaescultura dos braços

Exercício	Foto	Instruções	Semanas	Séries × reps
1a. Rosca Scott rápida com elástico na bola suíça		Prenda um elástico em uma posição baixa, a cerca de 30 cm do chão. De frente para o elástico e a uma distância que forneça a quantidade certa de resistência, ajoelhe-se no chão e coloque uma bola suíça entre você e o elástico. Usando a bola como um banco de rosca Scott, posicione os braços sobre a bola suíça e segure os elásticos com os braços estendidos e as palmas das mãos voltadas para cima. Faça roscas de braço simultâneas.	Semana 1	2 × 30 em 15 segundos
			Semana 2	3 × 40 em 20 segundos
			Semana 3	4 × 50 em 25 segundos
			Semana 4	5 × 50 em 30 segundos
1b. Extensão de tríceps rápida em decúbito ventral apoiada na bola suíça com elástico ou polia		Prenda um elástico em uma posição baixa, a cerca de 30 cm do chão. De frente para o elástico e a uma distância que forneça a quantidade certa de resistência, coloque uma bola suíça sob o *core*, para que o corpo fique paralelo ao chão. Você pode se equilibrar nos pés ou usar os joelhos para aumentar a estabilidade. Posicione os braços estendidos ao lado do corpo com as palmas das mãos voltadas para o teto. Flexione os cotovelos e estenda-os para executar uma extensão de tríceps, enquanto apoia o tronco na bola suíça. Repita.	Semana 1	2 × 30 em 15 segundos
			Semana 2	3 × 40 em 20 segundos
			Semana 3	4 × 50 em 25 segundos
			Semana 4	5 × 60 em 30 segundos

Mulheres – braços 3: modelagem dos braços com halteres

Este programa de quatro semanas é um treinamento que usa apenas halteres. Por esse motivo, é perfeito para treinar em casa ou na academia. O programa está organizado em um formato agonista-antagonista, consiste em três circuitos de dois exercícios para ganho de eficiência de treinamento e aquisição máxima de volume nos braços. Se você quiser passar mais tempo em treinamento de braços, descanse mais entre as séries e use cargas maiores. Considere uma reorganização da ordem dos exercícios, de modo que todo o treino de bíceps seja feito em sucessão, seguido por todos os treinos de tríceps igualmente em sucessão. Por exemplo, você pode executar a rotina nesta ordem: 1a, 2a e 3a; 1b, 2b e 3b; 1c, 2c e 3c. Também é possível adicionar a parte que trabalha o bíceps a um dia de trabalho para as costas e a parte voltada para o tríceps a um dia de trabalho para o tórax; com isso, haverá economia de tempo e o treino ganhará em eficiência. Não se iluda com esse formato com halteres; trata-se de um treinamento sério, que proporciona 30 séries para os braços em uma semana. Esse é um volume puxado e não é para iniciantes. As semanas 1 e 2 serão suficientes para a maioria das pessoas. A semana 3 deve ser tentada apenas por praticantes em nível mais avançado, e a semana 4 está planejada exclusivamente para profissionais.

Equipamento

Banco ajustável, halteres.

Notas

Semanas 1 e 2: faça 2 vezes por semana.
Semanas 3 e 4: faça 1 vez por semana (apenas para praticantes em nível avançado).

Tabela 6.8   Mulheres – braços 3: modelagem dos braços com halteres

Exercício	Foto	Instruções	Semanas	Séries × reps
1a. Tríceps testa simultâneo com halteres no banco		Posicione-se em decúbito dorsal sobre um banco plano, com os joelhos flexionados e os pés no chão. Segure halteres nas duas mãos, com os braços completamente estendidos e apontando para o teto. Flexione os cotovelos e abaixe os halteres atrás da cabeça. Estenda os cotovelos para retornar à posição inicial. Repita.	Semana 1	2 × 15
			Semana 2	3 × 15
			Semana 3	4 × 12
			Semana 4	5 × 12
1b. Rosca simultânea com halteres		Fique em pé com uma postura ereta e com os pés juntos. Posicione os halteres ao lado do corpo, com as palmas das mãos voltadas para a frente. Flexione os cotovelos para movimentar os halteres para cima até que os cotovelos fiquem completamente flexionados. Lentamente, estenda os cotovelos para retornar à posição inicial. Repita.	Semana 1	2 × 15
			Semana 2	3 × 20
			Semana 3	4 × 15
			Semana 4	5 × 12

(continua)

Parte II Transformação do corpo

Tabela 6.8 Mulheres – braços 3: modelagem dos braços com halteres *(continuação)*

Exercício	Foto	Instruções	Semanas	Séries × reps
2a. Extensão de tríceps unilateral acima da cabeça com halteres		Fique em pé com postura ereta e com os pés juntos. Segure um haltere na mão direita. Estenda completamente o braço direito e aponte-o para o teto. Flexione o cotovelo direito para abaixar o haltere atrás da cabeça, até que o cotovelo direito esteja flexionado por completo. Lentamente, estenda o cotovelo para que retorne à posição inicial. Faça as repetições especificadas com o braço direito e, em seguida, faça com o braço esquerdo.	Semana 1	2 × 15 por braço
			Semana 2	3 × 15 por braço
			Semana 3	4 × 12 por braço
			Semana 4	5 × 12 por braço
2b. Rosca martelo cruzada e alternada em pé com halteres		Fique em pé com postura ereta e segure um haltere em cada mão, com as palmas voltadas para o corpo. Flexione o cotovelo direito para girar o haltere em direção ao lado esquerdo do tórax, até que o cotovelo direito esteja completamente flexionado. Ao estender o cotovelo direito e abaixar o haltere, flexione o cotovelo esquerdo para que o haltere gire na direção do lado direito do tórax. Repita.	Semana 1	2 × 15 por braço
			Semana 2	3 × 12 por braço
			Semana 3	4 × 10 por braço
			Semana 4	5 × 10 por braço
3a. Tríceps coice unilateral com haltere		Segure um haltere na mão direita, com a palma da mão voltada para o tronco. Flexione os joelhos levemente e movimente o tronco para a frente, dobrando-o na cintura. Mantenha as costas retas e a cabeça erguida. Você pode usar o braço esquerdo para estabilizar o corpo; para tanto, coloque a mão na coxa ou no banco. Mantendo o braço direito paralelo ao chão e junto ao corpo, flexione o cotovelo direito para que o antebraço fique perpendicular ao chão. Estenda o cotovelo direito até que o braço direito fique reto e horizontal em relação ao chão. Flexione o cotovelo direito para retornar à posição inicial. Faça as repetições especificadas para o braço direito e, em seguida, faça com o braço esquerdo.	Semana 1	2 × 15 por braço
			Semana 2	3 × 15 por braço
			Semana 3	4 × 12 por braço
			Semana 4	5 × 12 por braço
3b. Rosca alternada no banco inclinado com halteres		Sente-se em um banco inclinado com os pés apoiados no chão. Segure um haltere em cada mão com os braços pendendo para baixo e as palmas das mãos voltadas para a frente. Mantendo o braço imóvel, flexione o cotovelo direito e gire o haltere até que o cotovelo fique completamente flexionado. Ao estender o cotovelo para trazer o haltere direito de volta à posição inicial, flexione o cotovelo esquerdo para girar o haltere esquerdo. Repita.	Semana 1	2 × 12 por braço
			Semana 2	3 × 15 por braço
			Semana 3	4 × 12 por braço
			Semana 4	5 × 10 por braço

Capítulo 6 Braços

Mulheres – braços 4: braços firmes com cabos ou polias

Este programa de quatro semanas é um exercício para os braços com o uso de cabos e elásticos. Você pode usar várias alças e acessórios, como cordas, barras V, barras retas e barras W para, com isso, proporcionar aos músculos um ângulo diferente de trabalho durante os exercícios de cabo. Sinta-se à vontade para experimentar com os exercícios com cabos. O programa está organizado em três circuitos de dois exercícios, para maior eficiência de treinamento. É possível também que você rearranje essa rotina, executando séries gigantes para cada parte do corpo, como 1a, 2a e 3a; 1b, 2b e 3b; 1c, 2c e 3c. Essa abordagem de séries gigantes é uma tarefa avançada, sendo adequada apenas para aqueles praticantes que treinam em um nível muito alto. Os exercícios deste programa podem ser mesclados com o programa anterior, que usa apenas halteres, para a criação de rotinas de treinamento muito eficientes e abrangentes para os braços. As semanas 1 e 2 serão suficientes para a maioria das pessoas. A semana 3 deve ser tentada apenas por praticantes em nível mais avançado (2 ou mais anos de treinamento sério com pesos), e a semana 4 fica limitada exclusivamente para profissionais.

Equipamento

Máquina com polias ou elásticos, fixador de corda, fixador de alça, banco, bola suíça.

Notas

Semanas 1 e 2: faça 2 vezes por semana.
Semanas 3 e 4: faça 1 vez por semana (apenas para praticantes em nível avançado).

Tabela 6.9 Mulheres – braços 4: braços firmes com cabos ou polias

Exercício	Foto	Instruções	Semanas	Séries × reps
1a. Tríceps testa corda no banco (pegada martelo)		Prenda uma corda a uma polia baixa, a cerca de 60 cm do chão. Posicione-se em decúbito dorsal sobre um banco plano, de costas para a polia, com os joelhos flexionados e os pés no chão. Segure as pontas do fixador de corda com as duas mãos; os braços devem estar completamente estendidos e apontando para o teto. Flexione os cotovelos para abaixar as pontas da corda atrás da cabeça. Estenda os cotovelos para retornar à posição inicial. Repita.	Semana 1	2 × 15
			Semana 2	3 × 20
			Semana 3	4 × 15
			Semana 4	5 × 12
1b. Rosca Scott corda na bola suíça		Coloque uma bola suíça entre você e uma polia baixa, com um fixador de corda no final da polia. Segurando as pontas da corda com uma pegada neutra, ajoelhe-se e posicione o tórax sobre a bola, apoiando os braços sobre ela. Flexione os cotovelos e enrosque a corda até que os cotovelos fiquem completamente flexionados. Estenda os cotovelos para retornar à posição inicial. Repita.	Semana 1	2 × 15
			Semana 2	3 × 20
			Semana 3	4 × 12
			Semana 4	5 × 12

(continua)

Parte II Transformação do corpo

Tabela 6.9 Mulheres – braços 4: braços firmes com cabos ou polias *(continuação)*

Exercício	Foto	Instruções	Semanas	Séries × reps
2a. Extensão de tríceps unilateral acima da cabeça com cabo		Segure com a mão direita uma alça presa a uma polia baixa. Fique de costas para a polia e estenda o braço direito, de modo que ele fique apontando para o teto, com a palma da mão voltada para longe da polia. Flexione o cotovelo direito para abaixar a alça até que o braço fique completamente flexionado. Estenda o braço direito para retornar à posição inicial. Faça as repetições especificadas com o braço direito e, em seguida, troque para o braço esquerdo.	Semana 1	2 × 10 por braço
			Semana 2	3 × 12 por braço
			Semana 3	4 × 10 por braço
			Semana 4	5 × 12 por braço
2b. Rosca alta unilateral com cabo		Fique de frente para uma polia com um fixador de alça instalado ao nível dos olhos. Segure a alça na mão esquerda com o braço completamente estendido e paralelo ao chão. A palma da mão deve estar voltada para cima. Flexione o cotovelo esquerdo para trazer a alça em direção à cabeça até que o cotovelo esquerdo fique completamente flexionado. Estenda o cotovelo esquerdo para retornar à posição inicial. Faça as repetições especificadas com o braço esquerdo e, em seguida, troque para o braço direito.	Semana 1	2 × 15 por braço
			Semana 2	3 × 15 por braço
			Semana 3	4 × 12 por braço
			Semana 4	5 × 12 por braço
3a. Extensão de tríceps supinada e unilateral com cabo		Fique de frente para uma polia alta com fixador de alça. Segure a alça com a mão direita e com o braço completamente estendido e perpendicular ao chão. A palma da mão deve estar voltada para a polia. Flexione o cotovelo até que ele fique completamente flexionado. Estenda o cotovelo para retornar à posição inicial. Faça as repetições especificadas com o braço direito e, em seguida, troque para o braço esquerdo.	Semana 1	2 × 10 por braço
			Semana 2	3 × 12 por braço
			Semana 3	4 × 10 por braço
			Semana 4	5 × 12 por braço
3b. Rosca polia unilateral		Fique de costas para uma polia com cabo baixo. Segure a alça com a mão direita. A palma da mão deve estar voltada para a frente. Mantenha o braço esticado e imóvel atrás do corpo enquanto flexiona o cotovelo para enroscar a alça na direção do ombro. Lentamente, estenda o braço para retornar à posição inicial. Faça as repetições especificadas com o braço direito e, em seguida, troque para o braço esquerdo.	Semana 1	2 × 10 por braço
			Semana 2	3 × 12 por braço
			Semana 3	4 × 10 por braço
			Semana 4	5 × 12 por braço

Capítulo 6 Braços

Mulheres – braços 5: braços para uma estética profissional

Este programa de quatro semanas é uma das nossas rotinas para braços utilizada por competidores profissionais de condicionamento físico. O programa está organizado em três circuitos de dois exercícios, para maior eficiência de treinamento. Acredite ou não, esta é uma rotina muito parecida com algumas que aprendi na década de 1970 com meus amigos fisiculturistas profissionais, como o Mr. América, Jorge Navarrete, e o Mr. Sudoeste dos Estados Unidos, George Prince. Desde então, muitos dos nossos competidores profissionais de condicionamento físico, tanto mulheres como homens, vêm usando este programa. Como alguns dos outros exercícios já descritos, o programa está organizado em um formato agonista-antagonista, com o objetivo de aumentar rapidamente o volume dos braços. Mas você também pode reorganizar este exercício para fazer com que seu bíceps ou tríceps aumente de forma independente, por exemplo, com a execução de séries gigantes de 1a, 2a e 3a; 1b, 2b e 3b; 1c, 2c e 3c. As semanas 1 e 2 serão suficientes para a maioria das pessoas. A semana 3 deve ser tentada apenas por praticantes em nível mais avançado (2 ou mais anos de treinamento sério com pesos), e a semana 4 está destinada exclusivamente para profissionais.

Equipamento

Barra W, halteres, máquina com polias ou elásticos, fixador de alça, fixador de corda, banco de peso ajustável, barra.

Notas

Semanas 1 e 2: faça 2 vezes por semana.
Semanas 3 e 4: faça 1 vez por semana (apenas para praticantes em nível avançado).

Tabela 6.10 Mulheres – braços 5: braços para uma estética profissional

Exercício	Foto	Instruções	Semanas	Séries × reps
1a. Rosca na barra W		Segure uma barra W de flexão com as mãos afastadas na largura dos ombros, com as palmas das mãos voltadas para longe do corpo (pegada supinada). Mantendo os cotovelos encolhidos e os braços estáveis, flexione os cotovelos para girar a barra até que eles fiquem completamente flexionados. Estenda os cotovelos para retornar à posição inicial. Repita.	Semana 1	2 × 15
			Semana 2	3 × 20
			Semana 3	4 × 15
			Semana 4	5 × 12
1b. Rosca alternada com halteres		Fique em pé com a postura ereta e segure um haltere em cada mão. Mantenha os braços junto ao corpo, com as palmas das mãos voltadas para o corpo. Gire o haltere esquerdo enquanto movimenta a palma da mão de modo que fique voltada para o teto (supinada) quando o haltere chegar ao nível do ombro. Ao abaixar o haltere, gire a palma da mão de forma que ela fique voltada para o chão (pronada), enquanto o braço é estendido. Repita com o outro braço.	Semana 1	2 × 10 por braço
			Semana 2	3 × 12 por braço
			Semana 3	4 × 10 por braço
			Semana 4	5 × 12 por braço

(continua)

Tabela 6.10 Mulheres – braços 5: braços para uma estética profissional *(continuação)*

Exercício	Foto	Instruções	Semanas	Séries × reps
1c. Rosca lateral, curvada e unilateral com cabo		Prenda uma alça a uma polia baixa. Fique em pé com a polia à sua direita e a alça na mão direita; use uma pegada pronada (palmas das mãos viradas para baixo). Flexione os joelhos levemente e dobre a cintura para trazer o tronco para a frente e paralelamente ao chão. Mantendo o braço direito estável, flexione o cotovelo e tracione a alça em direção ao tórax. Lentamente, estenda por completo o cotovelo. Faça as repetições especificadas no braço direito e, em seguida, troque para o braço esquerdo.	Semana 1	2 × 15 por braço
			Semana 2	3 × 12 por braço
			Semana 3	4 × 10 por braço
			Semana 4	5 × 12 por braço
2a. Tríceps testa na barra W		Usando uma pegada pronada (palmas voltadas para baixo), pegue a barra W nas alças internas e posicione-se em decúbito dorsal sobre um banco plano. Estenda os braços à sua frente, para que fiquem perpendiculares ao chão. Mantendo os braços estáveis, flexione os cotovelos para abaixar o peso em direção à testa. Use o tríceps para retornar o peso à posição inicial. Faça as repetições especificadas.	Semana 1	2 × 10
			Semana 2	3 × 12
			Semana 3	4 × 10
			Semana 4	5 × 12
2b. Tríceps corda no banco inclinado		Posicione-se em decúbito dorsal sobre um banco inclinado, de costas para uma polia com um fixador de corda alto. Segure a corda e mantenha os cotovelos encolhidos ao lado do corpo. Mantendo os braços estáveis, puxe a corda para a frente até que os braços fiquem completamente estendidos. Lentamente, retorne à posição inicial. Faça as repetições especificadas.	Semana 1	2 × 10
			Semana 2	3 × 12
			Semana 3	4 × 10
			Semana 4	5 × 12
2c. Supino com pegada fechada no banco com barra		Posicione-se em decúbito dorsal sobre um banco plano. Agarre a barra com uma pegada fechada, com as mãos com um afastamento pouco menor que a largura dos ombros. Lentamente, abaixe a barra em direção ao meio do tórax, mantendo os cotovelos junto ao corpo. Retorne a barra de volta à posição inicial. Repita.	Semana 1	2 × 10
			Semana 2	3 × 12
			Semana 3	4 × 10
			Semana 4	5 × 12

Exercício de bônus: séries de braços, 21 repetições

Aqui está o famoso exercício de esgotamento com 21 repetições. Considere-o mais como um protocolo e uma estratégia, e não como mero treinamento. Muitos de vocês já ouviram falar desse exercício, pois ele vem resistindo à passagem do tempo. O protocolo de 21 repetições começa com 7 repetições parciais, desde a posição inicial até o ponto a meio caminho de uma contração completa. Em seguida, vêm mais 7 repetições parciais a partir desse ponto intermediário até o ponto final, que é o da contração total. Finalmente, o protocolo termina com 7 contrações completas, abrangendo toda a amplitude de movimento. O conceito de combinar repetições parciais que abrangem várias faixas de um exercício, com o objetivo de gerar uma enorme demanda metabólica/carga mecânica, é tão antigo como o próprio levantamento. Atualmente, empregamos esquemas de repetição diferentes e combinamos uma grande variedade de faixas, com o objetivo de criar protocolos estupendos. Mas todos os nossos novos protocolos com envolvimento de etapas parciais tiveram sua origem no protocolo de 21 repetições, que aprendi no início dos anos de 1970 – e, mesmo então, esse protocolo já não era absolutamente novidade.

Em seguida, proponho alguns exercícios que podem ser usados com o protocolo de 21 repetições. Obviamente, a rosca bíceps com uma barra ou halteres é o exercício mais popular, mas qualquer outro exercício pode ser feito usando o protocolo de 21 repetições.

Rosca bíceps 21 repetições

Faça a rosca bíceps em pé ou sentado, usando uma barra, halteres ou cabos.
1. Faça 7 roscas bíceps, inicialmente com os braços estendidos, até 90° de flexão do cotovelo.
2. Faça 7 roscas bíceps, da posição de 90° de flexão do cotovelo até a flexão completa (cerca de 135° de flexão).
3. Faça 7 roscas bíceps ao longo de toda a amplitude de movimento.

Extensão de tríceps 21 repetições

Faça a extensão do tríceps em pé, sentado ou em decúbito dorsal, usando uma barra, halteres ou cabos.
1. Faça 7 extensões, inicialmente com os braços estendidos, até 90° de flexão do cotovelo.
2. Faça 7 extensões, da posição de 90° de flexão do cotovelo até a flexão completa.
3. Faça 7 extensões ao longo de toda a amplitude de movimento.

Tente também o protocolo com supinos, remadas e *flys* usando essa abordagem. Faça 2-4 séries e terá como resultado braços instantaneamente bombados. Dê uma chance aos seus braços.

Resumo

Acredito que este capítulo tenha proposto algumas novas ideias para o treinamento dos seus braços. Se você fizer o treinamento de braços de um ângulo diferente, isso poderá não apenas proporcionar um estímulo de treinamento diferente, mas também irá revigorar seu interesse no treinamento – e esse é um bônus excepcional para qualquer abordagem de treinamento. Lembre-se de trabalhar a questão do volume durante toda a semana e estender o seu programa, caso perceba que não está se recuperando satisfatoriamente de um treino que trabalha o braço inteiro em um mesmo dia. Lembre-se também de que quando você treina as costas, o tórax e os ombros, também trabalha os braços. Tenha isso em mente, pois tal situação poderá reduzir a quantidade de trabalho especializado executado para os braços, o que economizará tempo e diminuirá o desgaste em suas articulações.

CAPÍTULO 7

Ombros

Este capítulo oferece um amplo espectro de exercícios para os ombros, desde aqueles que têm por objetivo a saúde dessa região até os exercícios para musculação dos ombros. Você encontrará treinamentos com equipamentos que podem ser usados em viagens ou guardados com facilidade e também as rotinas que os fisiculturistas executam na academia. Também forneço um esquema de progressão que permitirá à maioria das pessoas iniciar os treinos com volumes baixos, com lenta progressão para as semanas de maior volume.

Alguns exercícios proporcionam condicionamento geral, outros se concentram na resistência metabólica do ombro, e outros ainda abordam cada aspecto do desenvolvimento do ombro, individualmente. Entretanto se você quiser trabalhar em apenas um aspecto de seus ombros, basta simplesmente fazer apenas os exercícios referentes à parte do ombro que deseja enfatizar. Por exemplo, se você quiser treinar a parte da frente dos ombros (parte clavicular dos deltoides) no dia de treinamento do tórax, poderá fazer alguns dos exercícios para a parte clavicular dos deltoides e combiná-los com sua rotina de tórax. Da mesma forma, você pode selecionar alguns dos exercícios para a parte espinal dos deltoides fornecidos neste capítulo e combiná-los com o seu trabalho para as costas. Essa abordagem tira vantagem da sinergia entre partes adjacentes do corpo e, com isso, aumenta a eficiência do treinamento.

Outra maneira de usar esses exercícios e rotinas, especialmente no caso das rotinas metabólicas, consiste em incorporá-las como protocolos de descarga (*flush*) após seu treinamento tradicional do ombro. Ou seja, você pode fazer 1-3 séries de descarga (*flush*) de uma rotina metabólica (volume alto de repetições rápidas) para ganhar volume nos ombros depois de ter completado um total de 12-20 séries do treinamento tradicional de fortalecimento do ombro. A expressão *ganhar volume* significa fazer com que grande volume de sangue chegue rapidamente à área. Essa abordagem é uma prática padrão no fisiculturismo, servindo de última série para o treino dos ombros; muitos chamam esses protocolos de *finalizadores*. Com o ganho de volume na área, você não só se sentirá bem, obtendo um incrível bombeamento, mas também receberá uma série de estímulos hipertróficos que provocam o crescimento muscular.

Entre todas as partes do corpo, os ombros modelam o corpo, e isso é particularmente verdadeiro para os homens. Vistos de frente, e até de costas, os ombros permitem que as pessoas percebam a largura da parte superior do corpo. A combinação disso com uma cintura fina resulta na forma em "V", que todo homem deseja ter. O "V" proporcionado pelos ombros também propicia a parte superior da forma de ampulheta almejada pelas mulheres. Isso é especialmente verdadeiro nos dias atuais, pois as mulheres estão se esforçando cada vez mais para obter um corpo tonificado e musculoso.

Do ponto de vista do desempenho, o ombro une o corpo aos braços, que são os membros mais utilizados e habilidosos. Desde pegar uma criança no colo, realizar um saque no tênis e fazer um movimento de *swing* com um taco de golfe, até transportar mantimentos, os ombros conectam os braços ao corpo. Os ombros têm que acelerar e desacelerar os braços durante os movimentos de arremesso, abranger grandes amplitudes de movimento em atividades como a natação, e absorver grandes forças durante um soco, ou ao amortecer uma queda. Os ombros servem como ponto de fixação entre os braços e o corpo durante os movimentos oscilatórios, transferindo um enorme torque dos quadris para o taco ou para o bastão. Finalmente, os ombros também devem manter os braços no lugar durante o levantamento de grandes pesos e na contenção, como ocorre na luta livre e no transporte de objetos pesados. Portanto, em comparação com os ombros, são poucas as partes do corpo tão complexas e com tal envolvimento em tantos movimentos importantes. Seria sensato que os ombros recebessem a mesma atenção dada a outras partes do corpo, como tórax, pernas, braços e abdome.

Os ombros são tão complexos e temperamentais como qualquer outra estrutura do corpo. Portanto, é de suma importância que você treine e depois não sinta dor. Se você estiver pensando em diminuir o ritmo e trabalhar em amplitudes de movimento parciais com qualquer parte do corpo, os ombros são ótimos candidatos para tais medidas. A abordagem de tempo sob tensão permite que você sobrecarregue efetivamente um músculo com o uso de um peso mais leve, sem que a articulação fique sobrecarregada com uma carga mais pesada. A abordagem de treinamento parcial também permite que você treine o ombro em amplitudes que não venham a causar lesão, em vez de simplesmente evitar por completo um exercício. Pessoalmente, tive bastante sucesso com levantamentos laterais usando amplitudes de movimentos parciais e grandes volumes, em uma época em que estava padecendo de impacto ao supraespinal. Essa abordagem propiciou ganho de tempo para a minha reabilitação do impacto muscular, ao mesmo tempo que consegui manter um excelente desenvolvimento muscular em meus deltoides.

Os deltoides se prestam à execução de um volume maior e mais leve ao longo da semana, em vez de completar 20-30 séries em um mesmo dia. Descobri que eu poderia me sair melhor com 30 séries em três dias (p. ex., terça, quinta e sábado) em vez de fazer 20 séries em um dia. Na verdade, se eu distribuir o volume, poderei trabalhar mais sem sobrecarregar meus ombros. Então, se você não estiver se recuperando do volume semanal em um dia, divida o volume semanal ao longo de alguns dias. Seus ombros vão lhe agradecer por isso.

Em praticamente todos os treinos, tenho sugerido progressões para praticantes iniciantes e em nível avançado. Entretanto, se você não vem treinando há mais de um mês e sente que precisa estabelecer uma base, ou se tem pouca experiência de treinamento, recomendo enfaticamente que cumpra o programa de duas semanas descrito logo a seguir, antes de tentar qualquer exercício deste capítulo.

Semana 1: faça cada exercício separadamente

Segunda, quarta, sexta-feira

Desenvolvimento acima da cabeça com halteres (1-2 séries × 10-15 repetições).
Remada alta com halteres (1-2 séries × 10-15 repetições).

Semana 2: faça cada exercício separadamente

Segunda, quarta, sexta-feira

Desenvolvimento acima da cabeça com halteres (2-3 séries × 8-12 repetições).
Remada alta com halteres (2-3 séries × 8-12 repetições).
Elevação lateral com halteres (2-3 séries × 10-12 repetições).

Em virtude da grande quantidade de tempo que passamos sentados e da flexão em resposta à tração exercida pela gravidade, os ombros e os quadris são extremamente suscetíveis a problemas posturais e funcionais. Embora esses exercícios proporcionem um trabalho excelente e estejam direcionados para os músculos posturais, é sempre uma ótima ideia fazer algum tipo de aquecimento, com o objetivo de preparar os ombros para o trabalho e restaurar algumas das deficiências posturais. As Tabelas 7.1 e 7.2 fornecem dois exemplos. Adicionei essas rotinas de aquecimento no capítulo do ombro porque, em minha experiência, os ombros são articulações complicadas e podem ser bastante temperamentais, muitas vezes exigindo um aquecimento mais longo em comparação às outras partes do corpo. No entanto, essas rotinas de aquecimento podem ser praticadas antes de qualquer treino para a parte superior do corpo.

Tabela 7.1 Supersérie com anilha de peso de 3-11 kg

Exercício	Foto	Descrição	Séries × reps
Halo curto com anilha de peso (cotovelos flexionados)		Fique em pé, segurando uma anilha de peso com as duas mãos acima da cabeça. Faça um pequeno círculo (i. e., um halo) em volta da cabeça com a anilha. Faça as repetições desejadas e, em seguida, inverta a direção.	2 × 10 em cada direção
Roda-gigante (cotovelos estendidos)		Fique em pé, segurando uma anilha de peso em ambas as mãos acima da cabeça, com os braços completamente estendidos. Faça um grande círculo (i. e., um halo) acima da cabeça com a anilha. Faça as repetições indicadas e, em seguida, inverta a direção.	2 × 10 em cada direção
Puxa-empurra com anilha		Fique em pé, segurando uma anilha de peso com as duas mãos à sua frente, ao nível do tórax. Estenda os braços para a frente, depois flexione os cotovelos para que a anilha retorne ao tórax. Repita.	2 × 10
Chop (lenhador) curto		Fique em pé, segurando uma anilha de peso com os braços completamente estendidos e ao nível da cabeça. Mantendo os braços estendidos, abaixe a anilha até a altura da cintura e, em seguida, retorne à posição inicial. Repita.	2 × 10

Parte II Transformação do corpo

Tabela 7.2 Supersérie com bola suíça e JC Traveler ou Sports Bands (elásticos esportivos)

Exercício	Foto	Descrição	Séries × reps
Prancha dinâmica na parede com bola suíça		Fique em pé, em frente a uma parede. Segure a bola suíça entre as mãos e a parede, na altura do tórax. Com os braços totalmente estendidos, role a bola para cima na parede até que todo o corpo esteja estendido e a bola fique logo acima da cabeça. Recolha os braços e role a bola, para retornar à posição inicial. Repita.	2 × 10
Prancha/mobilidade dinâmica unilateral estilo arremessador com bola suíça		Fique em pé, em frente a uma parede, com uma bola suíça entre a mão direita e a parede, na altura do tórax. Com o braço totalmente estendido, dê um passo à frente com a perna esquerda e role a bola para cima na parede até que você fique em uma posição de avanço, com o braço direito em um movimento de arremesso e apoiado sobre a bola suíça. Dê um passo para trás e role o braço direito até a posição inicial. Repita com o outro lado.	2 × 10 por lado
Prancha dinâmica com rotação (braços abertos)		Fique de frente para uma parede, com uma bola suíça entre o tórax e a parede. Deslize a mão direita pelo corpo, entre a bola suíça e o tórax. Deslize o braço transversalmente e faça rotação para a esquerda, até que a bola fique atrás do ombro direito. Faça rotação para a direita e deslize a mão esquerda entre a bola suíça e o tórax, fazendo rotação para a direita até que a bola fique atrás do ombro esquerdo. Repita.	2 × 10 por lado
"Y" com elástico ou polia		Fique de frente para um conjunto de elásticos a uma altura entre o tórax e os ombros; os pés devem estar afastados na largura dos ombros. Segure as alças com os braços estendidos em uma pegada neutra (palmas das mãos voltadas uma para a outra e polegares apontando para cima) na altura dos ombros. Mantendo os braços estendidos e as escápulas voltadas para trás e para baixo (i. e., em retração e abaixamento), levante os braços para formar um "Y". Abaixe os braços até a altura dos ombros. Repita.	2 × 10
"T" com elástico ou polia		Fique de frente para um conjunto de elásticos a uma altura entre o tórax e os ombros; os pés devem estar afastados na largura dos ombros. Segure as alças com os braços estendidos em uma pegada supinada (palmas das mãos voltadas para cima e polegares apontando para fora) na altura do ombro. Mantendo os braços totalmente estendidos e as escápulas voltadas para trás e para baixo (i. e., em retração e abaixamento), abra os braços lateralmente para formar um "T". Leve os braços de volta à posição inicial. Repita.	2 × 10

(continua)

Tabela 7.2 Supersérie com bola suíça e JC Traveler ou Sports Bands (elásticos esportivos) *(continuação)*

Exercício	Foto	Descrição	Séries × reps
"I" com elástico ou polia		Fique de frente para um conjunto de elásticos a uma altura entre o tórax e os ombros; os pés devem estar afastados na largura dos ombros. Segure as alças com os braços estendidos em uma pegada supinada (palmas das mãos voltadas para cima e polegares apontando para fora) na altura dos ombros. Mantendo os braços totalmente estendidos e as escápulas voltadas para trás e para baixo (i. e., em retração e abaixamento), movimente os braços até os lados do corpo, com os polegares apontando para trás. Traga os braços de volta à posição inicial. Repita.	2 × 10

Homens – ombros 1: exercícios para manguito rotador

Este programa de reabilitação do ombro pode ajudá-lo na recuperação de uma lesão ocorrida na região, mas também pode funcionar como um programa de manutenção para atletas que realizam movimentos de arremesso acima da cabeça. O programa está organizado em três circuitos de dois exercícios para que seja conseguida máxima eficiência de treinamento. Mas sinta-se à vontade para reorganizar os exercícios, por exemplo, mesclar exercícios de rotação medial e lateral em um circuito 1a, 2a e 3a e, depois, 1b, 2b e 3b.

Equipamento

Elástico, por exemplo, JC Traveler ou elástico esportivo, um objeto robusto, halteres, banco.

Notas

Faça 2-3 vezes por semana.

Tabela 7.3 Homens – ombros 1: exercícios para manguito rotador

Exercício	Foto	Instruções	Semanas	Séries × reps
1a. Rotador interno (superior) isométrico com deslocamento/ caminhada		Fique de costas para um elástico posicionado à altura do ombro. Segure a alça com a mão direita, o braço levantado ao lado do corpo e o cotovelo flexionado em 90°. Mantendo o braço direito no lugar, lentamente dê 2-3 passos para a frente, ou até atingir a tensão máxima. Quando atingir a tensão máxima, mantenha a posição por 2 segundos e retorne à posição inicial. Faça as repetições indicadas e, em seguida, troque para o outro lado.	Semana 1	2 × 2 caminhadas
			Semana 2	2 × 3 caminhadas
			Semana 3	3 × 2 caminhadas
			Semana 4	4 × 3 caminhadas

(continua)

Parte II Transformação do corpo

Tabela 7.3 Homens – ombros 1: exercícios para manguito rotador *(continuação)*

Exercício	Foto	Instruções	Semanas	Séries × reps
1b. Rotador interno (inferior) isométrico com deslocamento/ caminhada		Fique em pé com um elástico à sua direita e à altura do cotovelo. Segure a alça com a mão direita, o braço direito comprimido contra o lado direito do corpo e o cotovelo flexionado em 90°. Mantendo o braço direito no lugar, lentamente dê 2-3 passos para a esquerda ou até atingir a tensão máxima. Quando atingir a tensão máxima, mantenha a posição por 2 segundos e retorne à posição inicial. Faça as repetições indicadas e, em seguida, troque para o outro lado.	Semana 1	2 × 2 caminhadas
			Semana 2	2 × 3 caminhadas
			Semana 3	3 × 2 caminhadas
			Semana 4	4 × 3 caminhadas
2a. Rotador externo (superior) isométrico com deslocamento/ caminhada		Fique de frente para um elástico posicionado à altura do ombro, a alça na mão direita, o braço levantado ao lado do corpo e o cotovelo flexionado em 90°. Mantendo o braço direito no lugar, lentamente dê 2-3 passos para trás ou até atingir a tensão máxima. Quando atingir a tensão máxima, mantenha a posição por 2 segundos e retorne à posição inicial. Faça as repetições indicadas e, em seguida, troque para o outro lado.	Semana 1	2 × 2 caminhadas
			Semana 2	2 × 3 caminhadas
			Semana 3	3 × 2 caminhadas
			Semana 4	4 × 3 caminhadas
2b. Rotador externo (inferior) isométrico com deslocamento/ caminhada		Fique em pé com um elástico à sua esquerda e na altura do cotovelo. Segure a alça com a mão direita; o braço direito comprimido contra o lado direito do corpo e o cotovelo flexionado em 90°. Mantendo o braço direito no lugar, lentamente dê 2-3 passos para a direita ou até atingir a tensão máxima. Quando atingir a tensão máxima, mantenha a posição por 2 segundos e retorne à posição inicial. Faça as repetições indicadas e, em seguida, troque para o outro lado.	Semana 1	2 × 2 caminhadas
			Semana 2	2 × 3 caminhadas
			Semana 3	3 × 2 caminhadas
			Semana 4	4 × 3 caminhadas
3a. Rotador interno isométrico com halteres (decúbito dorsal)		Posicione-se em decúbito dorsal sobre um banco e segure um haltere na mão direita. Mantenha o braço direito paralelo ao chão e o cotovelo direito flexionado em 90° (como na parte inferior do supino). Permita que o braço direito gire lateralmente até que o antebraço direito esteja paralelo ao chão. Mantenha a posição por 3 segundos e retorne à posição inicial. Faça as repetições indicadas e, em seguida, troque para o outro lado.	Semana 1	2 × 2
			Semana 2	2 × 3
			Semana 3	3 × 2
			Semana 4	4 × 3
3b. Rotador externo isométrico com halteres (decúbito ventral)		Posicione-se em decúbito ventral sobre um banco, com os pés afastados na largura dos ombros. Segure um haltere na mão direita. Mantenha o cotovelo direito flexionado em 90° e o antebraço direito perpendicular ao chão. Faça rotação lateral do ombro direito até que o antebraço direito esteja paralelo ao chão. Mantenha a posição por 3 segundos e retorne à posição inicial. Faça as repetições indicadas e, em seguida, troque para o outro lado.	Semana 1	2 × 2
			Semana 2	2 × 3
			Semana 3	3 × 2
			Semana 4	4 × 3

Capítulo 7 Ombros

Homens – ombros 2: ombros funcionais

Este é um programa de treinamento funcional para os ombros com duração de quatro semanas. O programa está organizado em dois circuitos de dois exercícios, com uma última série com elástico para que seja obtida máxima eficiência no treinamento. Mas sinta-se à vontade para reorganizar os exercícios em outra ordem, como 1a e 2a, 1b e 2b, e finalizar com a rotina do elástico. Este é um treino perfeito para pessoas que estejam interessadas em obter uma quantidade considerável de treinamento do *core*, com enfoque simultâneo nos ombros. As semanas 1 e 2 serão suficientes para a maioria das pessoas, enquanto as semanas 3 e 4 devem ser tentadas apenas por praticantes em nível mais avançado e que tenham uma considerável base de treinamento.

Equipamento

Bola suíça, halteres, treino suspenso, máquina com polias duplas com fixadores de alças ou elásticos, como o JC Traveler ou elástico esportivo ou *superband*.

Notas

Semanas 1 e 2: faça 2 vezes por semana.
Semanas 3 e 4: faça 1 vez por semana (apenas para praticantes em nível avançado).

Tabela 7.4   Homens – ombros 2: ombros funcionais

Exercício	Foto	Instruções	Semanas	Séries × reps
1a. Flexão de braços a 90° com bola suíça		A partir de uma posição de prancha (em decúbito ventral), coloque as mãos no chão e estenda os cotovelos; o dorso dos pés deve estar sobre a bola suíça. Contraindo o *core*, role a bola suíça em sua direção, dobrando os quadris em uma posição invertida. Role a bola suíça para longe de você até que tenha retornado à posição de prancha. Faça uma flexão de braços. Repita.	Semana 1	2 × 6
			Semana 2	3 × 8
			Semana 3	4 × 10
			Semana 4	4 × 10
1b. *Snatch* com halteres		Segure um haltere em cada mão. Agache, abaixando os halteres à frente das coxas com os braços estendidos. Levante os halteres com uma extensão dos quadris e joelhos. Encolha os ombros e impulsione agressivamente, ao mesmo tempo que impulsiona o corpo sob os halteres. Pegue os halteres à distância de um braço, com as pernas completamente estendidas. Abaixe os halteres à frente das coxas. Repita.	Semana 1	2 × 6 por braço
			Semana 2	3 × 8 por braço
			Semana 3	4 × 10 por braço
			Semana 4	4 × 10 por braço
2a. Remada alta suspensa no TRX		Agarre as alças de suspensão com uma pegada pronada, mantendo os braços estendidos. Dê um passo à frente até o corpo se inclinar, mantendo as pernas e o corpo em linha reta. Impulsione o corpo até que os cotovelos fiquem diretamente laterais a cada lado do corpo, sem deixar que os cotovelos caiam. Retorne à posição inclinada até que os braços estejam completamente estendidos. Repita.	Semana 1	2 × 6
			Semana 2	3 × 8
			Semana 3	4 × 10
			Semana 4	4 × 10

(continua)

Parte II Transformação do corpo

Tabela 7.4 Homens – ombros 2: ombros funcionais *(continuação)*

Exercício	Foto	Instruções	Semanas	Séries × reps
2b. Elevação lateral simultânea com elástico ou polia (repetições parciais curtas)		Fique em pé entre dois elásticos baixos ou dois cabos regulados no nível mais baixo. Segure as alças com uma pegada pronada e deixe os elásticos ou cabos formarem um "X" à sua frente. Divida uma elevação lateral em 3 faixas: o terço inferior, o terço médio e o terço superior. Mantendo os braços estendidos, levante-os lateralmente e, em seguida, retorne à posição inicial. Repita. Faça as repetições indicadas em cada faixa: inferior, média e superior.	Semana 1	2 × 10 + 10 + 10
			Semana 2	3 × 15 + 15 + 15
			Semana 3	4 × 20 + 20 + 20
			Semana 4	4 × 20 + 20 + 20

Última série com elástico: faça como uma supersérie. Fique em pé à frente de uma máquina com polias ou conjunto de elásticos baixos; ou pise em uma *superband* para fazer esta supersérie.

Exercício	Foto	Instruções	Semanas	Séries × reps
3a. Elevação frontal com elástico ou polia		Segure o elástico com as palmas das mãos voltadas para baixo. Levante os braços para a frente até a altura dos ombros e abaixe-os para retornar à posição inicial. Repita.	Semana 1	2 × 10
			Semana 2	3 × 15
			Semana 3	4 × 20
			Semana 4	4 × 20
3b. Remada alta (pegada) aberta com elástico ou polia		Segure o elástico com as palmas das mãos voltadas para baixo. Iniciando a tração do elástico com os cotovelos, puxe o elástico até que as mãos fiquem com um afastamento maior do que a largura e a altura dos ombros. Abaixe para retornar à posição inicial. Repita.	Semana 1	2 × 10
			Semana 2	3 × 15
			Semana 3	4 × 20
			Semana 4	4 × 20
3c. Remada alta (pegada) fechada com elástico ou polia		Segure os elásticos com os braços estendidos e à frente das coxas; as palmas das mãos devem estar voltadas para o corpo. Inicie a tração com os cotovelos e puxe o elástico até que as mãos fiquem afastadas na largura do tórax e altura dos ombros. Abaixe para retornar à posição inicial. Repita.	Semana 1	2 × 10
			Semana 2	3 × 15
			Semana 3	4 × 20
			Semana 4	4 × 20

Capítulo 7 Ombros **101**

Homens – ombros 3: ombros de ferro com anilha

Este é um programa excepcional de quatro semanas para os ombros, com uso de anilhas de peso. Tomei conhecimento desse treinamento em um vídeo pirata dos anos 1990 sobre o aquecimento e condicionamento das equipes cubanas de luta livre e halterofilismo. Quando você não tem dinheiro para treinar, cria maneiras engenhosas para fazê-lo, e essa é uma delas. Embora cada exercício possa ser realizado por si só como um treino de fortalecimento, tive a oportunidade de observá-lo pela primeira vez como um circuito de condicionamento. Por isso, é assim que o programa está apresentado no livro. As anilhas pesam de 5-20 kg, dependendo de quantas repetições estão sendo concluídas e da força e do nível de condicionamento físico do praticante. Fiz cada um desses circuitos com uma anilha de 20 kg, e uma série simplesmente me aniquilou. Portanto, tenha a certeza de estar preparado, caso decida pegar uma anilha tão pesada. As semanas 1 e 2 serão suficientes para a maioria das pessoas, enquanto as semanas 3 e 4 devem ser tentadas apenas por praticantes em nível mais avançado, já com uma base de treinamento considerável.

Equipamento

Anilhas de peso.

Notas

Faça os exercícios 1a, 1b e 1c como uma supersérie, sem descansar ou abaixar a anilha. Então, depois de 1-3 min de descanso, faça os exercícios 2a, 2b e 2c também como uma supersérie, sem descansar nem abaixar a anilha. Atletas realmente de elite podem tentar fazer séries de 20 repetições.

Semanas 1 e 2: faça 2 vezes por semana.

Semanas 3 e 4: faça 1-2 vezes por semana (apenas para praticantes em nível muito avançado).

Tabela 7.5 Homens – ombros 3: ombros de ferro com anilha

Exercício	Foto	Instruções	Semanas	Séries × reps
1a. Halo curto com anilha de peso (cotovelos flexionados)		Fique em pé segurando uma anilha de peso com as duas mãos acima da cabeça. Faça um pequeno círculo (i. e., um halo) em volta da cabeça com a anilha. Faça as repetições indicadas e, em seguida, inverta a direção.	Semana 1	2 × 6 por lado
			Semana 2	3 × 8 por lado
			Semana 3	3 × 10 por lado
			Semana 4	4 × 12 por lado
1b. Puxa-empurra com anilha		Fique em pé segurando uma anilha de peso com as duas mãos à sua frente, ao nível do tórax. Estenda os braços para a frente e depois flexione os cotovelos para trazer a anilha de volta ao tórax. Repita.	Semana 1	2 × 6
			Semana 2	3 × 8
			Semana 3	3 × 10
			Semana 4	4 × 12

(continua)

Parte II Transformação do corpo

Tabela 7.5 Homens – ombros 3: ombros de ferro com anilha *(continuação)*

Exercício	Foto	Instruções	Semanas	Séries × reps
1c. Infinito (número 8) com anilha		Fique em pé segurando uma anilha de peso com ambas as mãos à sua frente, ao nível do tórax, com os braços completamente estendidos para a frente. Mova a anilha, traçando um sinal de infinito ou um número 8 deitado. Faça as repetições indicadas e, em seguida, inverta a direção.	Semana 1	2 × 6 por lado
			Semana 2	3 × 8 por lado
			Semana 3	3 × 10 por lado
			Semana 4	4 × 12 por lado
1d. Volante		Fique em pé segurando uma anilha de peso com as duas mãos à sua frente, ao nível do tórax, com os braços completamente estendidos para a frente. Gire a anilha para a direita e depois para a esquerda, como se estivesse dirigindo um carro. Faça as repetições indicadas.	Semana 1	2 × 6 por lado
			Semana 2	3 × 8 por lado
			Semana 3	3 × 10 por lado
			Semana 4	4 × 12 por lado
2a. Desenvolvimento acima da cabeça com anilha de peso		Fique em pé segurando uma anilha de peso com as duas mãos acima da cabeça, com os braços completamente estendidos. Abaixe a anilha até um ponto logo acima da cabeça. Movimente a anilha em direção ao teto, até que os braços fiquem totalmente estendidos. Repita.	Semana 1	2 × 6
			Semana 2	3 × 8
			Semana 3	3 × 10
			Semana 4	4 × 12
2b. Roda-gigante		Fique em pé segurando uma anilha de peso com ambas as mãos acima da cabeça, com os braços completamente estendidos. Faça um grande círculo (i. e., um halo) acima da cabeça com a anilha. Faça as repetições indicadas e, em seguida, inverta a direção.	Semana 1	2 × 6 por lado
			Semana 2	3 × 8 por lado
			Semana 3	3 × 10 por lado
			Semana 4	4 × 12 por lado
2c. Relógio		Fique em pé segurando uma anilha de peso com as duas mãos acima da cabeça, com os braços completamente estendidos. Mantendo os braços retos, mova a anilha traçando um grande círculo, como um relógio gigante; 12 horas são os braços acima da cabeça, e 6 horas é a posição ao nível da cintura. Faça as repetições indicadas e, em seguida, inverta a direção.	Semana 1	2 × 6 por lado
			Semana 2	3 × 8 por lado
			Semana 3	3 × 10 por lado
			Semana 4	4 × 12 por lado
2d. *Chop* completo (longo)		Fique em pé segurando uma anilha de peso com ambas as mãos acima da cabeça, com os braços completamente estendidos. Mantendo os braços retos, abaixe a anilha até o nível da cintura e retorne à posição inicial. Repita.	Semana 1	2 × 6
			Semana 2	3 × 8
			Semana 3	3 × 10
			Semana 4	4 × 12

Capítulo 7 Ombros

Homens – ombros 4: exercícios de ombros com halteres, cabos e polias

Este programa de quatro semanas consiste em exercícios com halteres e cabo que podem facilmente aumentar o volume de seus músculos. O programa está organizado em três circuitos de dois exercícios, para que seja alcançada máxima eficiência de treinamento. Alguns de nossos grandes atletas gostam de trabalhar devagar; eles fazem cada exercício sucessivamente e descansam um pouco mais entre as séries. Isso consome bem mais de uma hora e meia para a execução dos volumes mais altos das semanas 3 e 4, especialmente na semana 4. Esse tempo extra lhes possibilita usar mais peso, o que, na opinião desses grandes atletas, proporciona melhor hipertrofia. Entretanto, com o formato apresentado no livro, isto é, de supersérie em dois movimentos, as semanas 1 e 2 serão suficientes para a maioria das pessoas que não têm muito tempo para treinar e que querem fazê-lo em ritmo mais rápido. As semanas 3 e 4 devem ser tentadas apenas por praticantes em nível mais avançado, que já tenham uma base de treinamento considerável.

Equipamento

Banco de peso ajustável, halteres, máquina com polias duplas com corda, barra e fixadores de cabo com uma alça, JC Bands.

Notas

Semanas 1 e 2: faça 2 vezes por semana.
Semanas 3 e 4: faça 1 vez por semana (apenas para praticantes em nível avançado).

Tabela 7.6 Homens – ombros 4: exercícios de ombros com halteres, cabos e polias

Exercício	Foto	Instruções	Semanas	Séries × reps
1a. Desenvolvimento com halteres na posição sentada		Sente-se ereto em um banco com encosto para as costas. Mantenha os pés apoiados no chão e afastados na largura dos ombros. Segure um haltere em cada mão. Levante os halteres, afastados até um pouco além da largura dos ombros, com as palmas das mãos voltadas para a frente. Movimente os halteres acima da cabeça até que os braços fiquem completamente estendidos. Abaixe os halteres para retornar à posição inicial. Repita.	Semana 1	2 × 10
			Semana 2	3 × 12
			Semana 3	4 × 10
			Semana 4	5 × 8
1b. Puxada alta com cabo/corda baixo		Fique de pé em frente a uma polia com um fixador de corda preso em posição baixa, aproximadamente no nível dos joelhos, com os pés afastados na largura dos ombros e os joelhos levemente flexionados. (Você também pode usar uma máquina com polias de remada sentada.) Segure as extremidades da corda com uma pegada pronada. Puxe o peso em direção ao pescoço até que as mãos estejam ao nível dos ombros, com um afastamento entre as mãos inferior à largura dos ombros. Estenda os cotovelos para retornar à posição inicial. Repita.	Semana 1	2 × 10
			Semana 2	3 × 12
			Semana 3	4 × 12
			Semana 4	5 × 15

(continua)

Parte II Transformação do corpo

Tabela 7.6 Homens – ombros 4: exercícios de ombros com halteres, cabos e polias *(continuação)*

Exercício	Foto	Instruções	Semanas	Séries × reps
2a. Puxada alta com pegada aberta na posição sentada		Sente-se ereto em uma máquina puxada/cabo com fixador de barra. Segure a barra com os braços estendidos e, dependendo da barra usada, use uma pegada neutra ou pronada. As mãos devem estar com um afastamento maior do que a largura dos ombros. Mantendo os cotovelos elevados, incline-se levemente para trás e contraia o dorso dos ombros, puxando a barra em direção à clavícula. Estenda os braços para retornar à posição inicial. Repita.	Semana 1	2 × 10
			Semana 2	3 × 12
			Semana 3	4 × 10
			Semana 4	5 × 10
2b. Elevação lateral inclinada com cabo		Fique em pé com uma polia baixa à sua direita. Segure a alça com a mão esquerda; para tanto, use uma pegada pronada (palma da mão para baixo). Segure-se na coluna da máquina com o braço direito e incline o corpo todo para a esquerda em cerca de 60°. Mantendo uma inclinação consistente, levante lateralmente o braço esquerdo, até que a mão esquerda esteja ao nível do ombro. Abaixe o cabo e faça as repetições indicadas e, em seguida, troque para o outro lado.	Semana 1	2 × 10 por lado
			Semana 2	3 × 12 por lado
			Semana 3	4 × 10 por lado
			Semana 4	5 × 12 por lado
3a. Remada aberta com pegada supinada		Sente-se ereto em uma máquina com polias de remada sentada, com os pés apoiados na plataforma. Segure a barra com os braços estendidos, usando uma pegada supinada. As mãos devem estar com um afastamento maior do que a largura dos ombros. Mantendo os cotovelos elevados, contraia o dorso dos ombros e puxe a barra até o tórax. Estenda os braços para retornar à posição inicial. Repita.	Semana 1	2 × 10
			Semana 2	3 × 12
			Semana 3	4 × 10
			Semana 4	5 × 8
3b. Crucifixo inverso curto no elástico ou na polia		Fique em pé na frente de um cabo duplo ou JC band, com os pés afastados na largura dos ombros. Com uma alça em cada mão na altura do ombro, estenda os braços à sua frente usando uma pegada pronada (palmas das mãos para baixo). Mantendo os braços estendidos e as palmas das mãos voltadas para baixo, contraia o dorso dos ombros para abrir lateralmente os braços e fazer um "T", contraindo as costas. Volte metade do percurso até a posição inicial e abra novamente os braços, permanecendo na zona em que a parte espinal dos deltoides não tem tempo para descansar. Repita ao longo dessa curta amplitude de movimento.	Semana 1	2 × 15
			Semana 2	3 × 20
			Semana 3	4 × 25
			Semana 4	5 × 30

Capítulo 7   Ombros   105

Homens – ombros 5: exercícios superintensos para ombros de profissionais

Este programa de quatro semanas é um treino puxadíssimo para os ombros, apenas para profissionais. É feito em dois dias distintos, com a habitual supersérie de dois exercícios. Entretanto os nossos profissionais gostam de completar cada exercício em sucessão, antes de passar para o próximo exercício durante os períodos de formação de massa muscular (fase de entressafra de competições) e, em seguida, mudam para esse formato de supersérie rápida durante a fase que precede a competição. Alguns profissionais que alegavam terem os seus ombros como áreas frágeis em seus físicos chegaram mesmo a acrescentar ao programa um terceiro dia de treinamento mais leve. As semanas 1 e 2 serão suficientes para a maioria das pessoas, enquanto as semanas 3 e 4 devem ser tentadas apenas por praticantes em nível mais avançado, que tenham uma base de treinamento considerável.

Equipamento

Máquina de desenvolvimento, máquina com polias com fixação de alça, halteres, máquina Smith, barra, JC Sports Bands, *superband*, banco de musculação ajustável, máquina deltoide.

Notas

Semanas 1 e 2: faça 2 vezes por semana.
Semanas 3 e 4: faça 1 vez por semana (apenas para praticantes em nível avançado).

Tabela 7.7   Homens – ombros 5: exercícios superintensos para ombros de profissionais

Exercício	Foto	Instruções	Semanas	Séries × reps
DIA 1				
1a. Desenvolvimento máquina		Sente-se em uma máquina de desenvolvimento com os pés no chão e afastados na largura dos ombros. As costas devem repousar contra o encosto. Segure as alças à altura dos ombros, mantendo os cotovelos flexionados e alinhados com o tronco. Estenda os cotovelos, movimentando as alças acima da cabeça. Depois que os braços estiverem completamente estendidos, abaixe as alças para retornar à posição inicial. Repita.	Semana 1	2 × 10
			Semana 2	3 × 12
			Semana 3	4 × 10
			Semana 4	5 × 8
1b. Remada alta cruzada unilateral com cabo		Fique em pé com uma polia baixa à sua esquerda, com os pés afastados na largura dos ombros e os joelhos levemente flexionados, use uma pegada pronada (i. e., palmas das mãos voltadas para você) para segurar a alça do cabo com a mão direita. Mantenha o corpo rígido e levante lateralmente o cotovelo direito para tracionar diagonalmente a alça pelo corpo até o lado direito do tórax. Abaixe a alça para retornar à posição inicial. Faça as repetições indicadas e, em seguida, troque para o outro lado.	Semana 1	2 × 10 por lado
			Semana 2	3 × 12 por lado
			Semana 3	4 × 10 por lado
			Semana 4	5 × 12 por lado

(continua)

Parte II Transformação do corpo

Tabela 7.7 Homens – ombros 5: exercícios superintensos para ombros de profissionais *(continuação)*

Exercício	Foto	Instruções	Semanas	Séries × reps
2a. Elevação frontal com halteres (pegada neutra)		Fique em pé com o corpo ereto e os pés afastados na largura dos ombros. Segure um haltere em cada mão. Mantendo uma pegada neutra (i. e., palmas das mãos voltadas uma para a outra) e com os cotovelos estendidos, levante os halteres à sua frente até a altura dos ombros. Abaixe os halteres para retornar à posição inicial. Repita.	Semana 1	2 × 10
			Semana 2	3 × 12
			Semana 3	4 × 12
			Semana 4	5 × 15
2b. Encolhimento de ombros com barra nas costas		Fique em pé com uma barra atrás de você (a barra deve estar no *rack* a uma distância igual ao comprimento do braço). Os pés devem estar afastados na largura dos ombros. Segurando a barra atrás das costas, com as palmas das mãos voltadas para fora (i. e., pegada pronada), retire a barra do *rack* e levante os ombros. Contraia os trapézios na parte superior do movimento e, em seguida, abaixe para retornar à posição inicial. Repita.	Semana 1	2 × 10
			Semana 2	3 × 12
			Semana 3	4 × 15
			Semana 4	5 × 15

Última série com elástico: pode ser feito como uma supersérie

Exercício	Foto	Instruções	Semanas	Séries × reps
3a. "Y" com elástico ou polia (impulso na parte superior final do movimento)		Fique de frente para um conjunto de elásticos a uma altura entre o tórax e os ombros, com os pés afastados na largura dos ombros. Segure as alças com os braços estendidos; use uma pegada neutra na altura dos ombros (i. e., palmas das mãos voltadas uma para a outra e polegares apontando para cima). Mantendo os braços estendidos e as escápulas voltadas para trás e para baixo (i. e., em retração e abaixamento), levante os braços acima da cabeça para fazer um "Y". Abaixe os braços até um ponto a meio caminho na altura do ombro. Repita.	Semana 1	2 × 15
			Semana 2	3 × 20
			Semana 3	4 × 15
			Semana 4	5 × 20
3b. Crucifixo inverso curto no elástico ou na polia		Fique de frente para um cabo duplo ou JC band, com os pés afastados na largura dos ombros. Com uma alça em cada mão na altura do ombro, estenda os braços à sua frente em uma pegada pronada (i. e., palmas das mãos para baixo). Mantendo os braços estendidos e as palmas voltadas para baixo, contraia o dorso dos ombros para que os braços se abram lateralmente, para fazer um "T" com a contração das costas. Retorne a meio caminho até a posição inicial e abra os braços novamente, permanecendo na zona em que os deltoides (parte espinal) não têm tempo para descansar. Repita ao longo dessa curta amplitude de movimento.	Semana 1	2 × 15
			Semana 2	3 × 20
			Semana 3	4 × 15
			Semana 4	5 × 20

(continua)

Tabela 7.7 Homens – ombros 5: exercícios superintensos para ombros de profissionais *(continuação)*

Exercício	Foto	Instruções	Semanas	Séries × reps
DIA 2				
1a. Desenvolvimento Arnold		Sente-se em um banco com os pés apoiados no chão e afastados na largura dos ombros. Segure um haltere em cada mão. Levante os halteres até o nível do tórax, cotovelos flexionados e lado a lado; as palmas das mãos ficam voltadas para o tórax. Estenda os cotovelos, impulsionando os halteres para cima, enquanto gira as palmas das mãos para fora, de modo que os braços fiquem completamente estendidos acima da cabeça e as palmas das mãos fiquem voltadas para longe de você. Abaixe os halteres para retornar à posição inicial. Repita.	Semana 1	2 × 10
			Semana 2	3 × 12
			Semana 3	4 × 10
			Semana 4	5 × 8
1b. Elevação lateral a 45°		Fique em pé com uma coluna firme à sua direita. Segure um haltere com a mão esquerda, em uma pegada neutra. Segure-se na coluna com o braço direito e incline o corpo inteiro para a esquerda, em cerca de 60°. Mantendo uma inclinação consistente, levante lateralmente o haltere até que a mão esquerda esteja situada à altura do ombro. Abaixe o haltere e faça as repetições indicadas e, em seguida, troque para o outro lado.	Semana 1	2 × 10 por lado
			Semana 2	3 × 12 por lado
			Semana 3	4 × 12 por lado
			Semana 4	5 × 15 por lado
2a. Remada baixa aberta simultânea na máquina		Sente-se na máquina deltoide com os pés no chão e afastados na largura dos ombros e com o tórax contra uma almofada de tórax. Segure as alças à sua frente com uma pegada pronada e com os cotovelos levemente flexionados. Puxe as alças lateralmente (afastando-as dos lados do corpo e para trás), contraindo a parte espinal dos deltoides. Lentamente, retorne as alças até a posição inicial. Repita.	Semana 1	2 × 10
			Semana 2	3 × 12
			Semana 3	4 × 12
			Semana 4	5 × 15
2b. Encolhimento de ombros com halteres		Fique em pé com os pés afastados na largura dos ombros. Segure um haltere em cada mão, mantendo as palmas voltadas para o corpo, levante os ombros e contraia os músculos trapézios. Lentamente abaixe os ombros para retornar à posição inicial. Repita.	Semana 1	2 × 10
			Semana 2	3 × 12
			Semana 3	4 × 15
			Semana 4	5 × 15

(continua)

Parte II Transformação do corpo

Tabela 7.7 Homens – ombros 5: exercícios superintensos para ombros de profissionais *(continuação)*

Exercício	Foto	Instruções	Semanas	Séries × reps
DIA 2				
Última série com elástico: pode fazer como supersérie				
3a. "Y" com elástico ou polia (impulso na parte superior final do movimento)		Fique em pé, em frente a um conjunto de elásticos a uma altura entre o tórax e os ombros, com os pés afastados na largura dos ombros. Segure as alças com uma pegada neutra (i. e., palmas das mãos voltadas uma para a outra e polegares para cima) e com os braços estendidos na altura do ombro. Mantendo os braços estendidos e as escápulas voltadas para trás e para baixo (i. e., em retração e abaixamento), levante os braços acima da cabeça, para fazer um "Y". Abaixe os braços em cerca de um quarto do caminho até a posição na altura dos ombros. Repita.	Semana 1	2 × 15
			Semana 2	3 × 20
			Semana 3	4 × 15
			Semana 4	5 × 20
3b. Crucifixo inverso curto no elástico ou na polia		Fique em pé, em frente a um cabo duplo ou JC band, com os pés afastados na largura dos ombros. Segure uma alça em cada mão na altura do ombro, os braços estendidos à sua frente com uma pegada pronada (i. e., palmas das mãos voltadas para baixo). Mantendo os braços estendidos e as palmas das mãos voltadas para baixo, contraia o dorso dos ombros para abrir lateralmente os braços, de modo a fazer um "T", com a contração das costas. Retorne a meio caminho da trajetória até a posição inicial e abra os braços novamente, permanecendo na zona em que os deltoides (parte espinal) não têm tempo para descansar. Repita ao longo dessa curta amplitude de movimento.	Semana 1	2 × 15
			Semana 2	3 × 20
			Semana 3	4 × 15
			Semana 4	5 × 20

Mulheres – ombros 1: treino para ombros saudáveis

Este programa de quatro semanas é um treino padrão de reabilitação/pré-reabilitação para os ombros. Trata-se de exercícios corretivos que usei para ajudar na reabilitação de uma lesão SLAP (lesão anterior/posterior da parte superior do lábio glenoidal), quatro semanas antes de uma importante competição de halterofilismo, a US Open de 1997. Desde então, temos utilizado estes exercícios para aquecimento, para conseguir um pequeno bombeamento e também para manter os ombros saudáveis. Estes não são os exercícios mais funcionais, mas certamente são úteis o bastante para fazer parte deste livro. Na maioria das aplicações, preferimos usar JC Sports Bands cor-de-rosa, mas pessoas mais fortes podem usar JC Sports Bands laranja. As semanas 1 e 2 serão suficientes para a maioria das pessoas, enquanto as semanas 3 e 4 devem ser tentadas apenas por praticantes em nível mais avançado e que tenham uma base de treinamento considerável.

Equipamento

Elásticos com alças, como o JC Sports Bands ou JC Traveler.

Notas

Semanas 1 e 2: faça 2 vezes por semana.

Semanas 3 e 4: faça 1 vez por semana (apenas para praticantes em nível avançado).

Tabela 7.8   Mulheres – ombros 1: treino para ombros saudáveis

Exercício	Foto	Instruções	Semanas	Séries × reps
1a. "Y" com elástico ou polia		Fique de frente para um conjunto de elásticos a uma altura entre o tórax e os ombros, com os pés afastados na largura dos ombros. Segure as alças com os braços estendidos em uma pegada neutra (i. e., palmas das mãos voltadas uma para a outra e polegares apontando para cima) na altura dos ombros. Mantendo os braços estendidos e as escápulas voltadas para trás e para baixo (i. e., em retração e abaixamento), levante os braços para fazer um "Y". Abaixe os braços até a altura dos ombros. Repita.	Semana 1 Semana 2 Semana 3 Semana 4	2 × 10 3 × 15 4 × 15 5 × 20
1b. "T" com elástico ou polia		Fique de frente para um conjunto de elásticos a uma altura entre o tórax e os ombros, com os pés afastados na largura dos ombros. Segure as alças com os braços estendidos com uma pegada supinada (i. e., palmas das mãos voltadas para cima e polegares apontando para fora) na altura dos ombros. Mantendo os braços completamente estendidos e as escápulas voltadas para trás e para baixo (i. e., em retração e abaixamento), abra os braços lateralmente para fazer um "T". Traga os braços de volta à posição inicial. Repita.	Semana 1 Semana 2 Semana 3 Semana 4	2 × 10 3 × 15 4 × 15 5 × 20
1c. "I" com elástico ou polia		Fique de frente para um conjunto de elásticos a uma altura entre o tórax e os ombros, com os pés afastados na largura dos ombros. Segure as alças com os braços estendidos em uma pegada supinada (i. e., palmas das mãos voltadas para cima e polegares apontando para fora) na altura do ombro. Mantendo os braços completamente estendidos e as escápulas voltadas para trás e para baixo (i. e., em retração e abaixamento), movimente os braços para baixo até o mais próximo possível ao lado dos quadris, com os polegares apontando para trás de você. Traga os braços de volta à posição inicial. Repita.	Semana 1 Semana 2 Semana 3 Semana 4	2 × 10 3 × 15 4 × 15 5 × 20

Parte II Transformação do corpo

Mulheres – ombros 2: ombros funcionais

Este é um programa de quatro semanas de treinamento funcional para os ombros. O programa está organizado em dois circuitos de três exercícios, para que seja alcançada máxima eficiência de treinamento. Você também pode reorganizar o exercício em 3 circuitos, como 1a e 2a, 1b e 2b e 1c e 2c. Trata-se de um treino funcional para pessoas interessadas em obter, simultaneamente, um volume considerável de treinamento do *core* com bom desenvolvimento do tônus dos ombros. Caso seja reorganizado, este treino pode se constituir em um ótimo circuito para o treinamento no estilo militar, visando à obtenção de resistência para a parte superior do corpo. As semanas 1 e 2 serão suficientes para a maioria das pessoas, enquanto as semanas 3 e 4 devem ser tentadas apenas por praticantes em nível mais avançado, que tenham uma base de treinamento considerável.

Equipamento

Halteres, máquina com polias com fixador de alça ou elásticos com alças (como JC Sports Band ou JC Traveler), corda naval, anilha de peso.

Notas

Semanas 1 e 2: faça 2 vezes por semana.
Semanas 3 e 4: faça 1 vez por semana (apenas para praticantes em nível avançado).

Tabela 7.9 Mulheres – ombros 2: ombros funcionais

Exercício	Foto	Instruções	Semanas	Séries × reps
1a. Desenvolvimento acima da cabeça com halteres		Fique em pé com os pés afastados na largura dos ombros. Segure um haltere em cada mão na altura do ombro, com as palmas das mãos voltadas para longe de você. Movimente ambos os halteres para cima, até que os braços estejam completamente estendidos e os halteres estejam alinhados com os ombros. Abaixe os halteres para retornar à posição inicial e repita.	Semana 1	2 × 10 por lado
			Semana 2	3 × 12 por lado
			Semana 3	4 × 10 por lado
			Semana 4	5 × 8 por lado
1b. Remada alta alternada com elástico baixo		Prenda um elástico a um ponto de fixação baixo (pode usar um equipamento de cabo baixo) ou fique em pé sobre a correia de *nylon*. Fique de frente para o elástico, segurando uma alça em cada mão. Mantendo as mãos afastadas na largura dos ombros, puxe diretamente para cima com o braço direito, levantando o cotovelo até chegar ao nível do tórax. Abaixe a alça direita e, ao mesmo tempo, faça uma remada vertical até o nível do tórax com o braço esquerdo. Faça as repetições indicadas.	Semana 1	2 × 10 por lado
			Semana 2	3 × 12 por lado
			Semana 3	4 × 12 por lado
			Semana 4	5 × 15 por lado

(continua)

Capítulo 7 Ombros

Tabela 7.9 Mulheres – ombros 2: ombros funcionais *(continuação)*

Exercício	Foto	Instruções	Semanas	Séries × reps
1c. Círculos simultâneos com corda naval em posição curvada (para dentro--para fora)		Fique em pé com uma corda naval bem presa à sua frente; os pés devem estar afastados na largura dos ombros. Segure as pontas da corda à sua frente, à distância de um braço. Curve a cintura. Mantenha essa posição, enquanto cria círculos no sentido horário com a mão direita e círculos no sentido anti-horário com a mão esquerda. Faça as repetições indicadas e, em seguida, inverta a direção.	Semana 1	2 × 15 por direção
			Semana 2	3 × 20 por direção
			Semana 3	4 × 20 por direção
			Semana 4	5 × 25 por direção
2a. Gancho cruzado com halteres		Fique em pé com os pés afastados na largura dos ombros. Segure um haltere em cada mão usando uma pegada supinada (i. e., palmas das mãos voltadas para cima), com os cotovelos flexionados em 90°. Usando a mão direita, faça um movimento de gancho cruzado ao longo do corpo, em direção ao ombro esquerdo, permitindo uma leve rotação do corpo para a esquerda. Ao trazer o braço direito de volta à posição inicial, faça um gancho cruzado com a mão esquerda, para que ela atravesse o corpo em direção ao ombro direito. Repita.	Semana 1	2 × 10 por lado
			Semana 2	3 × 12 por lado
			Semana 3	4 × 10 por lado
			Semana 4	5 × 8 por lado
2b. Figura do oito com anilha		Fique em pé segurando uma anilha de peso à sua frente e ao nível do tórax, com os braços completamente estendidos. Desenhe uma figura de "8" com a anilha de peso, desde o topo da cabeça até a cintura. Execute o movimento em ambas as direções.	Semana 1	2 × 6 cada direção
			Semana 2	3 × 8 cada direção
			Semana 3	4 × 10 cada direção
			Semana 4	5 × 8 cada direção
2c. Ondulação alternada com corda naval em posição curvada (para cima-para baixo)		Fique em pé segurando uma corda naval bem presa à sua frente. Os pés devem estar afastados na largura dos ombros. Segure as pontas da corda à sua frente, à distância de um braço. Curve a cintura. Mantenha essa posição enquanto levanta a mão direita para cima e, simultaneamente, desce a mão esquerda, e vice-versa. Você deve criar ondas verticais na corda. Faça o número indicado de repetições.	Semana 1	2 × 15 por lado
			Semana 2	3 × 20 por lado
			Semana 3	4 × 20 por lado
			Semana 4	5 × 25 por lado

Parte II Transformação do corpo

Mulheres – ombros 3: treino com halteres e corda naval

Este programa de quatro semanas é um protocolo metabólico para os ombros com uso de halteres e corda naval. O programa está organizado em três circuitos de dois exercícios, para que você obtenha máxima resistência muscular de modo eficiente e poupando tempo. O exercício com halteres fortalece, tonifica e pré-fatiga os ombros, enquanto as cordas proporcionam resistência e aumentam o volume de toda a área dos ombros. Estes exercícios também podem ser executados em um circuito de grupo, com o objetivo de proporcionar uma tonificação intensa da parte superior do corpo e, além disso, é uma prática excepcional para o sistema cardíaco. As semanas 1 e 2 serão suficientes para a maioria das pessoas, enquanto as semanas 3 e 4 devem ser tentadas apenas por praticantes em nível mais avançado e que tenham uma base de treinamento considerável.

Equipamento

Halteres, corda naval.

Notas

Semanas 1 e 2: faça 2 vezes por semana.
Semanas 3 e 4: faça 1 vez por semana (apenas para praticantes em nível avançado).

Tabela 7.10 Mulheres – ombros 3: treino com halteres e corda naval

Exercício	Foto	Instruções	Semanas	Séries × reps
1a. Corredor com halteres		Fique em pé, em postura ereta, segurando um haltere em cada mão. Mantendo as mãos afastadas na largura dos ombros, flexione os cotovelos em 90°. Rapidamente impulsione um braço para a frente e o outro para trás, como se você estivesse correndo. Uma repetição é um ciclo completo de oscilação dos braços (i. e., para a frente e para trás). Repita.	Semana 1	2 × 10 por lado
			Semana 2	3 × 12 por lado
			Semana 3	4 × 10 por lado
			Semana 4	5 × 8 por lado
1b. Corda naval para cima e para baixo		Fique em pé segurando uma corda naval bem presa à sua frente, com os pés afastados na largura dos ombros. Segure as pontas da corda à sua frente, à distância de um braço. Mantendo o corpo rígido, levante simultaneamente as duas mãos para cima e, em seguida, para baixo, afim de criar ondas simétricas e idênticas na corda.	Semana 1	2 × 10
			Semana 2	3 × 15
			Semana 3	4 × 20
			Semana 4	5 × 25
2a. Remada alta alternada com halteres		Fique em pé segurando um haltere em cada mão, com as palmas voltadas para o corpo (pronadas). Mantendo as mãos afastadas na largura dos ombros, use o braço direito para puxar o haltere para cima, até o nível do tórax, levantando o cotovelo até chegar ao nível do ombro. Abaixe o haltere direito e, ao mesmo tempo, dê uma remada vertical com o haltere esquerdo. Repita.	Semana 1	2 × 10 por lado
			Semana 2	3 × 12 por lado
			Semana 3	4 × 10 por lado
			Semana 4	5 × 8 por lado

(continua)

Capítulo 7 Ombros

Tabela 7.10 Mulheres – ombros 3: treino com halteres e corda naval *(continuação)*

Exercício	Foto	Instruções	Semanas	Séries × reps
2b. Círculos com corda naval (sentido horário e anti-horário)		Fique em pé segurando uma corda naval bem presa à sua frente, com os pés afastados na largura dos ombros. Segure as pontas da corda à sua frente, à distância de um braço. Mantendo o corpo rígido, faça simultaneamente círculos no sentido horário com a mão direita, e no sentido anti-horário com a mão esquerda. Faça as repetições indicadas e, em seguida, inverta a direção.	Semana 1	2 × 10 por direção
			Semana 2	3 × 15 por direção
			Semana 3	4 × 20 por direção
			Semana 4	5 × 25 por direção
3a. Elevação lateral com halteres (repetições parciais curtas – 3 partes)		Fique em pé segurando um haltere em cada mão ao lado do corpo, com as palmas das mãos voltadas para dentro. Divida um levantamento lateral em três seções: terço inferior, terço médio e terço superior. Para o primeiro movimento, mantenha o cotovelo levemente flexionado e execute elevações laterais curtas e rápidas ao longo do primeiro terço da amplitude. Para o segundo movimento, mantenha o cotovelo levemente flexionado e execute elevações laterais curtas e rápidas no terço médio da amplitude. Para o terceiro movimento, mantenha o cotovelo levemente flexionado e execute elevações laterais curtas e rápidas no terço superior da amplitude. Faça as repetições indicadas em cada uma das 3 amplitudes do movimento.	Semana 1	2 × 15 + 15 + 15
			Semana 2	3 × 10 + 10 + 10
			Semana 3	4 × 15 + 15 + 15
			Semana 4	5 × 10 + 10 + 10
3b. Círculos com corda naval (sentido anti--horário e horário)		Fique em pé segurando uma corda naval bem presa à sua frente, com os pés afastados na largura dos ombros. Segure as pontas da corda à sua frente, à distância de um braço. Mantendo o corpo rígido, faça simultaneamente círculos no sentido anti-horário com a mão direita e no sentido horário com a mão esquerda. Faça as repetições indicadas e, em seguida, inverta a direção.	Semana 1	2 × 10 por direção
			Semana 2	3 × 15 por direção
			Semana 3	4 × 20 por direção
			Semana 4	5 × 25 por direção

Mulheres – ombros 4: treino com halteres e cabos/elásticos

Este é um programa de quatro semanas que usa halteres e cabos. Sua prática pode facilmente aumentar ou tonificar toda a musculatura dos ombros. Você pode usar elásticos em vez de polias; com isso, o exercício se torna ótimo para ser feito em casa. O programa está organizado em três circuitos de dois exercícios, para que seja alcançada máxima eficiência de treinamento. Alguns de nossos grandes atletas executam-no em um ritmo mais lento e fazem cada exercício em sucessão, usando halteres e descansando um pouco mais entre as séries. Com essa abordagem, leva-se mais de uma hora e meia na execução dos volumes maiores das semanas 3 e 4, sobretudo na semana 4. O tempo de descanso extra permite que o praticante use mais peso em cada exercício, o que, por sua vez, proporciona melhor desenvolvimento muscular. Entretanto, com esse formato de supersérie em dois movimentos, as semanas 1 e 2 serão suficientes para a maioria das pessoas que não disponham de muito tempo para treinar e desejam fazê-lo em ritmo mais rápido. As semanas 3 e 4 devem ser tentadas apenas por praticantes em nível mais avançado e que tenham considerável base de treinamento (mais de dois anos de treinamento constante).

Equipamento

Halteres, máquina com polias duplas com dois fixadores de alça simples (ou um JC Traveler ou Predator Jr.), banco de peso ajustável.

Notas

Semanas 1 e 2: faça 2 vezes por semana.

Semanas 3 e 4: faça 1 vez por semana (apenas para praticantes em nível avançado).

Tabela 7.11 Mulheres – ombros 4: treino com halteres e cabos/elásticos

Exercício	Foto	Instruções	Semanas	Séries × reps
1a. Desenvolvimento acima da cabeça com halteres		Fique em pé com os pés afastados na largura dos ombros. Segure um haltere em cada mão na altura dos ombros, a uma distância pouco maior do que a largura dos ombros, com as palmas das mãos voltadas para a frente. Impulsione os halteres para cima, até que os braços estejam completamente estendidos. Abaixe os halteres para retornar à posição inicial. Repita.	Semana 1	2 × 10
			Semana 2	3 × 12
			Semana 3	4 × 10
			Semana 4	5 × 8
1b. Remada alta simultânea		Fique em pé com os pés afastados na largura dos ombros. Segure um haltere em cada mão à frente das coxas, com as palmas voltadas para você. Simultaneamente, movimente os dois halteres para cima até a altura do tórax, levantando lateralmente os cotovelos até a altura dos ombros. Abaixe os halteres para retornar à posição inicial. Repita.	Semana 1	2 × 10
			Semana 2	3 × 12
			Semana 3	4 × 10
			Semana 4	5 × 12
2a. Elevação lateral com halteres		Fique em pé com os pés afastados na largura dos ombros. Segure um haltere em cada mão, com as palmas voltadas para o corpo. Mantendo os cotovelos levemente flexionados, levante os braços lateralmente até a altura dos ombros. Abaixe os halteres para retornar à posição inicial. Repita.	Semana 1	2 × 10
			Semana 2	3 × 12
			Semana 3	4 × 12
			Semana 4	5 × 15

(continua)

Capítulo 7 Ombros

Tabela 7.11 Mulheres – ombros 4: treino com halteres e cabos/elásticos *(continuação)*

Exercício	Foto	Instruções	Semanas	Séries × reps
2b. Crucifixo inverso unilateral em posição curvada		Fique em pé com uma polia baixa ou elástico à sua esquerda, com os pés afastados na largura dos ombros e os joelhos levemente flexionados. Segure o cabo com a mão direita com uma pegada neutra (palma da mão voltada para o cabo). Flexione os quadris, mantendo o tronco rígido. Levante o cotovelo direito até a altura do ombro. Abaixe a alça para retornar à posição inicial. Realize as repetições indicadas e, em seguida, troque para o outro lado.	Semana 1	2 × 10 por lado
			Semana 2	3 × 12 por lado
			Semana 3	4 × 10 por lado
			Semana 4	5 × 10 por lado
3a. Remada curvada unilateral com halteres (neutra a supinada)		Fique na frente de um banco de musculação, com os pés afastados na largura dos ombros. Flexione os quadris e coloque a mão esquerda no banco para apoio. Segure um haltere na mão direita com uma pegada neutra (i. e., palma da mão voltada para dentro). Faça uma remada com o haltere, girando-o no sentido horário, de modo que a palma da mão fique voltada para o banco quando estiver no ponto alto da remada. Abaixe o haltere para retornar à posição inicial. Faça as repetições indicadas e, em seguida, troque para o outro lado.	Semana 1	2 × 10 por lado
			Semana 2	3 × 12 por lado
			Semana 3	4 × 10 por lado
			Semana 4	5 × 10 por lado
3b. Crucifixo inverso com polia (à meia altura)		Fique em pé com os pés afastados na largura dos ombros entre duas polias na altura dos ombros (ou use elásticos). Segure o cabo esquerdo com a mão direita e o cabo direito com a mão esquerda. (Você não precisa de alças; pode segurar os puxadores que estão prendendo os mosquetões.) Mantendo os cotovelos levemente flexionados, comece com os braços cruzados, de modo que a mão direita esteja na frente do ombro esquerdo, e a mão esquerda esteja na frente do ombro direito. Abra os braços lateralmente até que fiquem alinhados com os ombros e o corpo, formando um "T". Traga os braços até a posição cruzada inicial. Repita.	Semana 1	2 × 10
			Semana 2	3 × 12
			Semana 3	4 × 12
			Semana 4	5 × 15

Mulheres – ombros 5: ombros de profissional do fisiculturismo

Este é um puxadíssimo programa de quatro semanas para os ombros e está destinado aos competidores profissionais de fisiculturismo. O programa está organizado em três circuitos de dois exercícios, para que seja alcançada a máxima eficiência de treinamento. Mas muitos competidores profissionais de fisiculturismo preferem fazer cada exercício em sucessão durante sua fase de aumento da massa muscular e, em seguida, trocam para o formato do circuito quando já estão prontos para fazer dieta e reduzir o peso. Você também pode reorganizar a ordem dos exercícios, como 1a e 2a, 1b e 2b, finalizando com a última série. Com isso, poderá criar diferentes circuitos. As semanas 1 e 2 serão suficientes para

Parte II   Transformação do corpo

a maioria das pessoas, enquanto as semanas 3 e 4 devem ser tentadas apenas por indivíduos já em nível mais avançado e que tenham uma considerável base de treinamento.

Equipamento

Máquina mina, barra, halteres, máquina com polias duplas (com fixadores para corda e alças simples), banco de musculação com apoio para as costas ou banco inclinado ajustável.

Notas

Semanas 1 e 2: faça 2 vezes por semana.
Semanas 3 e 4: faça 1 vez por semana (apenas para praticantes em nível avançado).

Tabela 7.12   Mulheres – ombros 5: ombros de profissional do fisiculturismo

Exercício	Foto	Instruções	Semanas	Séries × reps
DIA 1				
1a. Desenvolvimento mina		Com os pés afastados na largura dos ombros, fique de frente para a ponta de uma barra que tenha a extremidade oposta fixada em uma máquina mina. Segure a ponta da barra na mão direita, à direita do ombro direito. Movimente a ponta da barra para cima, até que o braço direito esteja completamente estendido. Abaixe a barra para retornar à posição inicial. Faça as repetições indicadas e, em seguida, troque para o outro lado.	Semana 1	2 × 10 por lado
			Semana 2	3 × 12 por lado
			Semana 3	4 × 10 por lado
			Semana 4	5 × 8 por lado
1b. Elevação lateral a 45°		Fique em pé com os pés afastados na largura dos ombros. Segure um haltere em cada mão, com as palmas voltadas para o corpo (pegada neutra). Mantendo os cotovelos levemente flexionados, levante os braços diagonalmente em 45° até a altura do ombro. Abaixe os halteres para retornar à posição inicial. Repita.	Semana 1	2 × 10
			Semana 2	3 × 12
			Semana 3	4 × 15
			Semana 4	5 × 12
2a. Elevação lateral completa acima da cabeça com halteres		Fique em pé com os pés afastados na largura dos ombros. Segure um haltere em cada mão, com as palmas voltadas para a frente (pegada supinada). Mantendo os cotovelos levemente flexionados, levante os braços lateralmente em um grande semicírculo, até que os halteres fiquem acima da cabeça. Abaixe os halteres para retornar à posição inicial. Repita.	Semana 1	2 × 10
			Semana 2	3 × 12
			Semana 3	4 × 10
			Semana 4	5 × 10

(continua)

Capítulo 7 Ombros

Tabela 7.12 Mulheres – ombros 5: ombros de profissional do fisiculturismo *(continuação)*

Exercício	Foto	Instruções	Semanas	Séries × reps
2b. Crucifixo inverso curvado com polia		Fique em pé com os pés afastados na largura dos ombros, entre duas polias posicionadas na altura dos ombros. Segure o cabo esquerdo com a mão direita e o cabo direito com a mão esquerda. (Você não precisa de alças; pode segurar os puxadores que estão prendendo os mosquetões.) Flexione os quadris, mantendo as costas retas e os cotovelos levemente flexionados. Comece com os braços cruzados, de modo que a mão direita esteja na frente do ombro esquerdo e a mão esquerda na frente do ombro direito. Abra os braços para os lados, até que estejam alinhados com os ombros. Abaixe os braços para retornar à posição inicial cruzada. Repita.	Semana 1 Semana 2 Semana 3 Semana 4	2 × 10 3 × 12 4 × 12 5 × 15

Última série com halteres: use halteres que permitam fazer elevações laterais com inclinação por 12 repetições. Faça o exercício 3a por 12 repetições (semanas 1 e 2) ou 10 repetições (semanas 3 e 4). Faça todos os outros até a fadiga.

Exercício	Foto	Instruções	Semanas	Séries × reps
3a. Elevação lateral curvada com halteres		Fique em pé com os pés afastados na largura dos ombros. Segure um haltere em cada mão, com as palmas voltadas uma para a outra (para dentro). Flexione os quadris, mantendo as costas retas e os cotovelos levemente flexionados. Levante os braços para os lados, até que cheguem à altura dos ombros. Abaixe os halteres para retornar à posição inicial. Repita.	Semana 1 Semana 2 Semana 3 Semana 4	1 × 12 1 × 12 2 × 10 2-3 × 10
3b. Elevação lateral com halteres		Fique em pé com os pés afastados na largura dos ombros. Segure um haltere em cada mão, com as palmas voltadas para o corpo. Mantendo os cotovelos levemente flexionados, levante os braços para os lados até a altura dos ombros. Abaixe os halteres para retornar à posição inicial. Repita.	Semana 1 Semana 2 Semana 3 Semana 4	1 × até a fadiga 1 × até a fadiga 2 × até a fadiga 2-3 × até a fadiga
3c. Elevação frontal com halteres		Fique em pé com os pés afastados na largura dos ombros. Segure um haltere em cada mão. Mantendo uma pegada neutra (i. e., palmas das mãos voltadas uma para a outra) e os cotovelos estendidos, levante os halteres à sua frente até a altura dos ombros. Abaixe os halteres para retornar à posição inicial. Repita.	Semana 1 Semana 2 Semana 3 Semana 4	1 × até a fadiga 1 × até a fadiga 2 × até a fadiga 2-3 × até a fadiga

(continua)

Parte II Transformação do corpo

Tabela 7.12 Mulheres – ombros 5: ombros de profissional do fisiculturismo *(continuação)*

Exercício	Foto	Instruções	Semanas	Séries × reps
3d. Desenvolvimento acima da cabeça com halteres		Fique em pé com os pés afastados na largura dos ombros. Segure um haltere em cada mão na altura dos ombros, com um afastamento levemente maior do que a largura dos ombros e com as palmas das mãos voltadas para a frente. Levante os halteres até que os braços estejam completamente estendidos. Abaixe os halteres para retornar à posição inicial. Repita.	Semana 1	1 × até a fadiga
			Semana 2	1 × até a fadiga
			Semana 3	2 × até a fadiga
			Semana 4	2-3 × até a fadiga
DIA 2				
1a. Desenvolvimento de ombros com halteres na posição sentada		Sente-se em um banco com encosto para as costas (banco flexão de ombro ou banco regulável). Mantenha os pés apoiados no chão, afastados na largura dos ombros. Segure um haltere em cada mão. Levante os halteres com um afastamento inferior à largura dos ombros, com as palmas voltadas uma para a outra e os cotovelos apoiados nas costelas. Mantenha os antebraços e cotovelos com um afastamento inferior à largura dos ombros e movimente os halteres bem acima do nível da cabeça. Abaixe os halteres para retornar à posição inicial. Repita.	Semana 1	2 × 10
			Semana 2	3 × 12
			Semana 3	4 × 10
			Semana 4	5 × 8
1b. Elevação lateral com halteres nas costas		Fique em pé e levemente inclinado para trás, afastados na largura dos ombros. Segure um haltere em cada mão, atrás dos bolsos traseiros, com as palmas das mãos voltadas para o corpo. Mantenha os cotovelos levemente flexionados e levante os braços para os lados, mantendo os polegares apontando para cima até que os halteres estejam na altura dos ombros. Abaixe os halteres para retornar à posição inicial. Repita.	Semana 1	2 × 10
			Semana 2	3 × 12
			Semana 3	4 × 15
			Semana 4	5 × 12
2a. Puxada alta horizontal com cabo *(face pull)*		Sente-se com a postura ereta, com os pés apoiados no chão e afastados na largura dos ombros em uma máquina remo (ou máquina com uma polia intermediária) com um fixador de corda. Segurando as pontas da corda com uma pegada pronada, puxe a corda para trás em direção ao rosto, até que as mãos fiquem a cada lado da cabeça (como se você estivesse mostrando os músculos do braço para alguém). Estenda os braços para a frente, para retornar à posição inicial. Repita.	Semana 1	2 × 10
			Semana 2	3 × 12
			Semana 3	4 × 10
			Semana 4	5 × 8

(continua)

Capítulo 7 Ombros

Tabela 7.12 Mulheres – ombros 5: ombros de profissional do fisiculturismo *(continuação)*

Exercício	Foto	Instruções	Semanas	Séries × reps
2b. Crucifixo inverso curvado unilateral		Fique em pé com uma polia baixa à sua esquerda. Segure a alça com a mão direita e use uma pegada pronada. Flexione os quadris, mantendo as costas paralelas ao chão e o braço direito pendendo diretamente para baixo (com o cabo na mão). Mantendo uma leve flexão no cotovelo direito, levante lateralmente a mão direita até a altura do ombro, com o braço paralelo ao chão. Lentamente, retorne a mão direita à posição inicial. Faça as repetições indicadas e, em seguida, troque para o outro lado.	Semana 1	2 × 10 por lado
			Semana 2	3 × 12 por lado
			Semana 3	4 × 12 por lado
			Semana 4	5 × 15 por lado

Última série com halteres: use halteres que permitam fazer elevações laterais com inclinação por 12 repetições. Faça o exercício 3a por 12 repetições (semanas 1 e 2) ou 10 repetições (semanas 3 e 4). Faça todos os outros até a fadiga.

Exercício	Foto	Instruções	Semanas	Séries × reps
3a. Elevação lateral curvada com halteres		Fique em pé com os pés afastados na largura dos ombros. Segure um haltere em cada mão, com as palmas voltadas uma para a outra. Flexione os quadris, mantendo as costas retas e os cotovelos levemente flexionados. Levante os braços para os lados até a altura do ombro. Abaixe os halteres para retornar à posição inicial. Repita.	Semana 1	1 × 12
			Semana 2	1 × 12
			Semana 3	2 × 10
			Semana 4	2-3 × 10
3b. Elevação lateral com halteres		Fique em pé com os pés afastados na largura dos ombros. Segure um haltere em cada mão, com as palmas voltadas para o corpo. Mantendo os cotovelos levemente flexionados, levante os braços para os lados até a altura dos ombros. Abaixe os halteres para retornar à posição inicial. Repita.	Semana 1	1 × até a fadiga
			Semana 2	1 × até a fadiga
			Semana 3	2 × até a fadiga
			Semana 4	2-3 × até a fadiga
3c. Elevação frontal com halteres		Fique em pé com os pés afastados na largura dos ombros. Segure um haltere em cada mão. Mantendo uma pegada neutra (i. e., palmas das mãos voltadas uma para a outra) e os cotovelos estendidos, levante os halteres à sua frente até a altura dos ombros. Abaixe os halteres para retornar à posição inicial. Repita.	Semana 1	1 × até a fadiga
			Semana 2	1 × até a fadiga
			Semana 3	2 × até a fadiga
			Semana 4	2-3 × até a fadiga
3d. Desenvolvimento acima da cabeça com halteres		Fique em pé com os pés afastados na largura dos ombros. Segure um haltere em cada mão na altura dos ombros, com um afastamento levemente superior à largura dos ombros, com as palmas das mãos voltadas para a frente. Mobilize os halteres para cima, até que os braços estejam completamente estendidos. Abaixe os halteres para retornar à posição inicial. Repita.	Semana 1	1 × até a fadiga
			Semana 2	1 × até a fadiga
			Semana 3	2 × até a fadiga
			Semana 4	2-3 × até a fadiga

Resumo

Os ombros constituem uma articulação complexa, e seu treinamento pode ser uma tarefa desafiadora, mas eles também proporcionam uma oportunidade para que você tenha uma programação diversificada. Certamente, os ombros são uma das minhas partes favoritas do corpo com relação ao treinamento e à programação. Sei que você descobriu alguns exercícios novos e alguns programas sensacionais neste capítulo. Se você trabalhar com eles, o resultado poderá ser extremamente radical, tanto em termos estéticos como de desempenho. Se os seus ombros forem temperamentais, faça um aquecimento mais demorado, distribua o volume ao longo de mais dias na semana e use amplitudes de movimento parciais que não lhe causem dor. Nunca é demais repetir que músculos são músculos e que respondem ao mesmo estímulo, tanto em homens como em mulheres. Portanto, não tenha medo de mesclar e combinar esses exercícios para, com isso, criar seu próprio treinamento exclusivo.

E também não hesite em distribuir o volume em três sessões por semana. O treinamento de uma parte do corpo apenas uma vez por semana é eficaz, mas tenho testemunhado alguns profissionais que distribuem o volume em duas ou três sessões de treinamento. Essa estratégia é especialmente eficaz no caso dos ombros, já que estes podem lidar muito mais facilmente com volumes, em comparação com sua capacidade de suportar cargas.

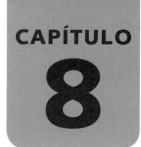

Tórax

Este capítulo enfatiza uma área que os homens têm especial interesse em desenvolver: o tórax. Aqui, ofereço tudo: desde treinos com uso do peso corporal e exercícios do tipo praticado em parques, até treinos de fisiculturistas para musculação. Nesses exercícios, incorporo equipamentos variados, para que você possa treinar seu tórax em casa, quando estiver viajando, ou quando estiver em uma academia bem equipada. Como em todos os demais exercícios, ofereço um cronograma de progressão para que tanto iniciantes como praticantes em nível avançado possam selecionar o volume de treinamento apropriado.

Como ocorre com os ombros, o tórax está sempre em evidência: todos olham para essa parte do nosso corpo e, dependendo do que veem, logo formam uma opinião. Os homens estão especialmente sintonizados com o desenvolvimento do tórax por muitas razões. A pergunta que mais frequentemente surge com relação a um homem musculoso é: "Você faz supino?" O grupo muscular exigido para o supino é o tórax, então essa pergunta é compreensível. Os programas neste capítulo irão desenvolver seu tórax e também melhorarão sua prática com supinos. Além disso, o tórax é o primeiro grande grupo muscular a se destacar no corpo. O tórax quase funciona como uma "proteção" para o corpo, estabelecendo um limite, além de servir como afirmação de poder e foco de atenção para ambos os gêneros. Embora muitas mulheres não queiram necessariamente obter grandes peitorais, desejam que seu tórax, ombros e tríceps estejam tonificados – partes que, sem exceção, fazem parte do trabalho de tórax. Trabalhar o tórax é importante, tanto para homens como para mulheres.

Embora flexões de braço e supinos sejam os exercícios mais populares para o tórax, também proponho outros exercícios, como uma forma de "apimentar" um pouco seu treinamento. No entanto, independentemente do tipo de treinamento que você faz, os bíceps (em especial a cabeça longa) estão envolvidos em muitos movimentos de flexão direta e até mesmo nos crucifixos. Muitas vezes, exige-se um grande envolvimento do bíceps durante o trabalho de tórax. Por esse motivo, desenvolvi algumas maneiras de minimizar a dor e os sintomas consequentes do uso exacerbado, que podem afetar o tendão do bíceps em decorrência dos movimentos excessivos de flexão. A tendinite do bíceps, que pode ocorrer quando você treina intensamente seu tórax, pode ser causada por uma variedade de problemas, desde fraqueza dos músculos do manguito rotador até outros desequilíbrios musculares. Certos princípios me ajudaram a resolver esses problemas. A seguir, descreverei algumas das estratégias importantes que utilizei com sucesso para lidar com a dor na região anterior do ombro, causada pela tendinite do bíceps. Essas estratégias ajudarão você a evitar o que causa dor, e você saberá como descansar as articulações ou os tecidos e como trabalhar em torno da lesão e no lado oposto.

A primeira vez que sofri uma tendinite grave no bíceps (na parte anterior do ombro direito), dei uma parada em todo tipo de supino. Em vez disso, concentrei-me nos exercícios de flexão e rotação lateral. Fiz crucifixos com elásticos e foquei em amplitudes de movimentos que não machucassem o ombro ou o bíceps. Assim procedi por cerca de seis semanas para descansar os tecidos inflamados, e os resultados foram impressionantes. Embora eu não entenda o mecanismo exato da recuperação (tudo bem, não posso saber tudo), essa abordagem me ajudou a contornar o problema e possibilitou a minha cura, ao mesmo tempo que eu me fortalecia. Neste capítulo, incluo alguns exercícios com elástico e *fly*, caso você esteja sofrendo de tendinite do bíceps e deseje descansar seu bíceps enquanto trabalha o tórax e o *core*.

Desenvolvimento muscular tem a ver com tensão e reparo muscular, em virtude da ruptura de células causada pela tensão que os músculos experimentam. A quantidade de tensão e ruptura sempre esteve associada à carga e ao volume de determinado exercício. Depois de muitos anos de uso constante de cargas crescentes, as articulações podem estar exaustas – condição em que a artrite pode se desenvolver. O uso de cargas mais leves, ritmos mais lentos e de uma melhor conexão entre mente e músculo irá aplicar tensão aos músculos com o uso de menos peso e de menor número de séries e repetições. Essa estratégia é particularmente satisfatória para indivíduos na faixa dos 40, 50 e 60 anos, que podem ter problemas articulares. A estratégia também pode se prestar a pessoas mais jovens que desejam ganhar força, adquirir um bom condicionamento físico e ser saudáveis, porém evitando os problemas de uso exacerbado observados em atletas que buscam sempre trabalhar com cargas máximas.

Obviamente, algumas dessas estratégias podem não se aplicar a atletas que dependem de níveis extremos de força e condicionamento físico, mas certamente valem a pena ser consideradas por aquelas pessoas que buscam saúde, condicionamento físico e transformação corporal, além daqueles que praticam esportes que não requerem forças insanas.

Com isso em mente, sinta-se à vontade para alterar o volume desses treinos, caso esteja treinando em ritmo mais lento. Por exemplo, se você estiver usando um esquema de excêntricos de três segundos, parada de dois segundos, e concêntricos de três segundos, fique à vontade para cortar pela metade as repetições. Eu não sou grande fã de treinos muito lentos, mas de vez em quando uso esse esquema quando não sinto vontade de treinar pesado, mas quero obter um bom resultado. Como ex-atleta de combate, tenho uma preferência com relação a treinamentos de força puxados e rápidos, e essa opção me levou a sofrer muitas lesões. Por necessidade, atualmente estou aberto a outros métodos e uso um treinamento mais lento (tempo sob tensão), para a obtenção de resultados com uso de menos peso. Tente essa abordagem com estes exercícios para o tórax, e tenha a certeza de que irá sofrer menos problemas nos ombros e conseguirá melhor desenvolvimento do tórax.

Neste capítulo, em quase todos os treinos sugeri progressões tanto para iniciantes como para praticantes em nível mais avançado. Mas se você não vem treinando há mais de dois meses e sente que precisa construir uma base, ou se não tem experiência em treinamento, recomendo enfaticamente que conclua o programa de duas semanas descrito a seguir, antes de tentar qualquer exercício deste capítulo.

Semana 1: faça cada exercício separadamente

Segunda, quarta, sexta-feira

Flexão de braços utilizando o peso corporal (1-2 séries × 10-15 repetições).
Flexão de braços diamante (1-2 séries × 10-15 repetições).

Semana 2: faça cada exercício separadamente

Segunda, quarta, sexta-feira

Flexão de braços utilizando o peso corporal (2-3 séries × 15-20 repetições).
Flexão de braços lateral misturada (2-3 séries × 15-20 repetições).
Flexão de braços diamante (2-3 séries × 15-20 repetições).

Homens – tórax 1: treinamento para tórax no parque

Este programa de treinamento de quatro semanas, com o uso do peso corporal para o tórax, pode ser feito com facilidade tanto em um parque como na academia. Durante meus dias de estudante secundarista, muitos de nós vivenciávamos esses tipos de exercícios, e passávamos horas conversando, brincando e fazendo barras, tríceps paralelos, flexões, agachamentos, avanços, degraus e tiros de velocidade. Em certas ocasiões, por acaso trabalhávamos apenas uma parte do corpo; este programa representa aquela abordagem. O treino está organizado de modo que cada exercício seja feito em sucessão com um pouco mais de descanso entre séries, para a obtenção da máxima eficiência do treinamento. Mas sinta-se à vontade para reorganizar os exercícios, por exemplo, começando com tríceps paralelos que terminam com uma flexão de braços diamante. Este é um treino perfeito para pessoas que estão interessadas em esculpir o tórax e, ao mesmo tempo, desejam se concentrar no tríceps. As semanas 1 e 2 serão suficientes para a maioria das pessoas, enquanto as semanas 3 e 4 devem ser tentadas apenas por praticantes em nível mais avançado e que tenham uma base considerável de treinamento.

Equipamento

Barras paralelas, banco ou plataforma elevada.

Notas

Semanas 1 e 2: faça 2 vezes por semana.
Semanas 3 e 4: faça 1 vez por semana (apenas para praticantes em nível muito avançado).

Tabela 8.1 Homens – tórax 1: treinamento para tórax no parque

Exercício	Foto	Instruções	Semanas	Séries × reps
1. Tríceps paralelo		Fique em pé entre duas barras paralelas. Segurando-se nas barras, levante o corpo com os cotovelos estendidos. Abaixe o corpo até sentir um bom alongamento na parte superior do tórax e nos ombros. Estenda os cotovelos para levantar o corpo, contraindo o tríceps. Repita.	Semana 1	2 × 10
			Semana 2	3 × 12
			Semana 3	4 × 20
			Semana 4	5 × 25
2. Flexão de braços declinada		Fique em pé e de costas para um banco ou uma plataforma elevada. Posicione os pés na borda do banco ou plataforma e coloque as mãos no solo, afastadas na largura dos ombros. Mantendo o corpo reto, flexione os cotovelos e abaixe o corpo até que o tórax esteja à distância de 12 cm do chão. Estenda os cotovelos para retornar à posição inicial. Repita.	Semana 1	2 × 10
			Semana 2	3 × 12
			Semana 3	4 × 15
			Semana 4	5 × 20

(continua)

Tabela 8.1 Homens – tórax 1: treinamento para tórax no parque *(continuação)*

Exercício	Foto	Instruções	Semanas	Séries × reps
3. Flexão de braços na barra paralela		Apoie as mãos e os pés sobre duas barras paralelas, com o corpo em uma posição de flexão de braços. Flexione os cotovelos para abaixar o tórax até o nível das barras. Estenda os cotovelos para retornar à posição inicial. Repita.	Semana 1	2 × 10
			Semana 2	3 × 12
			Semana 3	4 × 20
			Semana 4	5 × 25
4. Flexão de braços diamante		Assuma uma posição de flexão de braços com os dedos indicadores e polegares se tocando e formando um losango (i. e., diamante). As mãos podem estar apoiadas no chão, ou elevadas. Flexione os cotovelos para abaixar o tórax, até que ele se situe logo acima dos dedos das mãos. Estenda os cotovelos para retornar à posição inicial. Repita.	Semana 1	2 × 10
			Semana 2	3 × 12
			Semana 3	4 × 15
			Semana 4	5 × 15

Homens – tórax 2: tórax funcional

Este é um programa de quatro semanas para treinamento funcional do tórax que utiliza o peso corporal, *medicine ball*s e cabos ou elásticos. Embora seja um treino funcional, não pense por um instante que o programa não é difícil e que não vai resultar em fortalecimento. Recomendo que você aborde este exercício como um programa normal de aquisição de força e faça os exercícios em sucessão, com bastante descanso entre as séries e total concentração e esforço. Dessa forma, você será capaz de aplicar o máximo de esforço a cada exercício e completar as faixas de repetição. As semanas 1 e 2 serão suficientes para a maioria das pessoas, enquanto as semanas 3 e 4 devem ser tentadas apenas por praticantes em nível mais avançado e que tenham uma base considerável de treinamento.

Equipamento

Medicine ball, elástico com alças (como JC Sports Band, Traveler ou Predator).

Notas

Semanas 1 e 2: faça 2 vezes por semana.
Semanas 3 e 4: faça 1 vez por semana (apenas para praticantes em nível muito avançado).

Capítulo 8 Tórax

Tabela 8.2 Homens – tórax 2: tórax funcional

Exercício	Foto	Instruções	Semanas	Séries × reps
1. Flexão de braço unilateral com *medicine ball* (empurrar para cima)		Assuma uma posição de flexão, com a mão esquerda no chão e a mão direita apoiada em uma *medicine ball*. As mãos devem estar afastadas na largura dos ombros. Flexione os cotovelos para abaixar o tórax até cerca de 3 cm do solo. Estenda os cotovelos para que o corpo seja levantado até a posição inicial. Assim que os cotovelos se estenderem por completo, a mão no chão deve empurrar para cima, deixando o chão agressivamente. Na aterrissagem dessa mão, faça o corpo baixar com uma flexão. Repita. Depois de completar as repetições desejadas, troque de lado.	Semana 1	2 × 6-10 por lado
			Semana 2	3 × 8-12 por lado
			Semana 3	4 × 12-15 por lado
			Semana 4	5 × 15 por lado
2. Flexão de braço em T		Assuma uma posição de flexão. Flexione os cotovelos para abaixar o tórax. Quando o tórax chegar a uma distância aproximada de 3 cm do chão, estenda os cotovelos para que o corpo seja levantado até a posição inicial. Quando os cotovelos estiverem completamente estendidos, levante o braço direito, fazendo rotação do tórax ao se posicionar em uma prancha lateral. Abaixe o braço direito para retornar à posição de flexão. Repita. Depois de completar as repetições desejadas, troque para o outro lado.	Semana 1	2 × 10 por lado
			Semana 2	3 × 12 por lado
			Semana 3	4 × 10 por lado
			Semana 4	5 × 10 por lado
3. Flexão de braços alternada com *medicine ball*		Assuma uma posição de flexão, com uma das mãos no chão e a outra sobre uma *medicine ball*. As mãos devem estar afastadas na largura dos ombros. Flexione os cotovelos para abaixar o tórax até estar a uma distância de 3 cm do solo. Estenda os cotovelos para levantar o corpo. Assim que os cotovelos se estenderem por completo, role a *medicine ball* para a outra mão e faça outra flexão. Repita.	Semana 1	2 × 8-10 por lado
			Semana 2	3 × 10-12 por lado
			Semana 3	4 × 8-10 por lado
			Semana 4	5 × 10 por lado
4. Flexão de braços com as mãos apoiadas na *medicine ball*		Assuma uma posição de flexão com as duas mãos apoiadas sobre uma *medicine ball*. Flexione os cotovelos para abaixar o tórax até uma distância de aproximadamente 3 cm da bola. Estenda os cotovelos para levantar o corpo. Repita.	Semana 1	2 × 8-10
			Semana 2	3 × 10-12
			Semana 3	4 × 12-15
			Semana 4	5 × 12-15
5. *Fly* unilateral com elástico ou polia		Fique em pé com um elástico preso a um ponto situado à altura do tórax e à sua direita. Segure a alça com a mão direita; a palma da mão deve estar voltada para a frente. Mantendo o cotovelo levemente flexionado e o tronco estável, mobilize o braço para fora e para cima, até a altura do ombro, mantendo o tronco estável. Retorne o braço até a posição inicial. Repita. Depois de completar as repetições desejadas, troque para o outro lado.	Semana 1	2 × 10 por lado
			Semana 2	3 × 12 por lado
			Semana 3	4 × 15 por lado
			Semana 4	5 × 20 por lado

Parte II Transformação do corpo

Homens – tórax 3: tórax com halteres e cabo

Este é um programa intenso para o tórax com duração de quatro semanas, com uso de halteres e cabos. Se você não tem acesso a uma máquina com polias, pode usar elásticos reforçados, como o JC Predator Jr. Leve também em consideração a substituição de qualquer exercício com halteres por um exercício com barra, ou até mesmo com máquina, para mudar seu treinamento. Este é um treino de grande volume, perfeito para a aquisição de massa, embora sejam utilizadas cargas mais leves com menor tempo sob tensão. Você poderá cortar as repetições para 5-8, caso cada repetição esteja levando 5-7 segundos. O volume dos *flys* também possibilita que os peitorais fiquem bem esculpidos e com boa separação dos músculos. As semanas 1 e 2 serão suficientes para a maioria das pessoas, enquanto as semanas 3 e 4 devem ser tentadas apenas por praticantes em nível mais avançado e que tenham uma base considerável de treinamento.

Equipamento

Banco inclinado, halteres, banco horizontal, máquina com polias duplas com fixadores ou elásticos, banco declinado.

Notas

Semanas 1 e 2: faça 2 vezes por semana.

Semanas 3 e 4: faça 1 vez por semana (apenas para praticantes em nível muito avançado).

Tabela 8.3 Homens – tórax 3: tórax com halteres e cabo

Exercício	Foto	Instruções	Semanas	Séries × reps
1a. Supino inclinado com halteres		Posicione-se em decúbito dorsal em um banco inclinado. Segure um haltere em cada mão com os braços estendidos e as palmas das mãos voltadas para a frente. Flexione os cotovelos e abaixe os halteres até sentir um bom alongamento na parte superior do tórax. Estenda os cotovelos para retornar à posição inicial. Repita.	Semana 1	2 × 10
			Semana 2	3 × 12
			Semana 3	4 × 10
			Semana 4	5 × 8
1b. *Fly* inclinado com cabo		Posicione-se em decúbito dorsal em um banco inclinado com uma máquina com polias ou elásticos baixos a cada lado do corpo. Segure uma alça em cada mão com os braços estendidos acima do tórax e as palmas das mãos voltadas uma para a outra. Mantendo os cotovelos levemente flexionados, abaixe lateralmente os cabos, até que estejam em uma posição em "T". Ainda mantendo os cotovelos levemente flexionados, traga os cabos de volta à posição inicial, acima dos ombros. Repita.	Semana 1	2 × 10
			Semana 2	3 × 12
			Semana 3	4 × 12
			Semana 4	5 × 15

(continua)

Capítulo 8 Tórax

Tabela 8.3 Homens – tórax 3: tórax com halteres e cabo *(continuação)*

Exercício	Foto	Instruções	Semanas	Séries × reps
2a. Supino horizontal com halteres		Posicione-se em decúbito dorsal em um banco horizontal. Segure um haltere em cada mão com os braços estendidos e as palmas das mãos voltadas para a frente. Flexione os cotovelos e abaixe os halteres até sentir um bom alongamento no tórax. Estenda os cotovelos, empurrando os halteres em direção ao teto. Repita.	Semana 1	2 × 10
			Semana 2	3 × 12
			Semana 3	4 × 10
			Semana 4	5 × 8
2b. *Fly* no cabo		Fique em pé entre duas máquinas com polias ou elásticos fixados com segurança e segure uma alça em cada mão. Estenda os braços para cada lado do corpo em uma posição em "T", com as palmas das mãos voltadas para a frente. Mantendo os cotovelos levemente flexionados, junte os cabos à sua frente, ao nível do tórax. Quando as mãos se tocarem à sua frente, retorne à posição inicial. Repita.	Semana 1	2 × 10
			Semana 2	3 × 12
			Semana 3	4 × 12
			Semana 4	5 × 15
3a. Supino declinado com halteres		Posicione-se em decúbito dorsal em um banco declinado. Segure um haltere em cada mão com os braços estendidos e as palmas das mãos voltadas para a frente. Flexione os cotovelos e abaixe os halteres até sentir um bom alongamento na parte superior do tórax. Estenda os cotovelos para retornar à posição inicial. Repita.	Semana 1	2 × 10
			Semana 2	3 × 12
			Semana 3	4 × 10
			Semana 4	5 × 8
3b. *Cross-over* polia dupla		Fique em pé entre duas máquinas com polias ou elásticos fixados com segurança. Segure uma alça em cada mão com os braços estendidos e afastados lateralmente, de modo a fazer uma posição em "Y"; as palmas das mãos devem estar voltadas para a frente. Mantendo os cotovelos levemente flexionados, junte os cabos à sua frente ao nível dos quadris. Quando as mãos se tocarem à sua frente, retorne à posição inicial. Repita.	Semana 1	2 × 10
			Semana 2	3 × 12
			Semana 3	4 × 12
			Semana 4	5 × 15

Homens – tórax 4: supersérie à moda antiga para tórax

Este treinamento surgiu nos tempos de Nautilus, Arthur Jones e Mike Mentzer, nos anos de 1970. O programa está organizado em um esquema que era conhecido como *pares pré-fadiga*, indo desde o exercício isolado até o exercício composto, sem descanso. As duas últimas semanas deste programa são incrivelmente extenuantes; por isso, de vez em quando uso uma dessas semanas isoladamente com o único objetivo de acabar com o tórax. Jamais uso as semanas 3 ou 4 por mais de duas semanas seguidas, e nunca duas vezes em uma mesma semana. A ideia é de pré-exaustão dos músculos com um movimento uniarticular e, em seguida, aniquilá-los com um movimento composto (o oposto da tradicional abordagem de aquisição de volume do fisiculturismo, que vai do composto para o isolado). Prefiro usar máquinas para o maior

Parte II Transformação do corpo

número possível de exercícios, de modo que não haja necessidade de consumir qualquer energia para equilibrar ou estabilizar o peso: toda a energia será canalizada para estimular o crescimento muscular. As semanas 1 e 2 serão suficientes para a maioria das pessoas, enquanto as semanas 3 e 4 devem ser tentadas apenas por praticantes em nível mais avançado e que tenham uma base considerável de treinamento.

Equipamento

Máquina *pec deck*, máquina supino, banco inclinado ajustável, halteres, equipamento elevado para flexões parciais profundas (p. ex., halteres hexagonais, caixas, bancos, alças de flexão), máquina com polias (opcional), máquina Smith (opcional).

Notas

Semanas 1 e 2: faça 2 vezes por semana.
Semanas 3 e 4: faça 1 vez por semana (apenas para praticantes em nível muito avançado).

Tabela 8.4 Homens – tórax 4: supersérie à moda antiga para tórax

Exercício	Foto	Instruções	Semanas	Séries × reps
1a. *Pec deck* (em seu lugar, podem-se usar cabos ou elásticos)		Sente-se na máquina *pec deck* com os braços abertos e os cotovelos levemente flexionados. Contraia o tórax e junte as alças. Retorne à posição inicial. Depois de completar as repetições desejadas, siga diretamente para o exercício composto, sem descanso.	Semana 1	2 × 12-15
			Semana 2	3 × 10-12
			Semana 3	4 × 12-15
			Semana 4	5 × 10-15
1b. Supino máquina (em seu lugar, pode-se usar uma máquina Smith)		Para este exercício, use um peso que permita completar 20-25 repetições com você descansado. Sente-se na máquina supino com os cotovelos flexionados, sentindo um bom alongamento no tórax. Movimente o peso para longe de você, até que os braços estejam completamente estendidos e, em seguida, retorne à posição inicial. Repita. Depois de completar as repetições desejadas, descanse por 2-3 min e reinicie a sequência 1a-1b.	Semana 1	2 × 10-12
			Semana 2	3 × 10-12
			Semana 3	4 × 8-12
			Semana 4	5 × 8-12
Descanso de 5-10 min				
2a. Crucifixo inclinado com halteres (em seu lugar, podem-se usar cabos)		Posicione-se em decúbito dorsal em um banco inclinado e segure um haltere em cada mão. Estenda os braços acima do tórax, com as palmas das mãos voltadas uma para a outra. Mantendo os cotovelos levemente flexionados, abaixe os halteres para os lados até que estejam em uma posição em "T" e que você sinta um bom alongamento na parte superior do tórax. Mantendo os cotovelos levemente flexionados, retorne os halteres à posição inicial, acima dos ombros. Repita.	Semana 1	2 × 12-15
			Semana 2	3 × 10-12
			Semana 3	4 × 12-15
			Semana 4	5 × 10-15

(continua)

Capítulo 8 Tórax **129**

Tabela 8.4 Homens – tórax 4: supersérie à moda antiga para tórax *(continuação)*

Exercício	Foto	Instruções	Semanas	Séries × reps
2b. Supino inclinado com barra livre (em seu lugar, pode-se usar uma máquina Smith)		Para este exercício, use um peso que permita completar 20-25 repetições com você descansado. Posicione-se em decúbito dorsal em um banco inclinado segurando uma barra com as mãos, que devem estar afastadas na largura dos ombros. Estenda os braços. Abaixe a barra em direção à parte superior do tórax, até sentir um bom alongamento no local. Estenda os cotovelos, empurrando a barra para retornar à posição inicial. Repita. Depois de completar as repetições desejadas, descanse por 2-3 min e reinicie a sequência 2a-2b.	Semana 1 Semana 2 Semana 3 Semana 4	2 × 10-12 3 × 10-12 4 × 8-12 5 × 8-12
Última série: flexão de braços parcial profunda		Coloque dois equipamentos (p. ex., halteres hexagonais, caixas, bancos, alças de flexão) no chão, a uma distância pouco superior à largura dos ombros. Assuma uma posição de flexão com as mãos apoiadas sobre os equipamentos. Faça uma flexão profunda, de modo a obter um bom alongamento nos peitorais. Estenda os cotovelos para se elevar até a metade do movimento e, em seguida, abaixe o corpo até a posição de flexão profunda. Repita.	Semana 1-4	2-3 séries até a fadiga

Homens – tórax 5: musculação tradicional para o tórax

Este é um programa tradicional de quatro semanas para o tórax. No passado, quando queríamos ficar fortes e grandes, esse era o tipo de treino que fazíamos. Este programa tem a vantagem dos ganhos de força que podemos obter com grandes cargas e baixo número de repetições, mas também resulta nos efeitos de volume dos protocolos de modelagem e de descarga de sangue com grande número de repetições. Evidentemente, as pessoas que querem malhar com um programa simples, mas eficaz, vão adorá--lo. Este não é um treinamento curto e intenso; leva tempo fazer as séries em sucessão com o uso de um bom peso e com muito descanso. Quando faço este treino, preciso descansar bastante, cerca de duas horas, para que possa completar um grande número de repetições. Na minha idade, começo a sentir um pouco de sobretreinamento nas semanas 3-4; portanto, monitore seus volumes e dores. As semanas 1 e 2 serão suficientes para a maioria das pessoas, enquanto as semanas 3 e 4 devem ser tentadas apenas por praticantes em nível mais avançado e que tenham uma base considerável de treinamento.

Equipamento

Banco inclinado, barra, banco de musculação, halteres, barras paralelas, cinta de peso e anilhas, máquina com polias duplas ou elásticos, máquina supino (opcional).

Notas

Semanas 1 e 2: faça 2 vezes por semana.
Semanas 3 e 4: faça 1 vez por semana (apenas para praticantes em nível muito avançado).

Parte II Transformação do corpo

Tabela 8.5 Homens – tórax 5: musculação tradicional para o tórax

Exercício	Foto	Instruções	Semanas	Séries × reps
1. Supino inclinado com barra livre (ou supino máquina inclinado)		Posicione-se em decúbito dorsal em um banco inclinado segurando uma barra com as mãos, que devem estar afastadas na largura dos ombros. Estenda os braços. Abaixe a barra em direção à parte superior do tórax até sentir um bom alongamento nesse local. Estenda os cotovelos, empurrando a barra para retornar à posição inicial. Repita.	Semana 1	2 × 10
			Semana 2	3 × 8
			Semana 3	4 × 8
			Semana 4	5 × 4-6
2. Supino horizontal com halteres (ou supino máquina)		Posicione-se em decúbito dorsal em um banco e segure um haltere em cada mão. Estenda os braços com as palmas das mãos voltadas para a frente. Abaixe os halteres até que os cotovelos alcancem 90°. Estenda os cotovelos, empurrando os halteres em direção ao teto. Repita.	Semana 1	2 × 10
			Semana 2	3 × 8
			Semana 3	4 × 8
			Semana 4	5 × 4-6
3. Tríceps pegada paralela com peso (ou equivalente com máquina)		Fique em pé, entre duas barras paralelas. Prenda uma cinta com cadeias e anilhas de peso para adicionar a intensidade adequada. Segurando as alças, levante o corpo com os cotovelos estendidos. Abaixe o corpo até sentir um bom alongamento na parte superior do tórax e nos ombros. Estenda os cotovelos para erguer o corpo, contraindo o tríceps. Repita.	Semana 1	2 × 10
			Semana 2	3 × 12
			Semana 3	4 × 10
			Semana 4	5 × 8
4. Crucifixo inclinado com halteres		Posicione-se em decúbito dorsal em um banco inclinado. Segure um haltere em cada mão, com os braços estendidos e afastados do tórax e com as palmas das mãos voltadas uma para a outra. Abaixe os halteres para os lados do corpo em uma posição em "T", até sentir um bom alongamento na parte superior do tórax e nos ombros. Retorne os halteres até a posição inicial. Repita.	Semanas 1-2	2 × 10
			Semanas 3-4	3 × 12
Última série: *Fly* 21 (7+7+7) parciais na polia dupla		Fique em pé entre duas máquinas com polias posicionadas na altura do tórax. Segure uma alça em cada mão, com os braços estendidos para os lados em uma posição em "T". As palmas das mãos devem estar voltadas para a frente. Divida o *fly* em três etapas: a metade superior (braços afastados) até um ponto a meio caminho, a metade inferior (até um ponto a meio caminho e até que os braços se juntem) e a amplitude completa. Mantendo os cotovelos levemente flexionados, contraia o tórax e leve as alças até a metade do percurso. Volte para a metade superior com os braços afastados e faça 7 repetições. Em seguida, faça 7 repetições desde o ponto a meio caminho até que as mãos se toquem. Conclua com sete *flys* completos. Esse esquema constitui uma série.	Semanas 1-2	2 × 21
			Semanas 3-4	3 × 21

Mulheres – tórax 1: tonificação do tórax com elástico

Este é um programa de treinamento de apenas quatro semanas para o tórax. O programa está organizado em três circuitos de dois exercícios, para que seja obtida máxima eficiência no treinamento do tórax. Mas sinta-se à vontade para reorganizar os exercícios e executá-los em sequência, se tiver mais tempo para treinar e quiser usar cargas mais pesadas, dando ênfase à força. Este programa é perfeito para que você se concentre no tórax, ao mesmo tempo que faz um excelente treinamento do *core*. As semanas 1 e 2 serão suficientes para a maioria das pessoas, enquanto as semanas 3 e 4 devem ser tentadas apenas por praticantes em nível mais avançado e que tenham uma base considerável de treinamento.

Equipamento

Elásticos com alças (p. ex., JC Sport ou JC Predator).

Notas

A cada série, alterne a perna posicionada à frente.

Semanas 1 e 2: faça 2 vezes por semana.

Semanas 3 e 4: faça 1 vez por semana (apenas para praticantes em nível muito avançado).

Tabela 8.6   Mulheres – tórax 1: tonificação do tórax com elástico

Exercício	Foto	Instruções	Semanas	Séries × reps
1a. Desenvolvimento inclinado com elástico ou polia em posição de avanço		Fique em pé, de costas para dois elásticos ou cabos fixados em pontos baixos. Segure as alças à altura do tórax (palmas das mãos voltadas para baixo), de modo a sentir um alongamento confortável no tórax. Assuma uma posição de avanço, ou para a execução de um afundo parcial. Estenda os cotovelos para cima e para fora, à sua frente, até cerca de 45° e até que os braços estejam completamente estendidos. Em seguida, retorne à posição inicial. Repita. Alterne as pernas a cada série.	Semana 1	2 × 10
			Semana 2	2 × 15
			Semana 3	4 × 10
			Semana 4	4 × 15
1b. Crucifixo pegada baixa em posição de avanço na polia		Fique em pé, de costas para dois elásticos ou cabos fixados em pontos baixos. Segure as alças e abra os braços em uma posição em "T". Flexione levemente os cotovelos (palmas das mãos voltadas para a frente), de modo a sentir um alongamento confortável no tórax. Assuma uma posição de avanço, ou para a execução de um afundo parcial. Mantendo os cotovelos levemente flexionados, mobilize as alças para cima e para fora, à sua frente, até cerca de 45° e até que as mãos se toquem. Em seguida, retorne à posição inicial. Repita. Alterne as pernas a cada série.	Semana 1	2 × 10
			Semana 2	4 × 12
			Semana 3	4 × 15
			Semana 4	4 × 20

(continua)

Parte II Transformação do corpo

Tabela 8.6 Mulheres – tórax 1: tonificação do tórax com elástico *(continuação)*

Exercício	Foto	Instruções	Semanas	Séries × reps
2a. Supino reto em posição de avanço		Fique em pé, de costas para dois elásticos ou cabos posicionados na altura do tórax. Segure as alças à altura do tórax (palmas das mãos voltadas para baixo), de modo a sentir um alongamento confortável no tórax. Assuma uma posição de avanço, ou para a execução de um afundo parcial. Estenda os cotovelos à sua frente até que os braços estejam completamente estendidos e, em seguida, retorne à posição inicial. Repita. Alterne as pernas a cada série.	Semana 1	2 × 10
			Semana 2	2 × 15
			Semana 3	4 × 10
			Semana 4	4 × 15
2b. Crucifixo em posição de avanço		Fique em pé, de costas para dois elásticos fixados na altura do tórax. Segure as alças e abra os braços em uma posição em "T". Flexione levemente os cotovelos (palmas das mãos voltadas para a frente), de modo a sentir um alongamento confortável no tórax. Assuma uma posição de avanço ou para a execução de um afundo parcial. Mantendo os cotovelos levemente flexionados, junte as alças até que as mãos se toquem e, em seguida, retorne à posição inicial. Repita. Alterne as pernas a cada série.	Semana 1	2 × 10
			Semana 2	4 × 12
			Semana 3	4 × 15
			Semana 4	4 × 20
Última série				
1a. Crucifixo alternado declinado com pegada baixa em posição de avanço		Fique em pé, de costas para dois elásticos ou cabos fixados em um ponto bem acima da cabeça. Segure as alças, com os braços em uma posição aberta em "T" e os cotovelos levemente flexionados (palmas das mãos voltadas para a frente). Assuma uma posição de avanço ou para a execução de um afundo parcial. Traga o braço direito para a frente e faça um *fly* unilateral. Enquanto o braço direito retorna à posição inicial, faça com que o braço esquerdo avance para a frente, para executar um *fly* unilateral. Repita. Alterne as pernas a cada série.	Semana 1	2 × 10 por lado
			Semana 2	2 × 15 por lado
			Semana 3	4 × 10 por lado
			Semana 4	4 × 15 por lado
1b. Crucifixo pegada alta simultâneo em posição de avanço		Fique em pé, de costas para dois elásticos ou cabos fixados o mais alto possível. Segure as alças com os braços abertos em uma posição em "T". Flexione levemente os cotovelos (palmas das mãos voltadas para a frente) de modo a sentir um alongamento confortável no tórax. Assuma uma posição de avanço ou para a execução de um afundo parcial. Mantendo os cotovelos levemente flexionados, movimente as alças para fora, à sua frente, e para baixo até cerca de 45° e até que as mãos se toquem. Em seguida, retorne à posição inicial. Repita. Alterne as pernas a cada série.	Semana 1	2 × 10
			Semana 2	4 × 12
			Semana 3	4 × 15
			Semana 4	4 × 20

(continua)

Capítulo 8   Tórax   **133**

Tabela 8.6   Mulheres – tórax 1: tonificação do tórax com elástico *(continuação)*

Exercício	Foto	Instruções	Semanas	Séries × reps
1c. Flexão de braços parcial (cobra)		Comece em uma posição de flexão, com as mãos e os pés afastados na largura dos ombros. Impulsione os quadris para cima, de modo que fiquem mais altos que os ombros. Flexione os cotovelos para executar uma flexão, para que o tórax toque suavemente o solo. Mantenha as pernas retas. Arqueie as costas e estenda os braços enquanto os quadris abaixam na direção do chão. Inverta o movimento para retornar à posição elevada do quadril. Repita.	Semana 1	2 × 10
			Semana 2	4 × 12
			Semana 3	4 × 15
			Semana 4	4 × 20

Mulheres – tórax 2: tórax funcional

Este é um programa de quatro semanas de treinamento funcional para todos que pretendem tonificar e também conseguir excelentes níveis de função e força para o *core*. Embora seja apresentado em um formato de sucessão, certamente você poderá tentar o programa na forma de circuito, mas não se surpreenda se, ao final, não for possível concluir o número indicado de repetições. As semanas 1 e 2 serão suficientes para a maioria das pessoas, enquanto as semanas 3 e 4 devem ser tentadas apenas por praticantes em nível mais avançado e que tenham uma base considerável de treinamento.

Equipamento

Elásticos com alças, bola suíça, sistema de suspensão.

Notas

Semanas 1 e 2: faça 2 vezes por semana.
Semanas 3 e 4: faça 1 vez por semana (apenas para praticantes em nível muito avançado).

Tabela 8.7   Mulheres – tórax 2: tórax funcional

Exercício	Foto	Instruções	Semanas	Séries × reps
1. Supino alternado com elástico em posição de avanço (alterne as pernas a cada série)		Fique em pé entre dois elásticos à altura do tórax. Segure as alças nas mãos, também à altura do tórax (palmas das mãos voltadas para baixo), até sentir um alongamento confortável nesse local. Assuma uma posição de avanço ou para a execução de um afundo parcial. Estenda o cotovelo direito e mantenha o cotovelo esquerdo junto ao tórax. Estenda o cotovelo esquerdo, enquanto a mão direita retorna ao lado do tórax. Repita os desenvolvimentos alternados. Alterne as pernas a cada série.	Semana 1	2 × 10 por lado
			Semana 2	2 × 15 por lado
			Semana 3	4 × 12 por lado
			Semana 4	4 × 15 por lado

(continua)

Parte II Transformação do corpo

Tabela 8.7 Mulheres – tórax 2: tórax funcional *(continuação)*

Exercício	Foto	Instruções	Semanas	Séries × reps
2. Flexão de braços com as mãos apoiadas na bola suíça		Assuma uma posição de flexão com as mãos apoiadas sobre os lados da bola suíça e os dedos apontando para o chão. Flexione os cotovelos para abaixar o tórax até a bola suíça. Assim que o tórax tocar a bola suíça, estenda os cotovelos para impulsionar o corpo para cima. Repita.	Semana 1	2 × 10
			Semana 2	2 × 15
			Semana 3	4 × 10
			Semana 4	4 × 12
3. Crucifixo inclinado no TRX		Usando um sistema de suspensão (p. ex., SBT), segure-se nas duas alças e assuma uma posição de flexão suspensa e inclinada. Mantendo os cotovelos levemente flexionados, empurre as alças para os lados, afastando-as do corpo, em uma posição em "T". Tão logo as alças estejam aos lados do corpo, contraia os peitorais, ainda mantendo os cotovelos levemente flexionados, e traga de volta as alças, medialmente, à frente do corpo. Repita.	Semana 1	2 × 8
			Semana 2	2 × 10
			Semana 3	4 × 8
			Semana 4	4 × 10
4. Flexão de braços mergulho (cobra)		Comece em uma posição de flexão, com as mãos e os pés afastados na largura dos ombros. Impulsione os quadris para cima, de modo que você assuma uma posição de "V" invertido. Flexione os cotovelos para fazer uma flexão, para que o tórax toque suavemente o chão. Mantenha as pernas retas. Arqueie as costas e estenda os braços enquanto os quadris abaixam em direção ao solo. Inverta o movimento para retornar à posição de "V" invertido. Repita.	Semana 1	2 × 10
			Semana 2	2 × 15
			Semana 3	4 × 12
			Semana 4	4 × 15
Flexão de braços diamante (se necessário, eleve para completar o número de repetições indicado)		Assuma uma posição de flexão, com as mãos sob o tórax, de modo que os dedos indicadores e polegares se toquem, formando um losango (diamante). Flexione os cotovelos para abaixar o tórax. Tão logo o tórax esteja à distância aproximada de 3 cm do solo, estenda os cotovelos para levantar o corpo. Repita.	Semana 1	2 × 10
			Semana 2	2 × 12
			Semana 3	4 × 10
			Semana 4	4 × 12

Mulheres – tórax 3: tórax com halteres e cabo unilateral

Uso este programa especializado de quatro semanas com alguns dos meus competidores de Tri Fitness. O programa se concentra na parte superior do tórax e nos ombros, com o uso do formato mais popular de pré-fadiga em um esquema de composto para isolado, o que é o inverso do tradicional formato de pré-fadiga. Também usei uma versão deste treinamento com alguns dos homens, clientes meus, que desejam realmente se concentrar no desenvolvimento do tórax para seus ensaios fotográficos como modelos. Este programa consiste em dois exercícios com treinamento e superséries para os dois braços, sem descanso; mas, mesmo assim, consumirá algum tempo, considerando que você terminará cada supersérie com a mão direita antes de passar para a mão esquerda. A segunda supersérie é uma rotina de dois braços simples, que prepara você para a última série com desenvolvimento. Embora o exercício com um único braço possa retardá-lo um pouco, se você mantiver seu foco sem se distrair, poderá completá-lo em bem menos de 60 minutos. As semanas 1 e 2 serão suficientes para a maioria das pessoas, enquanto as semanas 3 e 4 devem ser tentadas apenas por praticantes em nível mais avançado e que tenham uma base considerável de treinamento.

Equipamento

Banco inclinado, halteres, máquina com polias com fixador de alça ou elásticos.

Notas

Semanas 1 e 2: faça 2 vezes por semana.

Semanas 3 e 4: faça 1 vez por semana (apenas para praticantes em nível muito avançado).

Tabela 8.8 Mulheres – tórax 3: tórax com halteres e cabo unilateral

Exercício	Foto	Instruções	Semanas	Séries × reps
1a. Supino inclinado unilateral com halteres (pode-se usar uma máquina supino inclinado)		Posicione-se em decúbito dorsal em um banco inclinado. Segure um haltere na mão direita com o braço estendido e a palma da mão voltada para a frente. Abaixe o haltere até sentir um bom alongamento no lado direito do tórax. Estenda o cotovelo para levantar o haltere. Repita. Depois de concluir as repetições desejadas com a mão direita, comece o exercício 1b com a mão direita, sem descansar.	Semana 1 Semana 2 Semana 3 Semana 4	2 × 10 por lado 3 × 12 por lado 4 × 10 por lado 5 × 12 por lado
1b. *Fly* unilateral inclinado no cabo		Posicione-se em decúbito dorsal em um banco inclinado com uma polia baixa ou elástico à sua direita, segurando a alça na mão direita e com a palma da mão voltada para a frente. Mantendo o cotovelo levemente flexionado e o tronco estável, traga o braço para fora e para cima, até a altura do ombro. Traga o braço de volta para retornar à posição inicial. Repita. Depois de completar as repetições desejadas com a mão direita, descanse por 2-3 minutos e repita a sequência 1a-1b com a mão esquerda.	Semana 1 Semana 2 Semana 3 Semana 4	2 × 12 por lado 3 × 15 por lado 4 × 12 por lado 5 × 15 por lado
2a. Supino inclinado com halteres (pode-se usar uma máquina supino)		Posicione-se em decúbito dorsal em um banco inclinado. Segure um haltere em cada mão com os braços estendidos e as palmas das mãos voltadas para a frente. Abaixe os halteres até sentir um bom alongamento no tórax. Estenda os cotovelos para levantar os halteres. Repita. Depois de completar as repetições desejadas, inicie o exercício 2b, sem descanso entre 2a e 2b.	Semana 1 Semana 2 Semana 3 Semana 4	2 × 10 por lado 3 × 12 por lado 4 × 10 por lado 5 × 12 por lado

(continua)

Parte II Transformação do corpo

Tabela 8.8 Mulheres – tórax 3: tórax com halteres e cabo unilateral *(continuação)*

Exercício	Foto	Instruções	Semanas	Séries × reps
2b. Crucifixo pegada baixa em posição de avanço		Fique em pé com um conjunto de JC Bands em polias baixas atrás de você (aproximadamente na altura das panturrilhas). Segure as alças nas mãos com os braços abertos e as palmas das mãos voltadas para a frente, na altura do quadril. Mantendo os cotovelos levemente flexionados e o tronco estável, levante os braços à sua frente até a altura dos ombros, movimentando apenas as articulações dos ombros. Traga os braços de volta à posição inicial. Repita. Descanse por 2-3 minutos antes de iniciar novamente a supersérie 2a, 2b.	Semana 1	2 × 12 por lado
			Semana 2	3 × 15 por lado
			Semana 3	4 × 12 por lado
			Semana 4	5 × 15 por lado
Última série: Desenvolvimento 21 inclinado com halteres		Posicione-se em decúbito dorsal em um banco inclinado e segure um haltere em cada mão, com os braços estendidos à frente do tórax e as palmas das mãos voltadas uma para a outra. Divida um supino inclinado em três etapas: a metade inferior (braços afastados na posição baixa até um ponto a meio caminho do percurso), a metade superior (do ponto médio até que os braços estejam estendidos) e a amplitude total. Abaixe os halteres para os lados até sentir um bom alongamento na parte superior do tórax e nos ombros. Contraia o tórax e levante os halteres até a metade do percurso e faça sete repetições. Em seguida, faça sete repetições desde o ponto médio até que os braços estejam completamente estendidos. Termine com sete supinos inclinados de amplitude total. Esse movimento representa uma série.	Semanas 1-4	2-3 séries de 21

Mulheres – tórax 4: tórax híbrido pré-fatigado

Este programa de quatro semanas usa um formato híbrido entre pré-fadiga de isolado para composto e de composto para isolado. Como se isso não bastasse, ainda acrescentei como última série um daqueles antigos exercícios, mas que ainda é muito bom – um *flush* com *pullover*. Utilizei esse esquema há cerca de 19 anos com mulheres fisiculturistas e com homens profissionais de luta livre. Este treino realmente tem de tudo: desde um trabalho essencial para musculação até um enfoque no treinamento funcional. Meus clientes de treinamento pessoal adoram este exercício para o tórax, mesmo nos casos em que não vamos além da semana 2, que é um ótimo complemento para o treinamento de outras partes do corpo. Como de costume, as semanas 1 e 2 serão suficientes para a maioria das pessoas, enquanto as semanas 3 e 4 devem ser tentadas apenas por praticantes em nível mais avançado e que tenham uma base considerável de treinamento.

Equipamento

Máquina supino, sistema de suspensão, máquina com polias duplas, *medicine ball*, banco, halteres.

Notas

Semanas 1 e 2: faça 2 vezes por semana.

Semanas 3 e 4: faça 1 vez por semana (apenas para praticantes em nível muito avançado).

Tabela 8.9 Mulheres – tórax 4: tórax híbrido pré-fatigado

Exercício	Foto	Instruções	Semanas	Séries × reps
1a. Supino máquina		Sente-se com as costas retas na máquina supino com uma alça em cada mão, aos lados do tórax. Estenda os cotovelos e projete o peso para a frente, até que os cotovelos estejam completamente estendidos. Flexione os cotovelos, trazendo o peso de volta até sentir um bom alongamento no tórax. Repita.	Semana 1	2 × 10
			Semana 2	2 × 8
			Semana 3	4 × 6
			Semana 4	5 × 6
1b. Crucifixo com flexão de braços em supersérie no TRX		Usando um sistema de suspensão (p. ex., SBT), segure-se nas duas alças e assuma uma posição em "T" suspensa e inclinada. Mantenha os braços para fora e os cotovelos levemente flexionados. Traga as mãos juntas à frente do corpo para fazer o movimento de crucifixo. Abra os braços para retornar à posição "T" inicial e faça as repetições desejadas. Depois da execução com o crucifixo, passe direto para uma flexão de braço, estendendo e flexionando os cotovelos para completar o número desejado de flexões. Repita.	Semana 1	2 × 8 + 10
			Semana 2	2 × 8 + 12
			Semana 3	4 × 8-10 + 12-15
			Semana 4	5 × 10 + 15
2a. *Fly* no cabo		Fique entre duas máquinas com polias. Segure uma alça em cada mão. Estenda os braços para os lados com as palmas das mãos voltadas para a frente, em uma posição em "T". Mantendo os cotovelos levemente flexionados, junte os cabos à sua frente, ao nível do tórax. Assim que as mãos se tocarem à sua frente, traga-as de volta à posição inicial. Repita.	Semana 1	2 × 10
			Semana 2	2 × 12
			Semana 3	4 × 15
			Semana 4	5 × 12
2b. Flexão de braços com as mãos apoiadas na *medicine ball*		Assuma uma posição de prancha, com ambas as mãos apoiadas sobre uma *medicine ball* firme e com os pés afastados na largura dos ombros. Flexione os cotovelos e abaixe o tórax até a bola. Estenda os cotovelos para retornar à posição inicial. Repita.	Semana 1	2 × 8
			Semana 2	2 × 8
			Semana 3	4 × 10
			Semana 4	5 × 12

(continua)

Tabela 8.9 Mulheres – tórax 4: tórax híbrido pré-fatigado *(continuação)*

Exercício	Foto	Instruções	Semanas	Séries × reps
Última série: *pullover* com halteres		Posicione-se em decúbito dorsal perpendicularmente em um banco horizontal e segure as extremidades de um haltere com ambas as mãos. Posicione o haltere sobre o tórax, com os cotovelos levemente flexionados. Mantendo os cotovelos nessa posição, abaixe o haltere acima e além da cabeça, até que os braços estejam alinhados com o tronco. Impulsione o haltere para cima e sobre o tórax, para retorná-lo à posição inicial. Repita. Descanse 2-3 min entre as séries.	Semana 1-4	3 séries até a fadiga (10-20 repetições)

Mulheres – tórax 5: tórax arrasador

Este programa puxadíssimo é utilizado por mim como um choque, para fazer com que seu tórax evolua para um nível além ao de um platô já alcançado. Uma competidora profissional de condicionamento físico compartilhou este programa comigo. Trata-se de outro treinamento que tenho utilizado tanto em homens como em mulheres. Normalmente, ele é usado como treino de apenas uma vez; pode, talvez, ser feito duas vezes, com um intervalo de 7-10 dias. Este programa deixará você esgotado durante dias; e mesmo que você se sinta recuperado 3-4 dias depois, acredite – você não estará. Deixe que transcorram mais 2-3 dias. Não é demais enfatizar a necessidade de uma *recuperação completa* – não repita este exercício até que tenham transcorrido 7-10 dias e não faça mais de duas séries em um período de 3-4 semanas. O "50" que faz parte do nome do exercício significa que esse é o número total de repetições que você está tentando conseguir em cada série (puxadíssima), e são nove séries no total. Serão necessárias algumas tentativas até você acertar; mas depois disso você constatará que está fazendo um exercício incrível. Dependendo de qual máquina for usada e de como as anilhas forem dispostas, talvez seja preciso mover o pino em até 4-6 vezes para reduzir o peso a cada vez, a fim de que você possa completar 50 ou mais repetições.

Equipamento

Máquina Smith, máquina supino, máquina *pec deck*, banco, haltere.

Notas

Os iniciantes devem descansar 7-10 dias após este programa, antes de reiniciar seu treino para o tórax. Os atletas em nível avançado devem descansar 7-10 dias após este programa, repeti-lo, descansar mais 7-10 dias e depois retomar o treino para o tórax.

Tabela 8.10 — Mulheres – tórax 5: tórax arrasador

Exercício	Foto	Instruções	Séries × reps
Supino inclinado no Smith, mínimo de 50 repetições		Sente-se em um banco inclinado posicionado sob uma máquina Smith. Ajuste o peso para que os braços estejam estendidos e alinhados verticalmente com a parte superior do tórax. Flexione os cotovelos, trazendo o peso de volta até sentir um bom alongamento no tórax. Repita. Comece com um peso que lhe permita fazer cerca de 15 repetições; faça até a fadiga. Reduza o peso em 15-20% e faça repetições até a fadiga. Continue a reduzir o peso em 15-20% e faça repetições até a fadiga, até que você tenha completado mais de 50 repetições. Descanse 3-5 min entre as séries.	total de 3 × 50
Descanso de 5 minutos			
Supino máquina, mínimo de 50 repetições		Sente-se com as costas retas na máquina supino, com uma alça em cada mão posicionada dos lados do tórax. Estenda os cotovelos e movimente o peso para a frente até que os cotovelos estejam completamente estendidos. Flexione os cotovelos, trazendo o peso de volta até sentir um bom alongamento no tórax. Repita. Comece com um peso que lhe permita fazer cerca de 15 repetições; faça até a fadiga. Reduza o peso em 15-20% e repita até a fadiga. Continue a reduzir o peso em 15-20% e, novamente, repita até a fadiga e até que tenha completado mais de 50 repetições. Descanse 3-5 min entre as séries.	total de 3 × 50
Descanso de 5 minutos			
Pec deck, mínimo de 50 repetições		Sente-se na máquina *pec deck* com os cotovelos flexionados em 90° e apoiados nas almofadas de cotovelo. Contraia os cotovelos juntos até que se toquem, ou até que você sinta uma contração máxima no tórax. Abra os braços até sentir um alongamento confortável no tórax e repita. Comece com um peso que lhe permita fazer cerca de 15 repetições e faça até a fadiga. Reduza o peso em 15-20% e repita até a fadiga. Continue a reduzir o peso em 15-20% e, novamente, repita até a fadiga e até completar mais de 50 repetições. Descanse 3-5 min entre as séries.	total de 3 × 50
Descanso de 5 minutos			
Última série: *pullover* com halteres		Posicione-se em decúbito dorsal perpendicular-mente em um banco horizontal e segure as extremidades de um haltere com ambas as mãos. Posicione o haltere sobre o tórax, com os cotovelos levemente flexionados. Mantendo os cotovelos nessa posição, abaixe o haltere acima e além da cabeça, até que os braços estejam alinhados com o tronco. Impulsione o haltere para cima e sobre o tórax, para retorná-lo à posição inicial. Repita. Descanse 3 minutos entre as séries.	3 séries até a fadiga (10-20 repetições)

Resumo

Lembre-se de que esse enorme volume não precisa estar acompanhado por uma intensidade de tal ordem que venha a complicar suas articulações. Não é preciso se apressar; diminua o movimento, comprima seus músculos e poupe suas articulações. Isso é particularmente importante se você não estiver praticando um esporte que requeira força e potência excepcionais. Se você deseja simplesmente ser uma pessoa saudável e de boa aparência, trabalhe na forma e na conexão entre mente e músculo, faça seu treino e vá fazer outras coisas fora da academia. Não fique na academia apenas para conseguir um volume inútil. Esse não é o melhor caminho para obter resultados, além de ser a maneira mais rápida de conseguir lesões. Confie em mim, grandes volumes e intensidades insanas acabarão por lhe atrapalhar quando você chegar aos 40 ou 50 anos – mas então será tarde demais. Treine seu tórax, poupe os ombros e seja feliz.

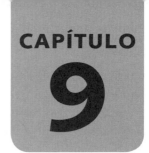

CAPÍTULO 9

Costas

Este capítulo vem por último na seção de transformação do corpo por ser único. Embora as costas constituam a região mais extensa do corpo e possuam alguns dos maiores músculos, geralmente são negligenciadas no treinamento, vindo atrás de tórax, abdome, braços e quadríceps. Por causa dessa negligência, as costas, especialmente em suas partes baixa e média, também constituem uma das áreas mais propensas a sofrer lesões, embora protejam e estabilizem um dos sistemas neurológicos mais importantes do corpo. As costas dão sustentação ao *core* e criam a maior ponte de transferência de força do corpo. Durante a transferência de força entre os quadris e os ombros, os músculos das costas e da porção anterior do *core* assumem grande parte dos levantamentos de grandes pesos. As costas funcionam como ponto de fixação para os membros do corpo. A orientação diagonal dorsal faz das costas um elemento-chave na geração de potência rotacional. Este capítulo aborda a estratégia do IHP para o treinamento desse importante sistema muscular.

Em termos de apelo visual, os ombros emolduram a parte superior do corpo e dão a ilusão de largura, mas as costas proporcionam o físico em forma de "V" almejado por todos os homens, e também a forma de ampulheta que as mulheres buscam conseguir. Mas quando se trata das costas, a largura não é suficiente. Costas amplas sem profundidade não parecem estar completas, mas na verdade poucos saberão o que está faltando. Portanto, prestar atenção à forma de "V" sem levar em consideração as outras partes também não é o modo correto de conseguir costas perfeitas. Provavelmente, as mulheres não estão em busca de obter a largura almejada pelos homens, mas desejam ter costas magras e com bom tônus muscular, sem a presença óbvia de gordura em torno das alças do sutiã. É tarefa difícil examinar suas próprias costas; então, a menos que você tenha espelhos especialmente posicionados, torna-se problemático analisá-las e criticá-las. Portanto, do ponto de vista estético, as costas são importantes, mas são subestimadas e mal interpretadas.

Em termos de tamanho, o principal músculo nas costas é o grande latíssimo do dorso. No entanto, o trapézio e os paraespinais também são músculos grandes e importantes. A maneira tradicional e simplista de encarar o treinamento para as costas é fazer uma grande quantidade de puxadas/*pulleys*, barras e remadas. Embora essa abordagem acabe trazendo resultados, os modernos fisiculturistas empregam uma abordagem mais especializada para o treinamento das costas. Os treinos descritos neste capítulo levam em conta abordagens antigas testadas e comprovadas, mas também enfatizam uma nova perspectiva para o treinamento das costas. A seguir você tomará conhecimento de algumas abordagens que são tendência atualmente no mundo do fisiculturismo.

Durante anos, a regra tradicional seguida por todos os fisiculturistas era o treinamento em amplitudes de movimento completas. Recentemente, pude observar maior volume de treinamentos com amplitudes de movimento parciais. Embora eu tenha testemunhado a aplicação dessa abordagem a todas as partes do corpo, o treinamento para as costas enfatiza extremamente essa estratégia em exercícios como remadas curvadas, em que muitos fisiculturistas estabilizam suas posições das costas com uma inclinação de cerca de 45° em vez de 90° e remam na direção do abdome, e não do tórax. Comparativamente a qualquer outra parte do corpo, as costas também estão sendo divididas em mais seções e, além disso, estão sendo interligadas a outros sistemas musculares. Por exemplo, a parte espinal do deltoide é trabalhada durante os exercícios para costas e ombros; portanto, as costas recebem um duplo tríceps paralelo durante o treinamento dos ombros. O mesmo vale para o trapézio, que também faz parte do treinamento para os ombros e, além disso, tecnicamente faz parte das costas (as fibras inferiores dos trapézios avançam até a metade inferior das costas). A região lombar também faz parte do treino para as costas, mas essa parte é trabalhada com os quadris durante exercícios como levantamentos-terra e extensões, bem como durante remadas curvadas. O desenvolvimento da região lombar é importante para a qualidade estética das costas, por ligar essa região às fibras inferiores dos latíssimos. Esse é também um fator muito importante a ser considerado na reabilitação e pré-habilitação das lesões lombares.

Finalmente, toda a musculatura paraespinal proporciona uma enorme quantidade de profundidade para as costas, sendo uma das razões pelas quais vemos tamanha quantidade de flexões da coluna vertebral e grande movimentação das escápulas durante os movimentos de remada e levantamentos-terra parciais.

Essas são algumas observações gerais que ilustram a grande complexidade das costas, quanto treinamento essa parte pode suportar, como incorporamos as costas no treinamento de outras partes do corpo, e por que estamos presenciando algumas dessas tendências nos programas de treinamento. Este capítulo abrange todos esses fatores nos programas descritos; portanto, você não precisa se preocupar com eles.

Estes exercícios são instantâneos de 3-4 semanas, e as possibilidades e substituições são infinitas. Você pode alterar as faixas de repetições, combinar programas, mesclar e combinar diferentes exercícios em dias diferentes para, com isso, criar programas exclusivos que melhor atendam aos seus gostos e necessidades. E também pode mudar a intensidade, simplesmente manipulando repetições e períodos sob tensão. Por exemplo, mantenha a mesma carga de um exercício e corte pela metade as repetições, mas retarde o movimento para uma contração de dois segundos (para cima), mantenha por dois segundos (contração de pico) e faça excêntrico por três segundos (abaixe o peso). Como mencionado no Capítulo 2 e no início da Parte II (exercícios de transformação), esse período sob tensão proporcionará grande desenvolvimento muscular e minimizará o desgaste das articulações, graças às cargas mais leves. Exceto nos casos de desempenho atlético intenso, em que devem ser desenvolvidos e exibidos níveis elevados de força, o desenvolvimento muscular não precisa ser obtido à custa de lesões e danos às articulações. Se você deseja apenas ter boa aparência e ficar forte e em boa forma, não precisa dilacerar seu corpo.

Sugeri progressões para iniciantes e praticantes em nível avançado em todos os programas de treinamento. Contudo, se você não vem treinando há mais de um mês e sente que precisa desenvolver uma base, ou se não tem experiência com treinamentos, recomendo enfaticamente que conclua o programa de duas semanas descrito em seguida, antes de tentar qualquer um dos exercícios deste capítulo.

Semana 1: faça cada exercício separadamente

Segunda, quarta, sexta-feira

Remada curvada com halteres (use um haltere que pese 15-25% do seu peso corporal: 1-2 séries × 10-15 repetições).

Remada alta unilateral com cabo (use cerca de 25-35% do seu peso corporal): 1-2 séries × 10-15 repetições).

Semana 2: faça cada exercício separadamente

Segunda, quarta, sexta-feira

Remada curvada com halteres: 2-3 séries × 15-20 repetições.

Remada alta unilateral com cabo: 2-3 séries × 15-20 repetições.

Puxada/*pulley* (use 40-60% do seu peso corporal): 2-3 séries × 15-20 repetições.

Homens – costas 1: treinamento para as costas no parque

Este programa de quatro semanas pode ser feito em um parque – e você ficará superforte. Este é o tipo de programa que meus amigos e eu fazíamos quando éramos jovens. Os ginastas se desenvolvem com esse tipo de movimento, então observe a largura de suas costas e o tamanho de seus braços. Se as barras não são o seu forte, não se preocupe; este programa deixará você forte. Com apenas uma barra portátil para treino presa a uma porta em sua casa, você poderá desenvolver braços muito fortes e costas amplas e robustas. As semanas 1 e 2 serão suficientes para a maioria das pessoas, enquanto as semanas 3 e 4 devem ser tentadas apenas por indivíduos já em nível mais avançado e que tenham uma base considerável de treinamento.

Equipamento

Barra fixa.

Notas

Semanas 1 e 2: faça 2 vezes por semana.
Semanas 3 e 4: faça 1 vez por semana (apenas para praticantes em nível muito avançado).

Tabela 9.1 Homens – costas 1: treinamento para as costas no parque

Exercício	Foto	Instruções	Semanas	Séries × reps
1. Barra (pegada neutra) (você pode usar um elástico, ou pedir a um parceiro para ajudá-lo)		Pendure-se em uma barra fixa. As mãos devem estar afastadas na largura dos ombros e com as palmas das mãos voltadas para a frente, com os dois cotovelos estendidos. Flexione os cotovelos e puxe o corpo até que o queixo esteja acima da barra. Abaixe o corpo para retornar a posição inicial. Repita.	Semana 1	2 × 8-12
			Semana 2	3 × 8-12
			Semana 3	4 × 8-10
			Semana 4	5 × 8-10
2. Isometria em cima (queixo acima da barra) (pegada neutra)		Pendure-se em uma barra fixa com as mãos afastadas na largura dos ombros e as palmas das mãos voltadas para a frente, com os dois cotovelos estendidos. Flexione os cotovelos e puxe o corpo até que o queixo fique acima da barra. Mantenha essa posição pelo tempo indicado. Abaixe o corpo para retornar à posição inicial. Repita.	Semana 1	2 × 5 segundos
			Semana 2	3 × 8-10 segundos
			Semana 3	4 × 12-15 segundos
			Semana 4	5 × 15-20 segundos

(continua)

Parte II Transformação do corpo

Tabela 9.1 Homens – costas 1: treinamento para as costas no parque *(continuação)*

Exercício	Foto	Instruções	Semanas	Séries × reps
3. Isometria no meio da barra (a meio caminho abaixo) (pegada neutra)		Pendure-se em uma barra fixa com as mãos afastadas na largura dos ombros e as palmas das mãos voltadas para a frente, com os dois cotovelos estendidos. Flexione os cotovelos e puxe o corpo para cima até que os cotovelos estejam flexionados em 90°. Mantenha essa posição pelo tempo indicado. Abaixe o corpo para retornar à posição inicial. Repita.	Semana 1	2 × 5 segundos
			Semana 2	3 × 8-10 segundos
			Semana 3	4 × 12-15 segundos
			Semana 4	5 × 15-20 segundos
4. Barra excêntrica com pegada aberta		Pendure-se em uma barra fixa. As mãos devem estar com um afastamento maior do que a largura dos ombros e as palmas das mãos voltadas para a frente, com os dois cotovelos estendidos. Flexione os cotovelos e puxe o corpo para cima até que o queixo esteja acima da barra. Mantenha essa posição pelo tempo indicado. Abaixe o corpo para retornar à posição inicial. Repita.	Semana 1	2 × 3 segundos
			Semana 2	3 × 5 segundos
			Semana 3	4 × 5 segundos
			Semana 4	5 × 5 segundos

Homens – costas 2: treino para as costas apenas com elásticos

Este é um programa de quatro semanas, no qual apenas elásticos serão utilizados. Recomendo o uso de um conjunto de elásticos resistentes para exercício pesado, como o JC Predator ou Predator Jr. O programa está organizado em dois circuitos de dois exercícios, para que seja obtida máxima eficiência de treinamento. No entanto, você pode executar este exercício em sucessão, se quiser descansar mais entre os exercícios e aumentar sua intensidade de carga. Este é um treino perfeito para fazer em casa ou durante suas viagens. Também é um ótimo exercício para jovens que queiram começar o treinamento de força em casa. Trate esses exercícios com a mesma intensidade com que você considera os exercícios com o uso de qualquer máquina, e os resultados serão os mesmos: muito tônus e bastante força. As semanas 1 e 2 serão suficientes para a maioria das pessoas, enquanto as semanas 3 e 4 devem ser tentadas apenas por praticantes em nível mais avançado e que tenham uma base considerável de treinamento.

Equipamento

Elásticos de exercício resistentes com alças (como o JC Predator ou Predator Jr.), um objeto estável para a fixação dos elásticos.

Notas

Semanas 1 e 2: faça 2 vezes por semana.
Semanas 3 e 4: faça 1 vez por semana (apenas para praticantes em nível muito avançado).

Capítulo 9 Costas **145**

Tabela 9.2 Homens – costas 2: treino para as costas apenas com elásticos

Exercício	Foto	Instruções	Semanas	Séries × reps
1a. Remada composta unilateral com elástico ou polia em posição de avanço		Fique em pé, em posição de avanço e com a perna esquerda para a frente. Segure com a mão direita a alça de um elástico fixado ao nível do joelho. Use uma pegada neutra. Flexione o corpo nos quadris e mova os ombros para a frente até que o tronco esteja paralelo ao chão e você sinta um bom alongamento nos posteriores da coxa. Simultaneamente, estenda os quadris e dê uma remada com o braço direito até que a mão direita esteja junto das costelas no lado direito. Faça o número desejado de repetições e, em seguida, troque de braço.	Semana 1	2 × 8 por braço
			Semana 2	3 × 10 por braço
			Semana 3	4 × 12 por braço
			Semana 4	5 × 10 por braço
1b. Remada paralela curvada com elástico ou polia		Fique em pé com uma postura paralela, os pés afastados na largura dos ombros e os joelhos levemente flexionados. Segure as alças de um elástico fixado ao nível da cintura. Use uma pegada pronada. Flexione o corpo nos quadris e incline os ombros para a frente até que o tronco esteja paralelo ao chão, com os braços estendidos acima da cabeça, e até que você sinta um bom alongamento nos posteriores da coxa. Mantendo essa posição encurvada, puxe as alças com os cotovelos para fora, ao lado do corpo (i. e., o mesmo movimento da parte superior do corpo, como ao executar uma barra), até que os cotovelos estejam completamente flexionados e ao lado do corpo. Estenda os cotovelos, esticando os braços à frente. Repita.	Semana 1	2 × 10
			Semana 2	3 × 12
			Semana 3	4 × 15
			Semana 4	5 × 12
2a. Remada de cima para baixo unilateral com elástico ou polia em posição de avanço		Fique em pé, em posição de avanço e com a perna esquerda à frente. Segure com a mão direita a alça de um elástico fixado em um ponto elevado. Use uma pegada neutra. Com o braço direito estendido, flexione os cotovelos e reme com o elástico até as costelas do seu lado direito. Estenda o braço para retornar à posição inicial. Faça o número desejado de repetições e, em seguida, troque para o outro lado.	Semana 1	2 × 8
			Semana 2	3 × 10
			Semana 3	4 × 12
			Semana 4	5 × 10
2b. Nadador com elástico		Fique em pé com uma postura paralela, os pés afastados na largura dos ombros e os joelhos levemente flexionados. Segure as alças de um elástico fixado em um ponto alto acima da cabeça. Use uma pegada pronada. Mantendo os braços completamente estendidos ao longo de todo o movimento, puxe os elásticos para baixo enquanto flexiona o tronco até que as mãos estejam próximas aos bolsos traseiros e os elásticos estejam tocando os ombros. Retorne à posição inicial. Repita.	Semana 1	2 × 10
			Semana 2	3 × 12
			Semana 3	4 × 15
			Semana 4	5 × 15

Homens – costas 3: força híbrida para as costas

Este programa de quatro semanas simplesmente consegue integrar o que há de melhor – função e força pura. Este é um ótimo treino para todos aqueles interessados em obter boa musculatura e grande força do *core*; inclusive para seus esportes. Embora este exercício possa ser feito em formato de circuito, recomendo que você o considere como um típico programa de força e leve o tempo que precisar entre séries. Essa abordagem permitirá um real desenvolvimento da força e do volume que o exercício pode proporcionar. As semanas 1 e 2 serão suficientes para a maioria das pessoas, enquanto as semanas 3 e 4 devem ser tentadas apenas por praticantes em nível mais avançado e que tenham uma base considerável de treinamento.

Equipamento

Barra fixa, roda, sistema de suspensão, máquina com polias ou elástico com alças, halteres.

Notas

Semanas 1 e 2: faça 2 vezes por semana.
Semanas 3 e 4: faça 1 vez por semana (apenas para praticantes em nível muito avançado).

Tabela 9.3 Homens – costas 3: força híbrida para as costas

Exercício	Foto	Instruções	Semanas	Séries × reps
1. Barra em V com pegada aberta		Pendure-se em uma barra fixa com as mãos levemente mais afastadas do que a largura dos ombros, com as palmas das mãos voltadas para a frente e os cotovelos estendidos. Flexione os cotovelos e puxe o corpo para cima e para a direita até que o queixo esteja acima da mão direita. Retorne à posição pendurada e puxe o corpo para cima e para a esquerda até que o queixo esteja acima da mão esquerda. Esses movimentos constituem uma repetição. Repita nos dois lados.	Semana 1	2×2
			Semana 2	3×3
			Semana 3	4×4
			Semana 4	5×5
2. Prancha dinâmica solo com *power wheel* (roda)		Segure uma roda com ambas as mãos, enquanto se equilibra em uma posição de prancha sobre os joelhos. Durante todo o movimento, mantenha o abdome rígido e os braços estendidos. Role a roda para fora, à sua frente, até que os braços estejam estendidos e o corpo esteja perfeitamente paralelo ao chão. Recue os braços para rolar novamente a roda e retornar à posição de prancha. Repita. (Em vez da roda, você pode usar uma bola suíça, ou um sistema de suspensão.)	Semana 1	2×5
			Semana 2	3×8
			Semana 3	4×10
			Semana 4	5×12

(continua)

Tabela 9.3 Homens – costas 3: força híbrida para as costas *(continuação)*

Exercício	Foto	Instruções	Semanas	Séries × reps
3. Remada suspensa unilateral		Em uma posição reclinada, segure uma alça de suspensão com a mão esquerda. Mantendo o tórax voltado para a frente e o corpo completamente reto, flexione o cotovelo esquerdo, erguendo o corpo até que o braço esquerdo esteja do lado esquerdo do corpo. Estenda o braço para retornar à posição inicial. Faça o número desejado de repetições e, em seguida, troque para o outro lado. Para conseguir maior força de preensão, use grampos ou alças travadas.	Semana 1	2 × 5 por lado
			Semana 2	3 × 8 por lado
			Semana 3	4 × 10 por lado
			Semana 4	5 × 8 por lado
4. Remada composta contralateral unilateral no cabo em posição de avanço		Fique em pé, em posição de avanço, com a perna esquerda para a frente. Segure a alça de um cabo baixo com a mão direita; use uma pegada neutra. (Use um elástico, se você não tiver acesso a uma máquina com polias.) Flexione os quadris e incline os ombros para a frente, até que o tronco esteja paralelo ao chão e até que você sinta um bom alongamento nos posteriores da coxa. Simultaneamente, estenda os quadris e reme com o braço direito até que a mão direita esteja junto às costelas do lado direito do corpo. Faça o número desejado de repetições e, em seguida, troque para o outro lado.	Semana 1	2 × 8 por lado
			Semana 2	3 × 10 por lado
			Semana 3	4 × 12 por lado
			Semana 4	5 × 10 por lado
5. Remada curvada com halteres (pegada invertida)		Fique em pé, com os pés afastados na largura dos ombros. Mantenha os joelhos levemente flexionados. Incline-se para a frente, flexionando os quadris em um ângulo de 45°. Segure um haltere em cada mão e permita que os braços se estendam para baixo. Mantenha as palmas das mãos voltadas para a frente. Reme para cima com os haltateres, puxando-os para os lados das costelas. Abaixe os haltateres para retornar à posição inicial. Repita.	Semana 1	2 × 10
			Semana 2	3 × 12
			Semana 3	4 × 15
			Semana 4	5 × 12

Homens – costas 4: grande volume

Este é um programa excepcional de quatro semanas para treino de grande volume, projetado para a obtenção de crescimento máximo. Tenha paciência; você vai permanecer nessa etapa durante um bom tempo. Aviso a todos que não tentem enfrentar este programa com o uso de pesos máximos, pois essa seria uma opção destrutiva. Siga em seu próprio ritmo e deixe que o volume, não a carga, faça o trabalho. Use cargas mais leves e vá com calma, para que você possa sentir cada contração. Se você adotar essa abordagem segura, sentirá seus músculos aumentarem durante o exercício; por outro lado, se for muito rápido, acabará sem gás e deixará de ganhar volume. Para um treino mais rápido e eficiente, esta rotina também pode ser feita em séries de pares (1-2, 3-4), com a série 5 funcionando como última série. As semanas 1 e 2 serão suficientes para a maioria das pessoas. As semanas 3 e 4 devem ser tentadas apenas por profissionais e por aqueles que já tenham uma base considerável de treinamento.

Parte II Transformação do corpo

Equipamento

Máquina puxador para as costas com fixação para barra de pegada aberta, máquina remo com fixação para barra V, barra fixa, banco de musculação, halteres, máquina com polias para fixação de barra reta, ou elásticos.

Notas

Semanas 1 e 2: faça 2 vezes por semana.
Semanas 3 e 4: faça 1 vez por semana (apenas para praticantes em nível muito avançado).

Tabela 9.4 Homens – costas 4: grande volume

Exercício	Foto	Instruções	Semanas	Séries × reps
1. Puxada/*pulley* com pegada aberta (pode usar barra normal ou neutra)		Prenda uma barra de pegada aberta à máquina puxador para as costas. Segure a barra com as palmas das mãos voltadas para a frente e com afastamento maior do que a largura dos ombros. Flexionando os cotovelos, puxe a barra para baixo até que ela toque a parte superior do tórax. Estenda os cotovelos, retornando à posição inicial. Repita.	Semana 1	2 × 8
			Semana 2	3 × 10
			Semana 3	4 × 10
			Semana 4	5 × 8
2. Remada baixa (triângulo)		Sente-se em um banco plano com os pés na plataforma à frente. Segure um triângulo fixado a uma polia de remada baixa. Flexione os cotovelos e reme (puxe) o triângulo em direção às costelas até que a barra toque o corpo. Estenda os cotovelos e empurre o triângulo para a frente até a extensão completa. Repita.	Semana 1	2 × 10
			Semana 2	3 × 12
			Semana 3	4 × 12
			Semana 4	5 × 10
3. Remada curvada com barra		Segure uma barra com uma pegada pronada, com as mãos afastadas na largura dos ombros. Flexione levemente os joelhos e incline o tronco para a frente até que ele esteja paralelo ao chão. Com os braços estendidos para baixo e as palmas das mãos voltadas para o corpo, reme com a barra para cima, puxando-a em direção às costelas. Abaixe a barra para retornar à posição inicial. Repita.	Semana 1	2 × 8
			Semana 2	3 × 10
			Semana 3	4 × 10
			Semana 4	5 × 8
4. *Pullover* com halteres		Posicione-se em decúbito dorsal em um banco plano, com apenas os ombros apoiados no banco. Flexione os joelhos e mantenha os pés afastados na largura dos ombros. Segure o haltere com as duas mãos sobre o tórax, com os braços completamente estendidos. Abaixe o haltere atrás da cabeça, mantendo os braços estendidos por completo. Assim que sentir um alongamento no tórax, retorne o haltere à posição inicial. Repita.	Semana 1	2 × 10
			Semana 2	3 × 12
			Semana 3	4 × 10
			Semana 4	5 × 12

(continua)

Tabela 9.4 Homens – costas 4: grande volume *(continuação)*

Exercício	Foto	Instruções	Semanas	Séries × reps
5. Serrátil na polia (pegada neutra)		Fique em pé na frente de uma máquina com polias com os pés paralelos e afastados na largura dos ombros. Os joelhos devem estar levemente flexionados e o tronco flexionado em cerca de 20°. Usando uma pegada pronada, segure uma barra presa a uma polia alta. Mantendo os braços completamente estendidos, abaixe a barra até as coxas. Retorne à posição inicial. Repita.	Semanas 1-2	2 superséries
			Semanas 3-4	3 superséries

Homens – costas 5: treino de costas para profissionais

Este programa para fisiculturistas profissionais, com duração de quatro semanas, disseca as costas e desenvolve essa parte do corpo a partir da sua base, nas proximidades dos quadris, avançando até as escápulas. O programa também leva em consideração a profundidade das costas, com exercícios como o levantamento-terra parcial com barra. Como no programa descrito anteriormente, recomendo que você complete cada exercício com bastante descanso nos intervalos entre eles. Essa rotina também pode ser feita em séries de pares (1-2, 3-4), com o exercício 5 funcionando como última série, se você quiser trabalhar em forma de circuito, com um aproveitamento eficiente do tempo. Não será demais enfatizar que este é um programa para profissionais. E até mesmo o equipamento utilizado pode ser encontrado apenas em academias profissionais. No entanto, você pode substituir exercícios e equipamentos e, com isso, poderá realizá-los em sua academia. Se você não tiver alguns anos de treinamento como fisiculturista, faça apenas as semanas 1 e 2. Se você é um veterano experiente e com tempo para treinar, faça também as semanas 3 e 4.

Equipamento

Barra, máquina com polias com barra V e fixador de alça, banco de musculação, halteres, banco com apoio para as costas, elásticos de resistência (como o JC Predator), barra T e almofada, máquina de puxada.

Notas

Semanas 1 e 2: faça 2 vezes por semana.
Semanas 3 e 4: faça 1 vez por semana (apenas para praticantes em nível muito avançado).

Parte II Transformação do corpo

Tabela 9.5 Homens – costas 5: treino de costas para profissionais

Exercício	Foto	Instruções	Semanas	Séries × reps
DIA 1				
1. Remada baixa curvada com barra (ângulo parcial)		Segure uma barra com uma pegada supinada; as mãos e os pés devem estar afastados na largura dos ombros e os joelhos devem estar levemente flexionados. Incline o tronco para a frente em um ângulo de 45°. Com os braços pendentes, reme com a barra para cima, puxando-a em direção ao abdome. Abaixe a barra um quarto do caminho e repita.	Semana 1	2 × 8
			Semana 2	3 × 10
			Semana 3	4 × 10
			Semana 4	5 × 8
2. *Pulley* frente com triângulo		Sente-se com os joelhos flexionados, pés afastados na largura dos ombros e braços estendidos acima da cabeça. Segure um triângulo fixado a uma polia alta. Flexione os cotovelos e puxe o triângulo em direção ao tórax. Estenda os braços para retornar à posição inicial. Repita.	Semana 1	2 × 10
			Semana 2	3 × 12
			Semana 3	4 × 10
			Semana 4	5 × 12
3. *Pullover* com halteres		Posicione-se em decúbito dorsal em um banco plano (apenas os ombros devem estar apoiados no banco). Flexione os joelhos e mantenha os pés no chão, afastados na largura dos ombros. Segure um haltere com as duas mãos sobre o tórax, com os braços completamente estendidos. Abaixe o haltere atrás da cabeça, mantendo os braços ainda completamente estendidos. Assim que sentir um alongamento no tórax, retorne o haltere à posição inicial. Repita.	Semana 1	2 × 10
			Semana 2	3 × 12
			Semana 3	4 × 10
			Semana 4	5 × 12
4. Remada simultânea com halteres no extensor lombar (banco a 45°)		Encaixe os tornozelos sob as almofadas, posicione as coxas nas almofadas do extensor lombar, com as almofadas no nível dos quadris. Flexione os quadris e segure um haltere em cada mão. Simultaneamente, estenda os quadris e reme com os halteres para os lados do corpo. Flexione os quadris e abaixe os halteres para retornar à posição inicial. Repita.	Semana 1	2 × 8
			Semana 2	3 × 10
			Semana 3	4 × 12
			Semana 4	5 × 1

(continua)

Capítulo 9 Costas

Tabela 9.5 Homens – costas 5: treino de costas para profissionais *(continuação)*

Exercício	Foto	Instruções	Semanas	Séries × reps
5. Última série com elástico: Remada simultânea com elástico + remada curvada com elástico + nadador com elástico ou polia (*meta back*)		Remada simultânea com elástico: segure uma alça de elástico em cada mão com uma pegada pronada. Fique em pé, com a postura ereta, com os pés afastados na largura dos ombros e os cotovelos estendidos. Flexione os cotovelos, puxando as alças para os lados do corpo. Estenda os cotovelos para fora e à frente. Repita. Remada curvada com elástico: flexione os quadris até que o tronco esteja paralelo ao chão. Reme alternadamente (20 repetições por lado). Nadador com elástico ou polia (*meta back*): fique em pé. Mantendo os braços estendidos durante todo o movimento, puxe os elásticos para baixo enquanto flexiona o tronco até que as mãos estejam perto dos bolsos traseiros e os elásticos estejam tocando os ombros. Retorne à posição inicial. Repita.	Semanas 1-2	2 (20 + 20 por lado + 20)
			Semanas 3-4	3 (20 + 20 por lado + 20)
DIA 2				
1. Levantamento-terra parcial com barra (sem *racks*)		Fique atrás da barra, com os pés afastados na largura dos ombros. Segure a barra com as duas mãos, que devem estar afastadas na largura dos ombros. Abaixe os quadris e flexione os joelhos. Empurre com os calcanhares e levante o peso, direcionando os quadris para a barra. Abaixe a barra por cerca de um quarto da trajetória e, em seguida, puxe de volta para cima até que os quadris toquem a barra novamente. Faça este quarto de movimento no número desejado de repetições e abaixe a barra, encaixando-a no *rack*.	Semana 1	2 × 8
			Semana 2	3 × 10
			Semana 3	4 × 10
			Semana 4	5 × 8
2. Puxada de cima para baixo unilateral com cabo em posição de avanço (tronco para a frente)		Fique em pé, em posição de avanço e com a perna esquerda para a frente. Segure com a mão direita a alça de um cabo alto preso em um ponto acima do nível da cabeça. Mantenha o braço estendido e o tronco flexionado em 45°. Puxe para baixo com um movimento amplo, como se você estivesse fazendo uma puxada/*pulley* unilateral no cabo. Quando o cotovelo estiver totalmente flexionado, levante e estenda o braço para retornar à posição inicial. Alterne os braços e repita.	Semana 1	2 × 10 por lado
			Semana 2	3 × 12 por lado
			Semana 3	4 × 10 por lado
			Semana 4	5 × 12 por lado

(continua)

Parte II Transformação do corpo

Tabela 9.5 Homens – costas 5: treino de costas para profissionais *(continuação)*

Exercício	Foto	Instruções	Semanas	Séries × reps
3. Remada com barra no banco a 45° (pegada neutra)		Posicione-se em decúbito ventral na almofada da máquina remada com barra T, certificando-se de que a parte superior do tórax esteja posicionada no topo da almofada. (Execute o exercício sem apoio, caso você não disponha de um suporte para barra T.) Ao se posicionar, segure as alças da barra T com os braços estendidos. Flexione os cotovelos, puxando o peso para cima, até que os cotovelos estejam completamente flexionados. Estenda os cotovelos para retornar à posição inicial. Repita.	Semana 1	2 × 8
			Semana 2	3 × 10
			Semana 3	4 × 10
			Semana 4	5 × 8
4. Puxada/*pulley* unilateral no cabo		Sente-se em uma máquina com polias com uma alça fixada a uma polia alta. Projete-se para cima e segure a alça com a mão direita e o cotovelo completamente estendido. Flexione o cotovelo, puxando a alça para baixo até estar próxima ao ombro. Estenda o braço para retornar à posição inicial. Repita. Troque de lado.	Semana 1	2 × 10 por lado
			Semana 2	3 × 12 por lado
			Semana 3	4 × 10 por lado
			Semana 4	5 × 12 por lado
5. Última série com halteres: supersérie de remada curvada com halteres		Segure um haltere em cada mão com uma pegada pronada. Flexione levemente os joelhos, mantenha os pés afastados na largura dos ombros e incline-se para a frente em um ângulo de 45° nos quadris. Flexione os cotovelos para puxar os halteres em sua direção, mantendo-os próximos ao corpo. Assim que os halteres estiverem diretamente embaixo das costelas, estenda os braços e retorne à posição inicial. Repita. Comece com um peso que lhe permita fazer 15 repetições. Em cada supersérie, reduza o peso em 20-25% para três séries até a fadiga; faça a primeira série e, em seguida, mais duas séries até a fadiga.	Semanas 1-2	2 superséries
			Semanas 3-4	3 superséries

Mulheres – costas 1: treino para as costas em casa ou no parque

Este programa de quatro semanas pode ser feito em um parque ou em casa, usando uma barra fixa portátil presa em uma porta. Em sua maioria, as mulheres acham que não conseguem fazer barras, mas rotineiramente costumo fazer com que mulheres com bom condicionamento físico façam 5-10 flexões sem problemas. Se precisar de ajuda, use um elástico largo ou peça a alguém para ajudá-la. Este é um treino fantástico para aquelas mulheres que jamais pensaram que poderiam fazer barras e que desejam ganhar força sem ficarem musculosas. Com apenas uma barra portátil acoplada a uma porta em sua casa, este treino de baixo volume e alta intensidade pode fazer com que suas costas se desenvolvam e fiquem muito fortes, sem ficarem largas. As semanas 1 e 2 serão suficientes para a maioria das pessoas, enquanto as semanas 3 e 4 devem ser tentadas apenas por praticantes em nível mais avançado e que tenham uma base considerável de treinamento.

Equipamento

Barra fixa portátil, toalha de praia, caixa, sistema de suspensão (opcional), roda (opcional), elástico largo (opcional).

Notas

Para todas as variações de barra (com o queixo ou com as costas), você pode usar um elástico para lhe auxiliar.

Semanas 1 e 2: faça 2 vezes por semana.

Semanas 3 e 4: faça 1 vez por semana (apenas para praticantes em nível muito avançado).

Tabela 9.6 Mulheres – costas 1: treino para as costas em casa ou no parque

Exercício	Foto	Instruções	Semanas	Séries × reps
1. Barra		Segure uma barra fixa com as palmas das mãos voltadas para a frente, as mãos afastadas na largura dos ombros e os cotovelos estendidos. Flexione os cotovelos, levando o tórax na direção da barra até que o queixo esteja acima dela. Abaixe até que os cotovelos estejam completamente estendidos. (Se você não conseguir puxar o peso corporal, use um elástico para lhe auxiliar.) Repita.	Semana 1	2 × 2-4
			Semana 2	3 × 3-5
			Semana 3	4 × 4-6
			Semana 4	5 × 5-8
2. Barra fixa		Segure uma barra fixa com as palmas das mãos voltadas para você e com os cotovelos estendidos. Flexione os cotovelos, levando o tórax na direção da barra, até que o queixo esteja acima dela. Abaixe o tórax até que os cotovelos estejam completamente estendidos. (Se você não conseguir puxar o peso corporal, use um elástico para lhe auxiliar.) Repita.	Semana 1	2 × 2-3
			Semana 2	3 × 3-4
			Semana 3	4 × 4-5
			Semana 4	5 × 5

(continua)

Tabela 9.6 Mulheres – costas 1: treino para as costas em casa ou no parque *(continuação)*

Exercício	Foto	Instruções	Semanas	Séries × reps
3. Barra parcial com pegada invertida		Segure uma barra fixa com as palmas das mãos voltadas para você e os cotovelos estendidos. Flexione os cotovelos, levando o tórax na direção da barra até que os cotovelos estejam flexionados em 90°. Você pode usar uma caixa para conseguir assumir essa posição. Mantenha essa posição suspensa e faça pequenas puxadas, com cerca de 90-110° de flexão dos cotovelos.	Semana 1	2 × 2-3
			Semana 2	3 × 3-4
			Semana 3	4 × 4-5
			Semana 4	5 × 5
4. Remada inclinada no TRX ou corda		Passe uma corda ou uma toalha de praia grande por cima da barra fixa. Segure as pontas em cada mão, com as palmas das mãos voltadas uma para a outra, e assuma uma posição reclinada. Flexione os cotovelos e erga o corpo até que os cotovelos estejam completamente flexionados, com as mãos ao lado do tórax. Abaixe o corpo até que os cotovelos estejam completamente estendidos. Repita. (Se disponível, você pode usar um sistema de suspensão.)	Semana 1	2 × 8
			Semana 2	3 × 10
			Semana 3	4 × 12
			Semana 4	5 × 10
5. *Superman* no TRX ou toalha		Passe uma corda ou uma toalha de praia grande por cima da barra fixa. Segure as pontas em cada mão, com as palmas das mãos voltadas uma para a outra, e assuma uma posição inclinada confortável (com o corpo voltado para baixo a cerca de 70°), como se você fosse fazer uma flexão. Mantendo os braços estendidos, deixe que os ombros flexionem e os braços se movam para fora e para cima, até que todo o corpo esteja em uma linha reta. Puxe os braços de volta para retornar à posição de flexão. Repita. À medida que você ganha força, reduza o ângulo de inclinação. (Você pode usar uma roda, se disponível.)	Semana 1	2 × 2-3
			Semana 2	3 × 3-4
			Semana 3	4 × 4-5
			Semana 4	5 × 5

Mulheres – costas 2: treino de tonificação com cabo (polias) ou elástico

Este programa de quatro semanas com uso de uma polia ou elástico é de fácil execução, mas muito eficaz. Tendo em vista que o programa utiliza apenas um elástico ou sistema de cabo, o treino pode ser feito em casa, durante uma viagem, ou na academia. Em metade dos exercícios você assumirá uma posição de avanço, o que faz do programa um ótimo treinamento auxiliar para complementação do trabalho dos glúteos. Se você estiver com pouca disponibilidade de tempo, poderá exercitar costas e glúteos ao mesmo tempo. Graças à boa ativação dos glúteos neste exercício, minha recomendação é que você conclua este programa alguns dias após o treino principal de glúteos/quadris, ou então que o pratique na véspera. Embora seja uma rotina para as costas, os glúteos estabilizam alguns exercícios. E você não vai querer que seus glúteos venham a se fatigar. As semanas 1 e 2 serão suficientes para a maioria das pessoas, enquanto as semanas 3 e 4 devem ser tentadas apenas por praticantes em nível mais avançado e que tenham uma base considerável de treinamento.

Equipamento

Máquina com polias com fixador de alça ou elásticos com alças.

Notas

Semanas 1 e 2: faça 2 vezes por semana.

Semanas 3 e 4: faça 1 vez por semana (apenas para praticantes em nível muito avançado).

Tabela 9.7 Mulheres – costas 2: treino de tonificação com cabo ou elástico

Exercício	Foto	Instruções	Semanas	Séries × reps
1. Remada baixa paralela simultânea		Ajuste um elástico ou cabo em uma posição baixa. Fique em pé, com os pés afastados na largura dos ombros e leve flexão nos joelhos. Segure as alças com uma pegada pronada. Mantenha as costas retas durante todo o movimento. Com os braços totalmente estendidos, flexione os quadris até sentir um bom alongamento nos posteriores da coxa. Simultaneamente, estenda os quadris e os cotovelos para alinhar as alças ao lado das costelas. Estenda os braços e flexione os quadris para retornar à posição inicial. Repita.	Semana 1	2 × 8
			Semana 2	3 × 10
			Semana 3	4 × 12
			Semana 4	5 × 10
2. Remada alternada curvada com elástico ou polia em posição de avanço		Ajuste um elástico ou cabo em uma altura situada entre a cintura e o tórax. Fique em pé, em posição de avanço (perna esquerda para a frente), e segure uma alça de elástico ou cabo em cada mão com uma pegada pronada. Flexione os quadris até sentir um bom alongamento nos posteriores da coxa esquerda. Comece com o braço esquerdo estendido e o cotovelo direito flexionado em 90° e longe do corpo. Faça movimentos alternados de flexão com um braço a partir da posição curvada. Troque a posição das pernas e repita.	Semana 1	2 × 10 por lado
			Semana 2	3 × 12 por lado
			Semana 3	4 × 15 por lado
			Semana 4	5 × 12 por lado

(continua)

Tabela 9.7 Mulheres – costas 2: treino de tonificação com cabo ou elástico *(continuação)*

Exercício	Foto	Instruções	Semanas	Séries × reps
3. Remada unilateral contralateral em posição de avanço		Ajuste um elástico ou cabo em uma altura situada entre a cintura e o tórax. Fique em pé, em posição de avanço (perna esquerda para a frente). Segure uma alça com a mão direita em uma posição neutra, com a palma da mão voltada para dentro. Flexione o cotovelo, puxando a alça para o lado direito da caixa torácica. Estenda o braço para retornar à posição inicial. Faça o número desejado de repetições e, em seguida, troque as posições dos braços e pernas e repita para o outro lado.	Semana 1 Semana 2 Semana 3 Semana 4	2 × 8 por lado 3 × 10 por lado 4 × 12 por lado 5 × 10 por lado
4. Nadador unilateral com elástico ou polia (serrátil na polia)		Ajuste um elástico ou cabo em um ponto elevado, situado acima da cabeça. Fique em pé, com os pés afastados na largura dos ombros e leve flexão nos joelhos. Segure a alça com a mão direita e flexione os quadris para inclinar-se para a frente em cerca de 45°. Mantendo o braço completamente estendido, use a articulação do ombro para puxar o braço para baixo até que a mão direita esteja próxima ao quadril direito. Retorne à posição inicial. Faça o número desejado de repetições e, em seguida, troque para o outro braço.	Semana 1 Semana 2 Semana 3 Semana 4	2 × 10 por lado 3 × 12 por lado 4 × 15 por lado 5 × 12 por lado

Mulheres – costas 3: treino funcional para modelagem das costas

Este é um divertido programa funcional de quatro semanas, com alguns exercícios únicos. Embora este treinamento seja dedicado às costas, o *core* é efetivamente ativado pela posição de prancha, flexão lateral e posições inclinadas de alavanca longa utilizadas em alguns desses exercícios. Praticamente qualquer casa pode receber o equipamento funcional necessário para a realização deste programa; por isso, esta é uma ótima rotina doméstica que realmente resolve no tocante ao desempenho. As semanas 1 e 2 serão suficientes para a maioria das pessoas, enquanto as semanas 3 e 4 devem ser tentadas apenas por praticantes em nível mais avançado e que tenham uma base considerável de treinamento.

Equipamento

Sistema de suspensão com alças, elásticos de resistência com alças (como JC Traveler ou Predator Jr.), objeto estável como uma porta, bola suíça, barra, halteres (opcional).

Notas

Semanas 1 e 2: faça 2 vezes por semana.
Semanas 3 e 4: faça 1 vez por semana (apenas para praticantes em nível muito avançado).

Tabela 9.8 Mulheres – costas 3: treino funcional para modelagem das costas

Exercício	Foto	Instruções	Semanas	Séries × reps
1. *Pull-L* suspenso (sentado, pés no chão)		Sente-se no chão, com as pernas retas à sua frente. Segure as alças do sistema de suspensão com os braços completamente estendidos. Flexione os cotovelos, levantando-se do chão. Certifique-se de manter sua posição em "L" com as pernas estendidas e os pés no chão. Ao se colocar em plena flexão, estenda os cotovelos e abaixe o corpo de volta ao chão. Repita.	Semana 1	2 × 8
			Semana 2	3 × 10
			Semana 3	4 × 12
			Semana 4	5 × 10
2. Oblíquo na polia alta (com flexão dos latíssimos)		Fique em pé com um elástico fixado na parte alta de uma porta, do seu lado direito. Segure a alça com a mão direita, com o braço estendido e a palma da mão voltada para a frente. Simultaneamente, flexione o tronco para a direita, enquanto flexiona o cotovelo direito para puxar o elástico até que esse cotovelo esteja completamente flexionado e toque o quadril direito. Lentamente, retorne o corpo e o braço direito à posição inicial. Faça o número desejado de repetições e, em seguida, troque para o outro lado.	Semana 1	2 × 8 por lado
			Semana 2	3 × 10 por lado
			Semana 3	4 × 12 por lado
			Semana 4	5 × 10 por lado
3. Prancha frontal dinâmica na bola suíça		Posicione-se em prancha sobre uma bola suíça, com os cotovelos sobre a bola e os joelhos ou pés no chão. Mantendo essa posição em prancha, role a bola para a frente, estendendo os braços até onde o *core* puder tolerar e permanecer sem que você sinta dor. Role a bola de volta para retornar à posição em prancha. Repita.	Semana 1	2 × 8
			Semana 2	3 × 10
			Semana 3	4 × 12
			Semana 4	5 × 10
4. Remada baixa curvada com halteres		Segure os halteres com uma pegada pronada. Flexione levemente os joelhos. Mantenha os pés afastados na largura dos ombros e incline-se para a frente em um ângulo de 45° nos quadris. Comece com os braços retos e verticais, flexione os cotovelos para puxar os halteres até que estejam posicionados ao lado das costelas inferiores. Abaixe os halteres para retornar à posição inicial. Repita.	Semana 1	2 × 10
			Semana 2	3 × 12
			Semana 3	4 × 10
			Semana 4	5 × 12

Mulheres – costas 4: treino profissional para as costas de *miss fitness*

Este programa de quatro semanas é o primeiro de dois treinos em nível profissional. Trata-se de um treinamento de musculação completo, com grande volume e enorme carga de trabalho. Os exercícios não são nada extravagantes, constituindo tão somente uma boa prática à moda antiga. Se você estiver usando grandes pesos, o exercício levará 90-120 minutos, mas sempre será possível usar cargas mais leves e reduzir o volume de séries e repetições. As semanas 1 e 2 serão suficientes para a maioria das pessoas. Somente profissionais devem tentar as semanas 3 e 4.

Parte II Transformação do corpo

Equipamento

Máquina com polias para fixação de barra de pegada aberta e de barra reta, banco inclinado, banco de musculação, halteres.

Notas

Semanas 1 e 2: faça 2 vezes por semana.

Semanas 3 e 4: faça 1 vez por semana (apenas para praticantes em nível muito avançado).

Tabela 9.9 Mulheres – costas 4: treino profissional para as costas de *miss fitness*

Exercício	Foto	Instruções	Semanas	Séries × reps
1. *Pulley* frontal com pegada neutra		Prenda uma barra de pegada aberta a uma polia alta e segure-a com uma pegada neutra em cada extremidade, com as palmas das mãos voltadas para dentro. Estenda os cotovelos, mantendo os braços acima da cabeça. Sente-se com os pés afastados na largura dos ombros. Flexione os cotovelos e puxe a barra para baixo, em direção ao esterno. Retorne à posição inicial. Repita.	Semana 1	2 × 8
			Semana 2	3 × 10
			Semana 3	4 × 12
			Semana 4	5 × 10
2. Remada neutra com halteres no banco inclinado		Posicione-se em decúbito ventral em um banco inclinado, com o tórax e o abdome posicionados na parte inclinada do banco. Segure um haltere em cada mão, com os braços completamente estendidos. Flexione os cotovelos, puxando os halteres para cima até os lados da caixa torácica. Abaixe os halteres para retornar à posição inicial. Repita.	Semana 1	2 × 8
			Semana 2	3 × 10
			Semana 3	4 × 12
			Semana 4	5 × 10
3. Remada curvada serrote apoiada com halteres (com sustentação)		Segure um haltere na mão direita com uma pegada neutra. Flexione os joelhos levemente, com os pés afastados na largura dos ombros. Incline-se para a frente em um ângulo de 45° nos quadris. Descanse a mão esquerda em um banco ou em outra estrutura estável. Flexione o cotovelo direito e reme com o haltere até o lado direito da caixa torácica. Estenda o cotovelo para retornar à posição inicial. Faça o número desejado de repetições e, em seguida, troque para o outro lado.	Semana 1	2 × 10 por lado
			Semana 2	3 × 12 por lado
			Semana 3	4 × 15 por lado
			Semana 4	5 × 12 por lado
4. Serrátil na polia (*pull-down*)		Prenda uma barra reta a uma polia de cabo alta. Segure a barra com uma pegada pronada, com os braços estendidos e a barra na altura dos ombros. Incline-se para a frente em um ângulo de 45° nos quadris, de modo que a barra esteja situada acima da cabeça e os braços estejam alinhados com o tronco. Puxe a barra para baixo até que ela toque as coxas. Levante a barra para retornar à posição inicial. Repita.	Semana 1	2 × 10
			Semana 2	3 × 12
			Semana 3	4 × 15
			Semana 4	5 × 15

(continua)

Tabela 9.9 Mulheres – costas 4: treino profissional para as costas de *miss fitness* *(continuação)*

Exercício	Foto	Instruções	Semanas	Séries × reps
5. *Pullover* (supersérie) com halteres		Posicione-se em decúbito dorsal em um banco horizontal; apenas os ombros devem estar apoiados no banco. Os joelhos devem estar flexionados e os pés separados na largura dos ombros. Segure o haltere com as duas mãos sobre o tórax, com os braços completamente estendidos. Abaixe o haltere atrás da cabeça, mantendo os braços estendidos. Ao sentir um alongamento no tórax, traga o haltere de volta ao tórax. Repita. Comece com um peso que lhe permita fazer 15 repetições. Reduza o peso em 20-25% para cada série e faça as repetições até a fadiga. Faça três séries no total em cada supersérie: primeira série e, em seguida, mais duas séries até a fadiga.	Semanas 1-2	2 superséries
			Semanas 3-4	3 superséries

Mulheres – costas 5: treino de fisiculturismo para as costas profissional

O último exercício de transformação do corpo com ênfase nas costas e destinado a profissionais é uma rotina dividida em dois dias ao longo de quatro semanas. Este programa enfatiza, particularmente, a ligação entre a região lombar e os latíssimos, aspecto negligenciado em muitos treinamentos. Trata-se de outra atividade para as costas que funciona como excelente programa complementar para os glúteos. Você pode realizar os exercícios 1, 2, 3 e 4 em supersérie (cerca de 70 minutos) ou gastar um pouco mais de tempo para executar o programa em sequência (cerca de 90 minutos). As semanas 1 e 2 serão suficientes para a maioria das pessoas, enquanto as semanas 3 e 4 devem ser tentadas apenas por praticantes em nível mais avançado e que tenham uma base considerável de treinamento.

Equipamento

Halteres; *medicine balls*; máquina com polias com alça, corda, barra reta de pegada aberta e fixadores de barra comuns; banco; bola suíça; máquina puxada/*pulley*; máquina barra T; máquina de remo com barra de pegada aberta; elásticos (como JC Sports ou Predator).

Notas

Semanas 1 e 2: faça 2 vezes por semana.
Semanas 3 e 4: faça 1 vez por semana (apenas para praticantes em nível muito avançado).

Parte II Transformação do corpo

Tabela 9.10 Mulheres – costas 5: treino de fisiculturismo para as costas profissional

Exercício	Foto	Instruções	Semanas	Séries × reps
DIA 1				
1. Remada baixa curvada com halteres		Segure os halteres com uma pegada pronada. Flexione levemente os joelhos. Mantenha os pés afastados na largura dos ombros e incline-se para a frente em um ângulo de 45° nos quadris. Comece com os braços retos e verticais, flexione os cotovelos para puxar os halteres para os lados das costelas inferiores. Abaixe os halteres para retornar à posição inicial. Repita.	Semana 1	2 × 8
			Semana 2	3 × 10
			Semana 3	4 × 8
			Semana 4	5 × 6
2. Remada 3 apoios unilateral com cabo (variação remada moto)		Ajoelhe-se de frente para um cabo ou elástico com fixação baixa. Segure a alça na mão direita com o cotovelo estendido e a palma da mão voltada para baixo (ou para dentro). Coloque a mão esquerda à sua frente para adquirir estabilidade. Flexione o cotovelo direito e puxe a alça para o lado direito do tórax. Estenda o cotovelo para retornar à posição inicial. Faça o número desejado de repetições e, em seguida, troque de braços e repita.	Semana 1	2 × 8 por lado
			Semana 2	3 × 10 por lado
			Semana 3	4 × 12 por lado
			Semana 4	5 × 10 por lado
3. *Pullover* no banco inclinado com cabo		Posicione um banco inclinado na frente de um conjunto de cabos regulados na altura do quadril, com um fixador de corda na extremidade do cabo. Posicione-se em decúbito dorsal no banco inclinado, com os pés afastados na largura dos ombros. Segure as pontas da corda com os braços estendidos e as mãos atrás da cabeça, sentindo um bom alongamento nas costas. Mantendo os braços retos, puxe a corda até que os braços estejam em um ângulo de 90° em relação ao corpo. Retorne as mãos à posição inicial, atrás da cabeça. Repita.	Semana 1	2 × 10
			Semana 2	3 × 10
			Semana 3	4 × 12
			Semana 4	5 × 12
4. Extensão reversa apoiada na bola suíça com peso entre os pés		Posicione-se em decúbito ventral sobre uma bola suíça pequena (55 cm) de modo que a pelve esteja no alto e os cotovelos estejam no chão. Peça para alguém colocar um haltere ou uma *medicine ball* entre os pés. Comprima as pernas, para ter certeza de que você não deixará cair o peso. Mantenha os joelhos levemente flexionados enquanto aperta o haltere ou a *medicine ball*. Estenda os quadris para levantar as pernas e o peso. Lentamente, abaixe as pernas para retornar à posição inicial. Repita.	Semana 1	2 × 10
			Semana 2	3 × 12
			Semana 3	4 × 15
			Semana 4	5 × 12

(continua)

Capítulo 9 Costas **161**

Tabela 9.10 Mulheres – costas 5: treino de fisiculturismo para as costas profissional
(continuação)

Exercício	Foto	Instruções	Semanas	Séries × reps
5. Última série: remada alta em pé com pegada aberta em direção ao queixo + remada com cabo em direção ao quadril + puxada/*pulley* curvada com os braços esticados no cabo		Fixe uma barra reta de pegada aberta a uma polia de cabo na altura do ombro. Fique de frente para a máquina com polias, com os cotovelos estendidos por completo e os joelhos levemente flexionados. Remada alta em pé com pegada aberta em direção ao queixo: segurando a barra com uma pegada pronada, flexione os cotovelos para impulsionar a barra em direção ao queixo. Estenda os cotovelos para retornar à posição inicial. Faça 20 repetições. Remada com cabo em direção ao quadril: flexione os cotovelos novamente, desta vez remando com a barra até os quadris. Estenda os cotovelos para retornar à posição inicial. Repita até a fadiga. Puxada/*pulley* curvada com os braços esticados no cabo: incline-se para a frente em um ângulo de 45° nos quadris. Mantendo os braços estendidos, puxe a barra até os quadris. Permita que a barra retorne à posição inicial. Repita até a fadiga. Estes movimentos constituem uma supersérie. Não descanse entre os exercícios.	Semanas 1-2	2 (20 + fadiga + fadiga) superséries
			Semanas 3-4	3 (20 + fadiga + fadiga) superséries
DIA 2				
1. Remada supinada em pé no cabo		Fique de frente para uma máquina com polias com os cotovelos estendidos por completo e os joelhos levemente flexionados. Segurando a barra com uma pegada pronada, flexione os cotovelos para puxar a barra em direção ao abdome. Estenda os cotovelos, retornando à posição inicial. Repita.	Semana 1	2 × 8
			Semana 2	3 × 10
			Semana 3	4 × 10
			Semana 4	5 × 8
2. *Pulley* unilateral frente		Sente-se em uma máquina puxada/*pulley*. Projete-se até um ponto acima de você e segure uma alça com a mão direita e com o cotovelo completamente estendido. Flexione o cotovelo, puxando a alça para baixo, na direção do lado direito da caixa torácica. Estenda o cotovelo para retornar à posição inicial. Faça o número desejado de repetições e, em seguida, troque para o outro lado.	Semana 1	2 × 8 por lado
			Semana 2	3 × 10 por lado
			Semana 3	4 × 12 por lado
			Semana 4	5 × 10 por lado

(continua)

Parte II Transformação do corpo

Tabela 9.10 Mulheres – costas 5: treino de fisiculturismo para as costas profissional *(continuação)*

Exercício	Foto	Instruções	Semanas	Séries × reps
3. Remada cavalinho parcial + completa com barra T		Fique em pé sobre a barra T, de modo que ela fique embaixo de você. Ao se posicionar, segure as alças da barra T com os braços estendidos. Faça uma remada cavalinho parcial (incline o corpo em 45° para a frente) e mantenha a posição, abaixando a barra e mantendo os cotovelos em completa extensão. Flexione os cotovelos a fim de puxar o peso em direção ao tórax. Estenda os cotovelos para abaixar a barra T, retornando à posição inicial. Repita.	Semana 1 Semana 2 Semana 3 Semana 4	2 × 8 3 × 10 4 × 8 5 × 6
4. Remada alta com pegada aberta no cabo em posição sentada		Prenda uma barra de pegada aberta à polia de remada. Sente-se em um banco plano com os pés no chão, mantendo os braços estendidos. Flexione os cotovelos e puxe a barra em sua direção até que ela toque a clavícula. Estenda os cotovelos para retornar à posição inicial. Repita.	Semana 1 Semana 2 Semana 3 Semana 4	2 × 8 3 × 10 4 × 12 5 × 10
5. Última série: remada com elástico ou polia + remada curvada alternada com elástico ou polia + nadador com elástico ou polia (*meta back*)		Remada com elástico ou polia: segure as alças de um elástico, uma em cada mão, com uma pegada pronada. Fique em pé, com os pés afastados na largura dos ombros e os cotovelos estendidos. Flexione os cotovelos, puxando as alças para os lados. Estenda os cotovelos para fora, à sua frente. Repita. Remada curvada alternada com elástico ou polia: segure uma alça em cada mão, com uma pegada pronada. Flexione os quadris, até que o tronco esteja paralelo ao chão. Reme de forma alternada (20 repetições por lado). Nadador com elástico ou polia: fique em pé. Segure uma alça em cada mão, com pegada pronada. Mantendo os braços estendidos durante todo o movimento, puxe as alças do elástico para baixo enquanto flexiona o tronco até que as mãos estejam próximas aos bolsos traseiros e os elásticos estejam tocando os ombros. Retorne à posição inicial. Repita.	Semanas 1-2 Semanas 3-4	2 (20 + 20 por braço + 20) superséries 3 (20 + 20 por braço + 20) superséries

Resumo

Espero que este capítulo tenha lhe servido de inspiração, fazendo com que perceba, realmente, quão importante e complexo é o treinamento para as costas, mas de uma forma que simplificará em muito a sua abordagem ao treinamento. Ao final do dia, não importa tanto o tipo de exercício praticado, ou a quantidade de peso que você usou. Certamente, esses fatores desempenham um papel importante em seu treinamento, mas isso se deve ao que fazem, e não ao que são. Essas práticas estimulam o músculo. No entanto, nenhum exercício se destacará em detrimento dos demais, pois o grau de estimulação de um músculo está na mente da pessoa que está se exercitando. Basicamente, qualquer exercício que permita o estabelecimento de uma conexão entre o praticante e um músculo e sua contração (ou seja, sua estimulação) será o melhor exercício. Testemunhei exercícios, que considero inúteis, aumentarem incrivelmente a musculação de parceiros meus. Assim, se você *sentir* o exercício e puder se conectar com o músculo que está trabalhando, continue fazendo exatamente isso. Este capítulo oferece grande variedade, o que significa oferecer a você quatro a oito exercícios que o conectarão ao seu corpo e lhe darão aquela sensação de volume, indicativo de que o treinamento está no bom caminho. Fique à vontade para mesclar e combinar exercícios, até que tenha criado o programa perfeito – e, em seguida, trabalhe com seu programa durante quatro semanas.

PARTE III

MOVIMENTO ATLÉTICO

A Parte III se concentra em movimentos e habilidades atléticas, como potência de salto, velocidade e agilidade. O capítulo sobre saltos leva em consideração as diversas maneiras como os atletas saltam e não agrupa todos os tipos de saltos em uma só categoria. Você também verá que não usamos levantamentos olímpicos, saltos profundos ou outros tipos de treinamento que sejam superestimados, e às vezes ineficientes, e que não sejam específicos para boa parte dos saltos comuns nos esportes. Embora o IHP conte com muitos equipamentos em um valor aproximado de 400 mil dólares, treinamos o salto de forma simples, e essa abordagem simplificada para esse tipo de treinamento melhora a altura do salto, além de todos os demais aspectos. Neste capítulo, queremos compartilhar com você esse programa simples.

O capítulo sobre velocidade aborda diferentes aspectos da locomoção esportiva, que muitas vezes acabam englobados nas rotinas de velocidade. Embora a velocidade seja certamente importante nos esportes, considero que uma habilidade ainda mais importante é a aceleração. Por isso, incluo exercícios tanto para velocidade como para aceleração. Da mesma forma, embora a velocidade linear atraia muita atenção, muitas vezes as mudanças de direção são muito mais importantes no atletismo. Esses dois aspectos são abordados neste capítulo.

Finalmente, a agilidade é outra habilidade atlética importante que não recebe a devida atenção. No capítulo sobre agilidade tudo será estudado, desde exercícios com cones até mudanças situacionais de posição. Alguns dos exercícios de agilidade com o uso de cones têm um enorme componente de condicionamento; portanto, eles funcionam como treinamento de condicionamento e também de agilidade. Este capítulo é um dos mais curtos do livro, mas contém um grande impacto. Tenho certeza de que você passará a ser um atleta muito mais explosivo e ágil depois que tiver completado alguns dos exercícios que o esperam nesta Parte III.

CAPÍTULO 10

Saltos

Entre todas as habilidades atléticas relevantes, o salto se situa no topo da lista. Seja saltando para bloquear uma cortada no vôlei, ao enterrar uma bola no basquete ou ao agarrar uma bola no futebol americano, o salto se situa na vanguarda de muitos esportes. Todos os saltos são semelhantes, mas não são iguais. Embora eu pudesse me aprofundar na física dos saltos, quero manter as coisas em níveis simples e práticos. Portanto, vamos separar os saltos em duas categorias básicas: saltos verticais na posição parada e durante uma corrida. Dessa forma, podemos entender melhor as maneiras de treinar especificamente essas modalidades.

Em primeiro lugar, temos o salto vertical em pé com postura estacionária e paralela. Entre todos os saltos, considero este o mais popular, o mais treinado e o que mais depende da força; contudo, possivelmente essa modalidade é a menos funcional para a vida (ou seja, para os esportes). Sei que parece estranho, mas vamos examinar a questão de um ponto de vista prático. Na vida, são poucos os saltos que ocorrem a partir de uma posição estacionária, usam simetricamente as duas pernas e projetam o indivíduo no plano vertical para cima. Além do salto pela disputa da bola no início de uma partida de basquete ou em alguns bloqueios no vôlei, os saltos, em sua maioria, têm início com uma corrida, de modo a converter a energia horizontal em energia vertical, exatamente como ocorre ao fazermos ricochetear uma pedra na água.

Saltos verticais em pé utilizam a maior quantidade de força das pernas. É por isso que, tradicionalmente, o agachamento tem sido o exercício de força mais usual para melhorar o salto vertical. Sua prática melhora a quantidade e a magnitude da contração. Vários exercícios de velocidade e potência são adicionados ao agachamento, com o objetivo de ajudar a desenvolver a velocidade de contração. Esses exercícios incluem alguns levantamentos parciais praticados no mundo do levantamento olímpico, como os arremessos e *high pulls*, bem como diversos exercícios relacionados a saltos, como os saltos em caixa, saltos verticais e arremessos de *medicine balls* em concha. Certamente, esses exercícios melhoram a potência da parte inferior do corpo e têm seu lugar em praticamente qualquer programa de aprimoramento de salto.

Em segundo lugar, temos os saltos verticais em corrida, que são divididos em duas categorias: decolagens com o uso das duas pernas (bipodais) e de apenas uma perna (unipodais), independentemente da posição de aterrissagem. Portanto, é preciso que tenhamos em mente que os saltos verticais bipodais utilizam a estrutura A[*] para a decolagem, enquanto os saltos unipodais utilizam a estrutura em 7[**]. Para que o princípio da especificidade do treinamento seja respeitado, é importante que façamos essa distinção. Treinar com as duas pernas é algo muito diferente de treinar com apenas uma perna; precisamos considerar esses aspectos sob um ponto de vista funcional, mesmo que haja necessidade de questionar o dogma tradicional.

Seja um salto no vôlei, uma decolagem unipodal para uma enterrada no basquete ou qualquer tipo de salto no atletismo, todos esses movimentos usam contração muscular. Uma quantidade significativa de impulso vertical de elevação é gerada pela energia horizontal proporcionada pela corrida e pelos

---

[*] N.R.C.: Como se fosse a letra A maiúscula, olhando a pessoa de frente.

[**] N.R.C.: Como se fosse o número 7, olhando a pessoa de frente.

componentes elásticos do corpo (p. ex., ossos, ligamentos, tendões e outros tecidos não contráteis). A execução de saltos verticais requer mínima amplitude de movimento e mínima quantidade de força nas pernas e nos quadris (do modo como costumamos entender a força), mas tais saltos utilizam o recuo mais elástico. Esses saltos não exigem muito movimento das pernas, ao longo de grandes amplitudes de movimento; por outro lado, exigem rigidez nas pernas e nos quadris, com o uso de amplitudes de movimento muito curtas. Se você examinar esses saltos em câmera lenta, irá observar pequenas amplitudes de movimento dos tornozelos, joelhos e quadris no momento da decolagem (ou seja, naquele ponto em que o impulso horizontal é convertido em elevação vertical). Portanto, este capítulo apresenta muitos exercícios com amplitudes de movimento parciais, que desenvolvem a rigidez da parte inferior do corpo, característica dos movimentos de potência elástica.

Este capítulo traz exercícios fáceis de seguir e que aprimorarão todas as versões de saltos verticais, desde a posição estacionária até durante a corrida, e também bipodais ou unipodais. Muitos exercícios adotam o formato de sucessão, em que todas as séries de determinado exercício são concluídas antes que se avance para o exercício seguinte. Também uso o método de sequência, emparelhando um exercício de força e um exercício explosivo que se pareça com o exercício de força (i. e. com o uso dos mesmos músculos). Essa associação de um exercício de força com um exercício explosivo ficou conhecida como *treinamento complexo* ou *de contraste*. No treinamento complexo, o sistema nervoso central (SNC) é estimulado, mas não fatigado, em seguida a algumas repetições do exercício de força. Um pequeno descanso (cerca de um minuto) permite que os músculos se recuperem, enquanto o SNC ainda é estimulado (i. e. potenciado). Então realiza-se o exercício explosivo leve, para a geração de uma potência muito maior do que a que teria sido obtida se o exercício fosse feito sem o trabalho puxado anterior. O processo é idêntico ao que ocorre quando, no beisebol, um rebatedor faz seu aquecimento oscilando o taco de beisebol. O atleta sobrecarrega o taco colocando um anel de peso nele. Em seguida, remove o anel de peso e balança somente o taco.

Em minhas práticas o equipamento também varia, para que você possa treinar em qualquer ambiente esportivo ou academia. Este capítulo contém exercícios com *medicine ball* e com halteres que podem ser feitos em qualquer ambiente, bem como programas que dependem de equipamentos padrão, como barras, halteres e *medicine balls*. Alguns exercícios exigem o uso de equipamentos especializados, como trenós, no caso de haver disponibilidade. Se você gostar de determinado programa que dependa de equipamentos que você não possui, substitua-o por um exercício similar que utilize o equipamento disponível. Por exemplo, se você não tiver uma máquina *leg press* para fazer um *leg press* bipodal ou unipodal, substitua por um agachamento com barra ou por um levantamento com peso, respectivamente. Se você não tiver um trenó para arrastar, empurrar ou puxar, use um pneu para oferecer resistência. O equipamento não deve determinar a eficácia do seu treinamento. Há opções disponíveis; então, não há desculpas. Faça acontecer.

Você não deve fazer o treinamento de potência sem uma base de treinamento. Para aprender a ser explosivo, você deve praticar para ser explosivo; esse é um comportamento aprendido. Isso significa que cada repetição explosiva deve ser uma tentativa para quebrar seu recorde pessoal, e que você deve se permitir um amplo descanso (5-10 segundos) entre as repetições, para que possa se empenhar repetidamente, dando o seu máximo esforço. Isso não é condicionamento; isso é desenvolvimento de potência. Não se apresse e aprenda a ser explosivo, fazendo repetições de potência de qualidade constantemente.

Movimentos rápidos e explosivos exercem muita pressão sobre todo o mecanismo de salto (p. ex., ossos, ligamentos, tendões e músculos). Se a estrutura específica envolvida na geração da força necessária para o salto não estiver pronta, é quase inevitável que ocorra algum tipo de lesão. Portanto, recomendo a todos que completem um programa para pernas e quadris do Capítulo 4 para que possam desenvolver uma base de treinamento adequada para o programa de salto. Idealmente, você teria uma semana inteira de recuperação ativa entre o mês de trabalho de força e o treinamento de salto oferecido neste capítulo, mas como os treinos são progressivos (ou seja, começam leves e vão se tornando progressivamente mais puxados), você poderá prosseguir com cautela até a prática desses programas, depois de ter concluído o seu treinamento básico. Se em algum momento seus tornozelos, joelhos ou quadris ficarem doloridos, pare de treinar ou, no mínimo, reduza seu volume e intensidade. A dor é um sinal de que o trabalho que você está fazendo é demasiado para suas articulações, e que talvez haja necessidade de mais força; ou significa que o treinamento simplesmente não combina com você. A dor pode ter muitas origens, por exemplo, o exercício ser muito pesado para sua estrutura, falta de força, base de treinamento insuficiente, execução incorreta de um exercício, demasiado peso (carga) para um exercício, ou um aquecimento incorreto. Não se preocupe; sempre podemos treinar de modo a superar o problema da dor e melhorar o desempenho, até certo ponto, sem causar maiores danos. Acima de tudo, seja esperto com relação ao seu treinamento. Se você não se sentir confortável com determinado exercício, pare e o substitua por outro exercício que seja adequado. Treine sem dor.

O aquecimento para o treino de salto é mais importante do que o aquecimento para o treino de hipertrofia, talvez porque o treino de hipertrofia não começa como um esforço total, ao contrário do que ocorre com o treino de salto. No treinamento de hipertrofia, o músculo tem tempo para se ajustar à carga ao longo de 8-15 repetições. No treinamento de salto, o músculo deverá estar pronto já no primeiro salto. Portanto, estou propondo um protocolo básico de aquecimento, de modo a prepará-lo para seus exercícios de salto.

Aquecimento para o salto bipodal

Chopper com *medicine ball* (agachamento com *medicine ball*, rotação com pivô, *wood chop* diagonal) 3 × 10 + 10 + 10 (para cada lado).

Salto vertical 3 × 3 (1 × 3 com esforço de 50%, 1 × 3 com esforço de 75% e 1 × 3 com esforço de 100%).

Aquecimento para o salto unipodal

Alcance anterior contralateral unipodal 2 × 10 por perna.

Agachamento curto unipodal 2 × 5 por perna.

Salto unilateral 2 × 2-3 por perna.

Salto 1: treino de salto estacionário bipodal no campo/na quadra

Este é um programa básico de quatro semanas para o desenvolvimento de saltos estacionários com duas pernas. O programa requer equipamento simples, incluindo uma anilha de peso ou *medicine balls* pesadas e leves (pesadas para a prática de *chops* e leves para os arremessos). Este treino é perfeito para jovens atletas, ou para aqueles que querem melhorar sua capacidade de salto para uma partida de vôlei de praia ou de basquete no fim de semana. O programa está configurado no formato de sequência: faça o exercício A e descanse por 1 minuto; passe para o exercício B e descanse por 2-3 minutos antes de retornar ao exercício A. Faça cada exercício B com esforço máximo e descanse por 5-10 segundos entre as repetições, para garantir a intensidade máxima do treinamento. Você também pode fazer este treinamento em sucessão, completando as séries e repetições indicadas para cada exercício antes de avançar para o exercício seguinte, descansando 1 minuto entre os exercícios.

Equipamento

Anilha de peso pesada, *medicine ball*, halteres.

Parte III Movimento atlético

Notas

Descanse por 1 minuto entre os exercícios A e B em cada complexo. Descanse 2-3 minutos entre cada complexo.

Tabela 10.1 Salto 1: treino de salto estacionário bipodal no campo/na quadra

Exercício	Foto	Instruções	Semanas	Séries × reps
1a. Agachamento com anilha		Fique em pé, com a postura ereta e os pés afastados na largura dos ombros. Segure uma anilha pesada com ambas as mãos acima da cabeça. Agache e abaixe a anilha entre as pernas enquanto inclina os ombros para a frente, mantendo as costas retas. Levante-se para retornar à posição inicial. Repita. Use um grande peso que lhe permita fazer 8-10 repetições.	Semanas 1-2	2 × 5
			Semanas 3-4	3 × 5
1b. Arremesso inverso em concha com *medicine ball*		Segure uma *medicine ball* nas mãos, com os braços estendidos e os pés afastados na largura dos ombros. Agache, abaixando a *medicine ball* entre as pernas. Impulsione os quadris para a frente, arremessando a bola para trás, por cima da cabeça. Repita. Use um peso leve, que você possa arremessar com rapidez.	Semanas 1-2	2 × 5
			Semanas 3-4	3 × 5
2a. Salto vertical com halteres		Fique em pé, com a postura ereta e os pés afastados na largura dos ombros. Segure um haltere em cada mão ao lado do corpo. Sente-se com os quadris para trás, em um agachamento, até que as coxas estejam paralelas ao chão. Salte diretamente para cima, impulsionando com os dedos dos pés; aterrisse suavemente. Repita. Use um grande peso que lhe permita fazer 8-10 repetições.	Semanas 1-2	2 × 5
			Semanas 3-4	3 × 5
2b. Salto vertical		Fique em pé, com a postura ereta e os pés afastados na largura dos ombros. Agache, levando os braços para trás. Salte e impulsione os braços para a frente, tentando alcançar o ponto mais alto que puder. Aterrisse suavemente nos dois pés. Repita.	Semanas 1-2	2 × 5
			Semanas 3-4	3 × 5

(continua)

Tabela 10.1 Salto 1: treino de salto estacionário bipodal no campo/na quadra *(continuação)*

Exercício	Foto	Instruções	Semanas	Séries × reps
3a. *Burpee* com *medicine ball*		Com uma *medicine ball* à sua frente, agache-se e coloque as mãos sobre a bola, enquanto salta com os pés para fora a fim de assumir uma posição de prancha. Rapidamente, traga os pés de volta na direção da *medicine ball* e, em seguida, fique em pé com a bola. Abaixe a *medicine ball*, retornando-a à posição inicial. Repita. Use um grande peso que lhe permita fazer 8-10 repetições.	Semanas 1-2	2 × 5
			Semanas 3-4	3 × 5
3b. Salto e alcance com *medicine ball*		Segure uma *medicine ball* à sua frente, ao nível do tórax, com os pés afastados na largura dos ombros. Agache-se e salte para cima, ao mesmo tempo que movimenta a bola para o alto. Retorne à posição inicial. Repita. Use um peso leve que você possa levantar o mais alto possível.	Semanas 1-2	2 × 5
			Semanas 3-4	3 × 5

Salto 2: treino de salto estacionário bipodal na academia

Este programa básico de quatro semanas desenvolve saltos estacionários bipodais e é perfeito para a prática na academia, já que depende de barras, *racks* e caixas. Este programa é apropriado para atletas em nível intermediário ou para os que já tenham uma base de treinamento e queiram melhorar seus saltos verticais estacionários. Usamos o formato de sequência: faça o exercício A, descanse 1 minuto, faça o exercício B e descanse 2-3 minutos, antes de retornar ao exercício A. Faça cada exercício B com esforço máximo e descanse de 3-5 segundos entre as repetições, para garantir a intensidade máxima do treino. Embora o formato de sequência seja o meu preferido para o treinamento de força, você também pode fazer este exercício no formato de sucessão, completando as séries e repetições indicadas para cada exercício antes de avançar para o exercício seguinte.

Equipamento

Barra, caixa pliométrica, *medicine ball.*

Notas

Descanse por 1 minuto entre os exercícios A e B em cada complexo. Descanse 2-3 minutos entre os complexos.

Parte III Movimento atlético

Tabela 10.2 Salto 2: treino de salto estacionário bipodal na academia

Exercício	Foto	Instruções	Semanas	Séries × reps
1a. *High pull* com barra		Segure uma barra com uma pegada pronada, com as mãos afastadas um pouco além da largura dos quadris e os pés afastados na largura dos ombros. Mantendo as costas retas, mova os quadris para trás, enquanto flexiona os joelhos. Mantendo os braços retos, estenda simultaneamente os tornozelos, joelhos e quadris, enquanto encolhe os ombros, levantando a barra até o abdome. Abaixe a barra para retornar à posição inicial. Repita. Use um grande peso que lhe permita fazer 7-8 repetições.	Semanas 1-2 Semanas 3-4	2 × 5 3 × 5
1b. Salto vertical		Fique em pé, com a postura ereta e os pés afastados na largura dos ombros. Agache, levando os braços para trás. Ao saltar na subida, impulsione os braços para a frente, alcançando o ponto mais alto que puder. Aterrisse suavemente. Repita.	Semanas 1-2 Semanas 3-4	2 × 5 3 × 5
2a. Agachamento com barra		Fique em pé, com a postura ereta e os pés afastados na largura dos ombros. Mantenha a barra apoiada logo abaixo da nuca. Sente-se com os quadris para trás enquanto agacha, até que as coxas estejam paralelas ao chão. Empurre com os calcanhares para retornar à posição inicial. Repita. Use um grande peso que lhe permita fazer 7-8 repetições.	Semanas 1-2 Semanas 3-4	2 × 5 3 × 5
2b. Salto na caixa		Fique em pé, com a postura ereta, de frente para uma caixa pliométrica. Abaixe os quadris, agachando por um quarto do caminho e levando os braços para trás. Salte para a caixa, impulsionando simultaneamente os braços para cima. Desça da caixa. Repita.	Semanas 1-2 Semanas 3-4	2 × 5 3 × 5

(continua)

Capítulo 10 Saltos

Tabela 10.2 Salto 2: treino de salto estacionário bipodal na academia *(continuação)*

Exercício	Foto	Instruções	Semanas	Séries × reps
3a. Levantamento-‑terra com barra		Segure uma barra com uma pegada pronada, com as mãos afastadas um pouco além da largura dos quadris e os pés afastados na largura dos ombros. Mantendo as costas retas, mova os quadris para trás, enquanto flexiona os joelhos. Agache-se de modo que as tíbias fiquem posicionadas logo atrás da barra. Contraia as escápulas e comece a impulsionar com os calcanhares, ao mesmo tempo que direciona os quadris para a frente, até assumir uma posição vertical. Abaixe a barra, agachando-se. Repita. Use um grande peso que lhe permita fazer 7-8 repetições.	Semanas 1-2	2 × 5
			Semanas 3-4	3 × 5
3b. *Burpee* com salto com *medicine ball*		Com uma *medicine ball* à sua frente, agache-se e coloque as mãos sobre a bola; ao mesmo tempo, salte com os pés para fora até assumir uma posição em prancha. Traga rapidamente os pés de volta em direção à *medicine ball*. Fique em pé com a bola nas mãos e salte. Abaixe a *medicine ball* para retornar à posição inicial. Repita.	Semanas 1-2	2 × 5
			Semanas 3-4	3 × 5

Salto 3: salto bipodal iniciado em corrida – treino para fazer em casa

Este programa básico de quatro semanas desenvolve todos os saltos com duas pernas com início em corrida. Uso este programa com clientes que necessitem de algo fácil para realização em casa, utilizando halteres, *medicine balls* e peso corporal. Embora este treino seja simples o suficiente para ser tentado por iniciantes, também pode ser praticado por atletas em nível avançado; para tanto, basta aumentar as cargas dos exercícios de resistência e a amplitude dos saltos. Usa-se o formato de sequência: faça o exercício A, descanse 1 minuto, faça o exercício B e descanse 2-3 minutos antes de retornar ao exercício A. Faça cada exercício B com esforço máximo e descanse 3-5 segundos entre as repetições, para garantir a intensidade máxima do treino. Embora o método em sequência seja o mais indicado, você também pode fazer este exercício no formato de sucessão, completando as séries e repetições indicadas antes de avançar para o exercício seguinte.

Equipamento

Halteres, *medicine ball*, cesta de basquete (ou parede), barra, máquina panturrilha em pé, máquina Smith, placa ou plataforma.

Notas

Descanse por 1 minuto entre os exercícios A e B em cada complexo. Descanse 2-3 minutos entre os complexos.

Parte III Movimento atlético

Tabela 10.3 Salto 3: salto bipodal iniciado em corrida – treino para fazer em casa

Exercício	Foto	Instruções	Semanas	Séries × reps
1a. Avanço lateral com halteres		Fique em pé, com a postura ereta e os pés afastados na largura dos ombros. Segure um haltere em ambas as duas mãos ao lado do corpo. Dê um passo para a direita com a perna direita, flexionando os quadris, e avance com o haltere até o pé direito. Impulsione a perna direita para retornar à posição inicial e repita com o lado esquerdo. Use um grande peso que lhe permita fazer 7-8 repetições.	Semanas 1-2	2 × 5 por lado
			Semanas 3-4	3 × 5 por lado
1b. *Step* lateral e alcance do aro com *medicine ball*		Fique embaixo de uma cesta de basquete e segure uma *medicine ball* ao nível do tórax. Dê um passo para o lado, à sua direita. Imediatamente, salte de forma explosiva no ar e toque no aro da cesta com a *medicine ball*. Repita com o lado esquerdo. Caso não possa pular alto o suficiente para tocar no aro, use uma parede. Utilize uma bola leve (1 kg) que lhe permita pular alto.	Semanas 1-2	2 × 5 por lado
			Semanas 3-4	3 × 5 por lado
2a. Retrocesso do plano transverso com alcance		Fique em pé, com a postura ereta e os pés afastados na largura dos ombros. Segure um haltere em ambas as mãos ao nível do tórax. Dê um passo para a direita e para trás (135°) com a perna direita, flexionando os quadris, e avance com o haltere até o pé direito. Impulsione a perna direita para retornar à posição inicial e repita com a perna esquerda. Use um grande peso que lhe permita fazer 7-8 repetições.	Semanas 1-2	2 × 5 por lado
			Semanas 3-4	3 × 5 por lado
2b. *Step* com rotação e alcance de aro com *medicine ball*		Fique de costas para uma cesta de basquete, ou parede. Segure uma *medicine ball* ao nível do tórax. Gire para a direita dando um passo, de modo que sua posição final fique voltada para o aro. Imediatamente, salte de forma explosiva no ar e toque no aro com a *medicine ball*. Repita com o lado esquerdo. Nota: caso não possa pular alto o suficiente para tocar no aro, use uma parede. Utilize uma bola leve (1 kg) que lhe permita pular alto.	Semanas 1-2	2 × 5 por lado
			Semanas 3-4	3 × 5 por lado

(continua)

Tabela 10.3 Salto 3: salto bipodal iniciado em corrida – treino para fazer em casa *(continuação)*

Exercício	Foto	Instruções	Semanas	Séries × reps
3a. Panturrilha no *step* com barra livre		Para adicionar carga a este exercício, use uma máquina panturrilha em pé, máquina Smith, halteres ou uma barra. Fique em pé, com a postura ereta e os pés afastados na largura dos ombros, com a barra (ou ombreiras) apoiada logo abaixo da nuca. Fique em pé no chão ou coloque a região metatarsal dos pés em um *step*, caixa baixa ou plataforma. Faça levantamentos rápidos e pulsantes com o calcanhar, quase sem flexionar os joelhos e tornozelos. Use as pernas como se fossem uma mola forte. Utilize um grande peso que lhe permita fazer 10-15 repetições sem descanso entre as repetições.	Semanas 1-2	2 × 5-10
			Semanas 3-4	3 × 5-10
3b. Saltos curtos com ênfase no tornozelo		Este exercício é como pular corda. Fique em pé, com os pés afastados na largura dos ombros. Usando apenas os tornozelos, dê impulso no chão para decolar, como se estivesse pulando corda. Chegue o mais alto que puder em cada salto, sem que os calcanhares toquem o chão. Não descanse entre as repetições.	Semanas 1-2	2 × 5-10
			Semanas 3-4	3 × 5-10

Salto 4: treino de saltos bipodais iniciados em corrida

Este programa básico de quatro semanas desenvolve potência para todos os saltos bipodais que se iniciam com uma corrida. No IHP, este é um dos nossos treinos favoritos, pois temos realmente *leg presses* incríveis e vários outros equipamentos para aquisição de potência. Como no programa anterior, este treino pode ser realizado em baixa intensidade por iniciantes, ou, com aumento das cargas e amplitudes, por atletas profissionais. Usa-se o formato em sequência: faça o exercício A, descanse 1 minuto, faça o exercício B e descanse 2-3 minutos antes de retornar ao exercício A. Faça cada exercício B com máximo esforço e descanse 3-5 segundos entre as repetições para garantir a intensidade máxima do treinamento. No IHP, preferimos o método em sequência, mas você também poderá fazer o exercício em sucessão, completando as séries e repetições indicadas para cada exercício antes de avançar para o próximo.

Equipamento

Barra, máquina Smith, máquina panturrilha em pé, máquina *leg press*, caixa pliométrica, halteres.

Notas

Descanse por 1 minuto entre os exercícios A e B em cada complexo. Descanse 2-3 minutos entre os complexos.

Tabela 10.4 Salto 4: treino de saltos bipodais iniciados em corrida

Exercício	Foto	Instruções	Semanas	Séries × reps
1a. Agachamento ¼ com barra livre (pequena flexão de tronco para a frente), híbrido de bom-dia com agachamento		Você pode usar uma barra comum, uma máquina Smith ou algumas máquinas panturrilha em pé. Fique em pé, com a postura ereta, os pés afastados na largura dos ombros e a barra apoiada logo abaixo da nuca. Faça um quarto de agachamento de maneira controlada. Certifique-se de que os joelhos não se estendam além dos dedos dos pés. Impulsione com os calcanhares para retornar à posição inicial. Repita. Use um grande peso que lhe permita fazer 7-8 repetições.	Semanas 1-2	2 × 5
			Semanas 3-4	3 × 5
1b. Deslocamento frontal (2 passos) com salto vertical		Com os pés afastados na largura dos ombros, dê 2-3 passos rápidos e salte o mais alto que puder, como se fosse enterrar uma bola na cesta de basquete. Aterrisse suavemente e repita.	Semanas 1-2	2 × 5
			Semanas 3-4	3 × 5
2a. *Leg press* parcial		Sente-se em uma máquina *leg press* com os pés afastados na largura dos ombros e sobre a plataforma. Segure as alças ao seu lado e impulsione com os calcanhares até que os joelhos estejam levemente flexionados. Abaixe a plataforma até que os joelhos estejam com uma flexão de 90-110°. Rapidamente, empurre o trenó para retornar à posição inicial. Repita. Use um grande peso que lhe permita fazer 7-8 repetições. Tendo em vista que alguns saltos exigem decolagem a partir da região metatarsal dos pés, você pode impulsionar o *leg press* com essa região dos pés.	Semanas 1-2	2 × 5
			Semanas 3-4	3 × 5
2b. Deslocamento frontal (2 passos) com salto vertical com caixa	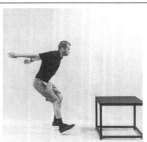	Com os pés afastados na largura dos ombros, dê 2-3 passos rápidos em direção a uma caixa pliométrica. Salte para a caixa, aterrissando suavemente. Desça e repita. Use uma caixa que lhe permita aterrissar com os joelhos levemente flexionados. Também tente saltar para a caixa a partir de diferentes ângulos.	Semanas 1-2	2 × 5
			Semanas 3-4	3 × 5

(continua)

Tabela 10.4 Salto 4: treino de saltos bipodais iniciados em corrida *(continuação)*

Exercício	Foto	Instruções	Semanas	Séries × reps
3a. Avanço lateral com halteres		Fique em pé, com a postura ereta e os pés afastados na largura dos ombros. Segure um haltere em cada mão ao nível do tórax. Dê um passo à direita com a perna direita, flexionando os quadris; avance com o haltere até o pé direito. Impulsione com a perna direita para retornar à posição inicial. Repita com o lado esquerdo. Use um grande peso que lhe permita fazer 7-10 repetições.	Semanas 1-2	2 × 5 por lado
			Semanas 3-4	3 × 5 por lado
3b. *Step* lateral e alcance do aro com *medicine ball*		Posicione-se embaixo de uma cesta de basquete e segure uma *medicine ball* ao nível do tórax. Dê um passo para seu lado direito. Imediatamente, salte de forma explosiva no ar e toque no aro da cesta com a *medicine ball*. Repita com o lado esquerdo. Caso não possa saltar com suficiente altura para tocar no aro, você poderá usar uma parede. Use uma bola leve (1 kg) que lhe permita pular alto.	Semanas 1-2	2 × 5 por lado
			Semanas 3-4	3 × 5 por lado

Salto 5: treino de saltos unipodais iniciados em corrida

Este programa básico de quatro semanas desenvolve potência nos saltos unipodais iniciado em corrida. Este treino simples, mas muito eficaz, usa o peso corporal, *medicine balls* e halteres. Contudo, não permita que a simplicidade do treino lhe engane. Utilizo esse programa com atletas de elite que cursam o ensino médio e universidades, e ele funciona magnificamente. Usa-se o formato em sequência: faça o exercício A, descanse 1 minuto, faça o exercício B e descanse 2-3 minutos antes de retornar ao exercício A. Faça cada exercício B com máximo esforço e descanse 5-10 segundos entre as repetições, para garantir a intensidade máxima do treinamento. No IHP, preferimos o método em sequência para o treinamento complexo, mas você também pode fazer este exercício no formato em sucessão, completando as séries e repetições indicadas para cada exercício antes de avançar para o próximo.

Equipamento

Halteres, caixa pliométrica, *medicine ball*, obstáculos baixos.

Notas

Descanse 1 minuto entre os exercícios A e B em cada complexo. Descanse 2-3 minutos entre os complexos.

Parte III Movimento atlético

Tabela 10.5 Salto 5: treino de saltos unipodais iniciados em corrida

Exercício	Foto	Instruções	Semanas	Séries × reps
1a. Subir degrau/ *step* unilateral com halteres		Fique em pé, com a postura ereta, segurando um haltere em cada mão e de frente para uma caixa pliométrica. Coloque o pé esquerdo sobre a caixa pliométrica. Impulsione com o calcanhar esquerdo, elevando o corpo e a perna direita sobre a caixa pliométrica. Desça da caixa pliométrica com o pé direito primeiro, retornando à posição inicial. Faça todas as repetições iniciando com o pé esquerdo e, em seguida, troque para iniciar com o pé direito. Use um grande peso que lhe permita fazer 7-8 repetições.	Semanas 1-2	2 × 5 por lado
			Semanas 3-4	3 × 5 por lado
1b. Salto unilateral		Equilibre-se sobre a perna direita. Usando apenas essa perna, dê um impulso (começando no calcanhar e terminando nos dedos do pé) e salte em linha reta. Faça as repetições desejadas e repita com a perna esquerda. A cada salto, tente alcançar uma distância maior, com o mínimo de tempo em contato com o solo.	Semanas 1-2	2 × 5 por lado
			Semanas 3-4	3 × 5 por lado
2a. *Wood chop* unilateral com *medicine ball*		Fique em pé sobre a perna direita e segure uma *medicine ball* com as duas mãos acima da cabeça. Agache-se levemente e abaixe a *medicine ball* na direção do pé direito. Retorne à posição inicial, levantando a *medicine ball* acima da cabeça. Faça todas as repetições se equilibrando na perna direita e, em seguida, troque para a perna esquerda. Use um grande peso que lhe permita fazer 7-8 repetições.	Semanas 1-2	2 × 5 por lado
			Semanas 3-4	3 × 5 por lado
2b. *Power skip*		Fique em pé, com os pés afastados na largura dos ombros e os cotovelos a 90°. Mantendo os cotovelos com essa angulação, levante simultaneamente o joelho direito e balance o braço esquerdo para a frente, lançando o corpo para cima e para a frente. Aterrisse sobre o pé esquerdo e imediatamente pise com o pé direito. Execute a sequência de salto com o outro lado do corpo. Continue alternando as pernas em um movimento de salto, sempre movendo, em oposição, as partes inferior e superior do corpo. A cada salto, tente alcançar uma distância maior, com o mínimo de tempo em contato com o solo.	Semanas 1-2	2 × 5 por lado
			Semanas 3-4	3 × 5 por lado

(continua)

Tabela 10.5   Salto 5: treino de saltos unipodais iniciados em corrida *(continuação)*

Exercício	Foto	Instruções	Semanas	Séries × reps
3a. Retrocesso com halteres		Fique em pé, com os pés afastados na largura dos ombros; segure um haltere em cada mão ao lado do corpo. Dê um passo para trás em um afundo com a perna direita. Retorne à posição inicial e repita, fazendo um afundo para trás com a perna esquerda. Use um grande peso que lhe permita fazer 7-8 repetições.	Semanas 1-2	2 × 5 por lado
			Semanas 3-4	3 × 5 por lado
3b. Salto unilateral com obstáculos baixos		Monte cinco barreiras (15-20 cm de altura) a intervalos de 1 m de distância. Equilibre-se sobre a perna direita, à frente do primeiro obstáculo. Usando apenas a perna direita, impulsione com o calcanhar e os dedos do pé e salte sobre cada obstáculo, até que tenha saltado todas as cinco barreiras. Vire-se e repita, saltando agora com a perna esquerda. Salte com o mínimo de tempo em contato com o solo.	Semanas 1-2	2 × 5 por lado
			Semanas 3-4	3 × 5 por lado

Resumo

Este capítulo inclui alguns dos mais efetivos exercícios de salto que venho usando no IHP nos últimos 20 anos. Embora muitos desses exercícios pareçam simples, nossa orientação e a insistência em uma execução perfeita os tornam extremamente poderosos. Quer seja um salto bipodal, ou um salto unipodal, esses programas proporcionam resultados rápidos, de forma segura e eficaz. Não há necessidade de qualquer treinamento pliométrico de alto nível para que você possa participar de um treinamento de potência efetivo e avançado, e esses exercícios são prova disso. Os métodos complexos introduzidos neste livro aumentam não apenas a eficácia do treinamento de potência, mas o fazem com a inclusão do treinamento de força, um bônus extra e justificativa de minha preferência por esse método de desenvolvimento de potência. Escolha qualquer um desses exercícios para fazer uma experiência, e você ficará surpreso com os ganhos em sua capacidade de saltar verticalmente.

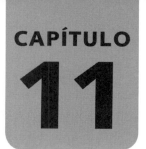

CAPÍTULO 11

Velocidade

Se algum atributo esportivo pode roubar o lugar do salto em termos de popularidade, esse atributo deve ser a velocidade de corrida. No IHP, sem dúvida, a velocidade é o atributo físico mais procurado pelos atletas. Não importa se os atletas praticam futebol americano, futebol, basquete, rúgbi ou lacrosse, ou se são corredores em provas de atletismo ou até mesmo participantes de triatlo: todos buscam obter mais velocidade. Tradicionalmente, aumentos da velocidade locomotora eram conseguidos com o aumento da potência das pernas por meio de levantamentos de peso tradicionais (p. ex., agachamento, arranque, levantamento-terra, *leg press*) e de diversos exercícios para corrida (p. ex., saltos pequenos e repetidos, uni e bipodais, alternados, etc.). O treinamento de velocidade, agilidade e rapidez popularizado por Randy Smyth no final da década de 1980 e início de 1990 chamou a atenção para o treinamento de velocidade. Esse treinamento, oferecido por treinadores de velocistas e pela USA Track and Field, contribuiu para aumentar o corpo de conhecimento sobre como tornar os atletas mais rápidos. Mais recentemente, o treinamento funcional foi agregado às opções disponíveis e nos forçou a considerar o treinamento de uma forma mais realista e prática, a questionar a tradição e a ousar, na tentativa de implementar novos métodos de treinamento. Este capítulo oferece a você a nova variedade de treinamento funcional para velocidade mesclada ao modo tradicional de treinar essa habilidade.

A característica mais comum da locomoção humana é que ela se dá com uma única perna de cada vez. Se o princípio essencial do treinamento é o princípio da especificidade do treinamento, devemos nos perguntar por que praticamente todo treinamento de força destinado a aumentar a força das pernas, com o objetivo de melhorar a velocidade de corrida, vem sendo feito em duas pernas. Desconheço o motivo, mas isso não tem importância. No IHP, há muito tempo deixamos de lado a tradição, e eu delineei nossa abordagem ao treinamento unipodal no meu artigo "Single-Leg Training for 2-Legged Sports: Efficacy of Strength Development in Athletic Performance" [Treino com uma perna para esportes praticados com duas pernas: eficácia do desenvolvimento de força no desempenho esportivo], publicado no *Strength and Conditioning Journal* da NSCA de 2001. Nesse artigo, assim como no livro *Treinamento funcional*, demonstro como correr tem tudo a ver com força e potência unipodais (p. ex., estrutura em "7"). Na realidade, as mudanças de direção e todas as habilidades esportivas rotacionais dependem da força e potência de uma perna, bem como de muita rotação.

No treinamento funcional, o movimento enfatiza especialmente esse fenômeno de uma só perna. Mas, às vezes, isso se perde em meio à verborragia "proprioceptivamente enriquecida" sobre flexibilidade, equilíbrio, etc. No IHP, melhoramos a corrida desenvolvendo rigidez isoladamente, para cada perna, em ângulos de flexão bastante conservadores nos tornozelos, joelhos e quadris. Ao olhar para alguém correndo, você jamais observará posições profundas ou amplitudes de movimento extremas em nenhuma dessas articulações. Você irá testemunhar a geração de enormes forças, como se fossem molas: amplitudes de movimento limitadíssimas com grande quantidade de potência estão passando por essas articulações. Portanto, neste capítulo, você encontrará muito treinamento de força unipodal com amplitudes de movimento parciais.

O equipamento varia desde o uso do peso corporal até os equipamentos funcionais de rotina prediletos, como *medicine balls*, bolas suíças, elásticos e halteres. Mas também incluo equipamentos mais especializados, como máquinas *leg press*, *shuttles*, trenós e até mesmo caminhões e carros, para que você possa vivenciar a enorme amplitude do treinamento no IHP. Sim, eu disse caminhões e carros. Se você quiser dar uma olhada no que estamos fazendo no IHP desde 2001 em termos de velocidade de corrida, pesquise no YouTube "Truck push at IHP" (https://www.youtube.com/watch?v=fhS3E_NGQME) e terá a oportunidade de ver como todos os nossos alunos usam uma caminhonete SUV para melhorar especificamente a força das pernas, com a finalidade de obter ganhos em velocidade de corrida e em força de impulsão. Não se preocupe; você sempre terá alternativas, caso não tenha acesso a alguns desses equipamentos especializados.

Neste capítulo, o formato dos exercícios varia, desde o modelo complexo utilizado nos programas de exercícios para saltos até o formato mais rotineiro de treinamento em sucessão, com o uso de exercícios funcionais e de força. No entanto, estou promovendo uma reviravolta no capítulo, tendo em vista que a velocidade de corrida é uma habilidade atlética tão cobiçada. Adicionei um protocolo complementar para todos os que praticarem qualquer um desses exercícios: o famoso desafio triplo. O desafio triplo também

Desafio triplo

O desafio triplo é uma combinação de três exercícios em sucessão com bola suíça, que consiste na ponte com bola suíça (Fig. 11.1), puxada na bola suíça (Fig. 11.2) e elevação dos quadris com bola suíça (ponta dos pés) (Fig. 11.3). Este protocolo mantém uma tensão constante nos posteriores da coxa, ao fazer com que os quadris se elevem e permaneçam afastados do chão durante todo o exercício.

Comece a progressão usando simultaneamente as duas pernas. Na semana 1, faça 3 séries de 5 repetições para cada exercício em sequência, sem descanso. Faça 15 repetições contínuas por série – 5 pontes, 5 puxadas na bola, mobilize a bola e faça 5 elevações dos quadris (isso representa uma série de desafio triplo). Descanse 1-2 minutos entre as séries do desafio triplo. A cada semana, acrescente duas repetições para cada exercício. Por volta da semana 10, você estará fazendo 15 repetições de cada exercício e 45 repetições contínuas por série de desafio triplo, por 3 séries. Na semana 11, a progressão se torna muito mais interessante, porque avançamos para trabalhar com uma só perna. O esquema de repetições e ajustes recomeça na semana 1. Faça 15 repetições contínuas por série por perna – 5 pontes, 5 puxadas na bola; avance com a bola e, em seguida, faça 5 elevações dos quadris (essa é uma série do desafio triplo). Faça a mesma sequência com a outra perna. A cada semana, adicione 2 repetições a cada exercício. Como uma perna está em repouso enquanto a outra está se exercitando, não há necessidade de descanso entre as séries. Na semana 20, você estará fazendo 15 repetições de cada exercício, 45 repetições contínuas por série, por 3 séries em cada perna. Este programa pode ser praticado 2-3 vezes por semana durante uma eternidade – e fará com que você tenha posteriores da coxa de aço. No IHP não praticamos mais puxadas com os posteriores da coxa desde a implementação do desafio triplo, que se agregou aos outros protocolos unipodais.

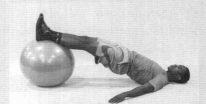

Figura 11.1 Ponte com bola suíça.

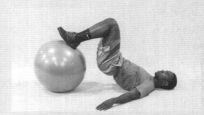

Figura 11.2 Puxada na bola suíça.

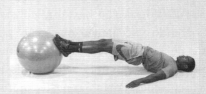

Figura 11.3 Elevação dos quadris com bola suíça.

foi apresentado na revista *NSCA Strength and Conditioning Journal* de 2001, no artigo "Hamstrings of Steel: Preventing the Pull, Part II – Training the 'Triple Threat'" (volume 23, número 1, p. 18) (Posteriores da coxa de aço: evitando o puxão, Parte II – Treinando o "Desafio triplo") e no livro *Treinamento Funcional*.

Acrescentei alguns exercícios de aquecimento simplesmente espetaculares que irão torná-lo mais veloz. Esses aquecimentos estimulam o SNC e aumentam a função de "mola" dos tornozelos e joelhos. Qualquer atleta poderá usar esses aquecimentos simples como preparo para treinos de velocidade e também para aumentar a velocidade de corrida. Esses protocolos são muito mais eficazes do que o simples ato de correr em uma esteira, ou mesmo de alongar por 5-10 minutos.

Aquecimento para velocidade linear

Pular corda bipodal com peso (cordas de 1 kg) 2 × 20-30.
Pular corda unipodal com peso (cordas de 0,2-1 kg) 2 × 10-20 por perna.
Alcance anterior unipodal 2 × 10 por perna.
Elevação de joelho unipodal resistida com elástico 2 × 10 por perna.
V-up 2 × 10.

Aquecimento para velocidade lateral e mudanças de direção

Pular corda bipodal com peso (cordas de 1 kg) 2 × 20-30.
Pular corda unipodal com peso (cordas de 0,2-1 kg) 2 × 10-20 por perna.
Avanço com alcance 3D com *medicine ball* 2 × 6 (3 por lado): 6 anteriores, 6 laterais e 6 rotacionais.
Patinador 2 × 10 (5 por lado).
Elevação de joelho unipodal resistida com elástico 2 × 10.
Abdominal em "X" 2 × 10.

A prática exclusiva desses aquecimentos e do desafio triplo é suficiente para aumentar a velocidade de qualquer pessoa. Entretanto, quando esses exercícios são combinados com os programas descritos neste capítulo, não há mais o que dizer sobre as melhorias na sua velocidade de corrida. Muitos de nossos atletas do ensino médio creditaram a treinos desse tipo o seu recrutamento por algumas das melhores universidades dos Estados Unidos, inclusive com bolsas de estudos integrais. Bem, se isso não é empolgante, eu não sei o que é. Experimente alguns desses protocolos e veja o que eles farão com sua velocidade.

Velocidade 1: treino de velocidade para habilidades motoras

Este programa de quatro semanas se concentra no desenvolvimento das habilidades biomotoras por meio da pliometria leve. Assim que você tiver adquirido uma boa base de treinamento (completar quatro semanas), poderá até optar por uma versão de volume reduzido desse programa, como aquecimento para treinos de corrida e para o treinamento de habilidades. Trata-se de um protocolo perfeito para qualquer pessoa que queira aumentar a velocidade e melhorar a mecânica de corrida, por exemplo, pessoas que correm como recreação e também atletas de esportes de campo e de quadra. As semanas 1 e 2 serão suficientes para a maioria das pessoas, enquanto as semanas 3 e 4 devem ser tentadas apenas por praticantes em nível mais avançado e que tenham uma base considerável de treinamento.

Equipamento

Parede/muro.

Notas

Faça 2-4 vezes por semana.

Tabela 11.1 Velocidade 1: treino de velocidade para habilidades motoras

Exercício	Foto	Instruções	Semanas	Séries × reps
1. Ativação do tornozelo		Este exercício consiste em uma corrida rápida e de baixa amplitude, com uso exclusivo da região metatarsal dos pés. Fique em pé, com os pés afastados na largura dos ombros. Usando apenas dorsiflexão e flexão plantar dos tornozelos, afaste um calcanhar do chão. Continue alternando os tornozelos em um movimento de corrida.	Semana 1	2 × 14 m
			Semana 2	3 × 18 m
			Semana 3	4 × 18 m
			Semana 4	4 × 23 m
2. Frankenstein		Fique em pé, com os pés afastados na largura dos ombros e os braços estendidos para a frente. Mantendo as pernas retas, a cada passo movimente a perna para cima, até alcançar sua mão. Abaixe a perna de volta até o chão e repita com a outra perna.	Semana 1	2 × 14 m
			Semana 2	3 × 18 m
			Semana 3	4 × 18 m
			Semana 4	4 × 23 m
3. Corrida na parede		Posicione as mãos em uma parede e incline-se em um ângulo de 45-70°. Correndo com rapidez no lugar, levante os joelhos na direção da parede. Faça as repetições desejadas.	Semana 1	2 × 3 por lado
			Semana 2	3 × 5 por lado
			Semana 3	4 × 7 por lado
			Semana 4	4 × 9 por lado
4. *Power skip*		Fique em pé, com os pés afastados na largura dos ombros. Comece saltitando, certificando-se de dar o impulso com os dedos dos pés, elevando o joelho a cada vez e ganhando distância. Faça as repetições (ou distância) desejadas.	Semana 1	2 × 15 por lado
			Semana 2	3 × 18 m
			Semana 3	4 × 18 m
			Semana 4	4 × 23 m

(continua)

Tabela 11.1 Velocidade 1: treino de velocidade para habilidades motoras *(continuação)*

Exercício	Foto	Instruções	Semanas	Séries × reps
5. Salto unilateral		Fique em pé, equilibrando-se em uma perna. Usando apenas esta perna, salte até percorrer a distância desejada. Repita usando a outra perna.	Semana 1	2 × 9 m
			Semana 2	3 × 14 m
			Semana 3	4 × 18 m
			Semana 4	4 × 18 m
6. Ativação de panturrilha a 45°		Posicione as mãos em uma parede e incline-se em um ângulo de 45-70°. Equilibre-se sobre a região metatarsal do seu pé esquerdo e mobilize para cima a perna direita com um movimento de "joelho acima, dedos dos pés acima". Faça miniextensões (repetições parciais curtas) de tornozelo. Repita usando a outra perna.	Semana 1	2 × 10 por perna
			Semana 2	3 × 20 por perna
			Semana 3	4 × 30 por perna
			Semana 4	4 × 40 por perna

Velocidade 2: exercícios de potência de corrida na academia

Este programa de quatro semanas desenvolve potência de corrida. De acordo com o protocolo, você precisará de equipamentos para levantamentos que estejam próximos a uma área de corrida. Faça o exercício A, descanse 1-2 minutos e, em seguida, faça o exercício B. Se o local onde você está treinando não permitir essa configuração, faça 1a, 2a, 3a e 3b na área de pesos e, em seguida, vá para a área de corrida e faça 1b e 2b. Este programa é muito efetivo no desenvolvimento de velocidade de ponta, sendo também um ótimo treino para corredores de resistência, sobretudo os praticantes de corrida em montanha. As semanas 1 e 2 serão suficientes para a maioria das pessoas. As semanas 3 e 4 devem ser tentadas apenas por atletas universitários e por profissionais já com vários anos de experiência em treinamento.

Equipamento

Trenó, pesos, esteira (opcional), máquina de *leg press*, blocos de partida, elástico (p. ex., JC Sport ou Predator), tiras de *nylon* resistentes, halteres.

Notas

Para os exercícios *leg press* unipodal com a ponta dos pés (em flexão plantar), corrida estacionária resistida com elástico, e corredor com halteres, o número de repetições ou o tempo diminui a cada semana. Para esses exercícios, os pesos utilizados devem ser gradativamente aumentados, para que o exercício permaneça desafiador, o que resultará em ganhos de força contínuos.

Semanas 1 e 2: faça 2 vezes por semana.

Semanas 3 e 4: faça 1 vez por semana (somente para praticantes em nível muito avançado).

Parte III Movimento atlético

Tabela 11.2 Velocidade 2: exercícios de potência de corrida na academia

Exercício	Foto	Instruções	Semanas	Séries × reps
1a. Corrida *sled*		Carregue o trenó com um peso que lhe permita correr. Prenda o trenó à sua cintura por meio de uma tira de *nylon* resistente; fique de costas para o trenó. Corra o mais rápido possível, puxando o trenó atrás de você pela distância indicada. Se não tiver um trenó, puxe um pneu pequeno.	Semana 1	2 × 14 m
			Semana 2	3 × 18 m
			Semana 3	4 × 18 m
			Semana 4	4 × 23 m
1b. Corrida de 27 m		Se for de sua preferência, você poderá usar uma esteira. Corra devagar pelos primeiros 9 m. Aumente sua velocidade no segundo trecho de 9 m e corra os 9 m finais a 100% da velocidade. Vá aumentando, até atingir a sua velocidade máxima. Repita.	Semana 1	2 × 27 m
			Semana 2	3 × 27 m
			Semana 3	4 × 27 m
			Semana 4	4 × 27 m
2a. *Leg press* unipodal com a ponta dos pés (em flexão plantar)		Sente-se na máquina *leg press*, posicionando um pé na plataforma. Usando apenas a região metatarsal do pé, estenda o joelho, pressionando a plataforma. Não bloqueie o joelho. Depois que a perna estiver estendida, flexione o joelho e abaixe o peso até que a flexão chegue a 90°. Faça o número desejado de repetições e, em seguida, troque de perna.	Semana 1	2 × 10 por lado
			Semana 2	3 × 8 por lado
			Semana 3	4 × 6 por lado
			Semana 4	4 × 4 por lado
2b. *Sprint* de 9 m		Posicione-se nos blocos de partida. Saia de forma explosiva a partir dos blocos, mantendo-se em uma posição baixa e impulsionando o joelho que está à frente. Certifique-se de permanecer em uma posição baixa durante todo o percurso de 9 metros.	Semana 1	2
			Semana 2	3
			Semana 3	4
			Semana 4	4
3a. Corrida estacionária resistida com elástico		Coloque um elástico em volta da cintura com o ponto de fixação atrás de você. Certifique-se de que haja tensão no elástico para a partida. Corra no lugar, oferecendo resistência ao elástico e levantando os joelhos a cada passo. Apoie-se o tempo todo na região metatarsal dos pés.	Semana 1	2 × 15 segundos
			Semana 2	3 × 15 segundos
			Semana 3	4 × 10 segundos
			Semana 4	4 × 10 segundos
3b. Corredor com halteres		Fique em pé, segurando um haltere em cada mão, com os pés afastados na largura dos ombros. Movimente os braços como se estivesse correndo, mantendo a parte inferior do corpo parada. Concentre-se em controlar o impulso e a tração por meio da velocidade.	Semana 1	2 × 15 segundos
			Semana 2	3 × 15 segundos
			Semana 3	4 × 10 segundos
			Semana 4	4 × 10 segundos

Capítulo 11 Velocidade

Velocidade 3: exercícios para velocidade lateral e mudanças laterais de direção

Este programa de quatro semanas aumenta a velocidade lateral e as mudanças laterais de direção. Analogamente ao treino de velocidade 1, você poderá usar uma versão desse exercício com volume reduzido, como aquecimento para os treinos de corrida nos seus dias de treinamento de velocidade lateral. Trata-se de um protocolo perfeito para aumentar a rapidez necessária em mudanças laterais de direção curtas em quadras esportivas, como tênis e basquete. As semanas 1 e 2 serão suficientes para a maioria das pessoas. As semanas 3 e 4 devem ser tentadas apenas por atletas universitários e por profissionais com vários anos de experiência em treinamento.

Equipamento

Nenhum.

Notas

Semanas 1 e 2: faça 2 vezes por semana.

Semanas 3 e 4: faça 1 vez por semana (somente para praticantes em nível muito avançado).

Tabela 11.3 Velocidade 3: exercícios para velocidade lateral e mudanças laterais de direção

Exercício	Foto	Instruções	Semanas	Séries × reps
1. Carioca		Fique em pé, com a postura ereta, os pés afastados na largura dos ombros e os joelhos levemente flexionados. Posicione o pé direito na linha de partida e o pé esquerdo atrás. Cruze o pé direito na frente do pé esquerdo com os braços ao lado do corpo. Em seguida, movimente o pé esquerdo e dê um passo para o lado, enquanto faz com que o pé direito cruze por trás de você. Continue se movimentando lateralmente pela distância desejada. Repita, mudando a direção a cada vez.	Semana 1	1 × 14 m por lado
			Semana 2	1 × 18 m por lado
			Semana 3	2 × 18 m por lado
			Semana 4	3 × 23 m por lado
2. Deslocamento lateral		Fique em pé, com a postura ereta e os pés afastados na largura dos ombros; o pé direito deve estar posicionado na linha de partida e o pé esquerdo atrás. Flexione levemente os joelhos. Dê um longo passo lateral com o pé esquerdo. Enquanto estiver em uma posição baixa, dê um passo com o pé direito até a posição atlética original. Repita dando passos arrastados laterais tão rapidamente quanto puder controlar.	Semana 1	1 × 14 m por lado
			Semana 2	1 × 18 m por lado
			Semana 3	2 × 18 m por lado
			Semana 4	3 × 23 m por lado

(continua)

Parte III Movimento atlético

Tabela 11.3 Velocidade 3: exercícios para velocidade lateral e mudanças laterais de direção *(continuação)*

Exercício	Foto	Instruções	Semanas	Séries × reps
3. *Skip* lateral não cruzado		Fique em pé, com a postura ereta, os pés afastados na largura dos ombros e os joelhos levemente flexionados. Posicione o pé direito na linha de partida e o pé esquerdo atrás. Comece a saltitar no lugar, para determinar seu ritmo. Uma vez estabelecido o ritmo, dê um impulso para o lado esquerdo com a perna direita, de modo que cada salto com esta perna o projete mais à sua esquerda. Complete a distância desejada e, em seguida, mude de direção e salte para o outro lado.	Semana 1	1 × 14 m por lado
			Semana 2	1 × 18 m por lado
			Semana 3	2 × 18 m por lado
			Semana 4	3 × 23 m por lado
4. *Skip* lateral cruzado		Fique em pé, com a postura ereta, os pés afastados na largura dos ombros e os joelhos levemente flexionados. Posicione o pé direito na linha de partida e o pé esquerdo atrás. Comece a saltitar no lugar, para determinar seu ritmo. Uma vez estabelecido o ritmo, salte com o pé direito cruzado na frente do pé esquerdo; e salte com a perna esquerda na direção oposta. Continue a saltar lateralmente para o lado oposto com a perna esquerda, com o pé direito sempre se movimentando sobre o pé esquerdo. Mova os braços como se estivesse correndo. Complete a distância desejada e, em seguida, mude de direção e salte para o outro lado.	Semana 1	1 × 14 m por lado
			Semana 2	1 × 18 m por lado
			Semana 3	2 × 18 m por lado
			Semana 4	3 × 23 m por lado
5. Patinador		Comece em posição de meio agachamento, com os pés afastados na largura dos ombros. Salte para a sua esquerda, aterrissando sobre o pé esquerdo, enquanto traz a perna direita cruzada e atrás da perna esquerda, sem tocar o chão. Ao se estabilizar, pule de volta para a direita, aterrissando sobre o pé direito, enquanto a perna esquerda vai para trás da perna direita. Repita o movimento de patinação.	Semana 1	1 × 5 por lado
			Semana 2	1 × 7 por lado
			Semana 3	2 × 10 por lado
			Semana 4	3 × 12 por lado

Velocidade 4: velocidade lateral e mudanças de direção

Este programa de quatro semanas desenvolve a velocidade lateral e mudanças laterais de direção. De acordo com o protocolo, você precisará de equipamentos de levantamento próximos a uma área de corrida. Faça o exercício A, descanse 1-2 minutos e, em seguida, faça o exercício B. Se o local onde você está treinando não permitir essa configuração, faça 1a, 2a, 3a e 3b na área de pesos e, em seguida, vá para a área de corrida do local de treinamento para fazer 1b e 2b. Este programa é muito eficaz no desenvolvimento de velocidade de ponta, sendo ainda um ótimo treino para corredores de resistência, sobretudo os que praticam corrida de montanha. As semanas 1 e 2 serão suficientes para a maioria das pessoas, enquanto as semanas 3 e 4 devem ser tentadas apenas por praticantes em nível mais avançado e que tenham uma base considerável de treinamento, como os atletas universitários e os profissionais.

Equipamento

Elástico; plataforma deslizante (*slide*); trenó; pesos; corrente, corda ou cinta de *nylon* resistente; cinto (como o JC Power Sling); pequenos obstáculos; parede; bola suíça.

Notas

Semanas 1 e 2: faça 2 vezes por semana.

Semanas 3 e 4: faça 1 vez por semana (somente para praticantes em nível muito avançado).

Tabela 11.4 Velocidade 4: velocidade lateral e mudanças de direção

Exercício	Foto	Instruções	Semanas	Séries × reps
1a. Deslizamento lateral resistido no *slide*		Use um elástico que o impeça de chegar ao outro lado do *slide*. Coloque o elástico em volta da cintura e fique em pé sobre uma plataforma deslizante, com o ponto de fixação do elástico no lado direito. Faça um quarto de agachamento e pressione com o pé direito, enquanto o elástico opõe resistência. Chegue o mais longe possível, sempre ficando em uma posição atlética ampla e, em seguida, deslize de volta para o bloco de parada. Faça o número desejado de repetições e, em seguida, troque para o outro lado.	Semana 1	2 × 8-10 por lado
			Semana 2	3 × 10 por lado
			Semana 3	4 × 5-7 por lado
			Semana 4	4 × 8-10 por lado
1b. Deslocamento lateral ritmado resistido (coordenado)		Coloque um elástico em volta da cintura, com seu ponto de fixação voltado para o lado direito. Faça um quarto de agachamento e pressione com o pé direito, arrastando o pé para a esquerda por 3-4 m. Arraste o pé de volta para retornar à posição inicial e repita. Faça com o outro lado.	Semana 1	2 × 3-4 m
			Semana 2	3 × 3-4 m
			Semana 3	4 × 3-4 m
			Semana 4	5 × 3-4 m
2a. Puxada *sled* lateral		Você pode usar um pneu pesado ou outro objeto com bom peso. Carregue o seu trenó com o peso desejado e fixe uma corrente, corda ou tira de *nylon* resistente em um cinto que envolva sua cintura, como se fosse uma tipoia. Fique em pé com o trenó à sua esquerda. Faça um quarto de agachamento e pressione com o pé esquerdo, enquanto dá um grande passo para o seu lado direito. Continue a dar passos à direita até percorrer a distância desejada. Repita do outro lado.	Semana 1	2 × 5 m
			Semana 2	3 × 5 m
			Semana 3	4 × 6 m
			Semana 4	5 × 9 m
2b. Salto lateral com apoio unipodal com 2 obstáculos e *sprint* de 5 m		Equilibre-se sobre a perna direita, com 2 barreiras posicionadas à sua esquerda. Usando a perna direita, pule lateralmente sobre os dois obstáculos, de maneira controlada. Ao aterrissar depois de saltar sobre o segundo obstáculo, saia de forma explosiva em um *sprint* de 5 m. Repita com o outro lado.	Semana 1	2 × 5 m por lado
			Semana 2	3 × 5 m por lado
			Semana 3	4 × 5 m por lado
			Semana 4	5 × 5 m por lado

(continua)

Tabela 11.4 Velocidade 4: velocidade lateral e mudanças de direção *(continuação)*

Exercício	Foto	Instruções	Semanas	Séries × reps
3a. Deslizamento lateral com bola suíça na parede em apoio unipodal (perna de dentro e de fora)		Fique em pé, com uma parede à sua esquerda, e coloque uma bola suíça sob a axila esquerda, entre você e a parede. Posicione a mão esquerda na parede para se equilibrar. Caminhe para a direita para criar uma inclinação confortável. Equilibrando-se sobre a perna direita (perna de fora), faça 5 agachamentos curtos (de um quarto a meio agachamento) com a perna direita. Em seguida, se equilibrando sobre a perna esquerda (perna de dentro), faça 5 agachamentos curtos (de um quarto a meio agachamento) com a perna esquerda. Repita com a parede do seu lado direito.	Semana 1	2 × 5 por lado
			Semana 2	3 × 7 por lado
			Semana 3	4 × 10 por lado
			Semana 4	5 × 10 por lado
3b. Patinador com *sprint* de 5 m		Equilibre-se sobre a perna direita. Execute um salto de patinador para a perna esquerda, um salto de patinador para a direita e um salto de patinador para a esquerda. Assim que você tiver aterrissado no último salto sobre a perna esquerda, saia de forma explosiva em um *sprint* para a sua direita. Corra 5 metros. Repita.	Semana 1	2 × 5 m
			Semana 2	3 × 5 m
			Semana 3	4 × 5 m
			Semana 4	5 × 5 m

Velocidade 5: treino de aceleração

Este programa de quatro semanas desenvolve a aceleração. Ele exige alguns equipamentos especiais, mas, conforme a necessidade, você sempre poderá fazer substituições. Por exemplo, se não houver uma máquina Smith disponível para fazer o retrocesso, use halteres ou mesmo *medicine balls* pesadas. De acordo com o protocolo, você precisará de equipamentos de levantamento próximos a uma área de corrida. Faça o exercício A, descanse 1-2 minutos e, em seguida, faça o exercício B. Se o local onde você estiver treinando não permitir essa configuração, execute 1a e 2a e, em seguida, vá para a área de corrida para fazer 1b, 2b, 3a e 3b. As semanas 1 e 2 serão suficientes para a maioria das pessoas, enquanto as semanas 3 e 4 devem ser tentadas apenas por praticantes em nível mais avançado e que tenham uma base considerável de treinamento, como atletas universitários e profissionais.

Equipamento

Máquina Smith, esteira, máquina *leg press*, pequenos obstáculos, carro ou caminhonete, blocos de partida, *steps* e extensores (*risers*).

Notas

Semanas 1 e 2: faça 2 vezes por semana.
Semanas 3 e 4: faça 1 vez por semana (somente para praticantes em nível muito avançado).

Tabela 11.5 Velocidade 5: treino de aceleração

Exercício	Foto	Instruções	Semanas	Séries × reps
1a. Retrocesso no Smith com *step*		Fique em pé, com a postura ereta, os pés afastados na largura dos ombros e a barra da máquina Smith sobre estes. Usando a perna direita, recue em um afundo, enquanto abaixa a barra. Retorne a perna direita até a posição inicial e, em seguida, recue com a perna esquerda. Repita.	Semana 1 Semana 2 Semana 3 Semana 4	2 × 10 por lado 3 × 8 por lado 4 × 6 por lado 5 × 6 por lado
1b. Corrida inclinada		Programe a esteira para uma inclinação de 30°-50° e em um ritmo no qual você possa correr. Corra por 5 segundos na velocidade máxima. Depois de cada série, desça da esteira usando as alças e posicione os pés nos trilhos laterais, após cada série, para descansar. Faça as repetições desejadas.	Semana 1 Semana 2 Semana 3 Semana 4	2 × 5 segundos 3 × 5 segundos 4 × 5 segundos 5 × 5 segundos
2a. *Leg press* unipodal com o pé apoiado (finalizando em flexão plantar)		Sente-se na máquina *leg press*, posicionando um pé na plataforma. Estenda o joelho, dando impulso na plataforma e estendendo-se até os dedos dos pés. Depois que sua perna estiver estendida, flexione o joelho para retornar à posição inicial. Faça o número desejado de repetições e, em seguida, troque para a outra perna. Não bloqueie o joelho; certifique-se de manter o joelho flexível.	Semana 1 Semana 2 Semana 3 Semana 4	2 × 10 por lado 3 × 8 por lado 4 × 6 por lado 5 × 6 por lado
2b. Salto unipodal com *sprint* de 5 m		Equilibre-se sobre a perna direita. Usando essa perna, salte para a frente de maneira controlada. Assim que tiver aterrissado, saia de forma explosiva em um *sprint* de 5 m. Repita com o outro lado.	Semana 1 Semana 2 Semana 3 Semana 4	2 × 5 m 3 × 5 m 4 × 5 m 5 × 5 m
3a. Arranque empurrando um carro ou caminhonete		Inicie o exercício atrás de um carro ou caminhonete em ponto morto. Coloque as mãos no para-choque, com o corpo inclinado cerca de 45°. Posicione o pé direito para a frente, com o joelho direito flexionado em cerca de 90° e a perna esquerda atrás e quase reta. Empurre com força com as pernas, para que o automóvel se mova o mais rápido possível por 5 metros.	Semana 1 Semana 2 Semana 3 Semana 4	2 × 5 m 3 × 5 m 4 × 5 m 5 × 5 m
3b. Posição de bloqueio com arranque e *sprint* de 5 m		Posicione-se nos blocos de partida. Saia de forma explosiva, afastando-se dos blocos e mantendo uma posição baixa. O impulso é dado pela região metatarsal dos pés. Certifique-se de permanecer abaixado ao longo de todos os 5 metros durante o tiro de velocidade.	Semana 1 Semana 2 Semana 3 Semana 4	2 × 5 m 3 × 5 m 4 × 5 m 4 × 5 m

Resumo

Espero que você goste dessa nova maneira de abordar a velocidade de corrida e de melhorá-la. Tenho certeza de que os exercícios descritos neste capítulo tornarão qualquer pessoa mais rápida. Mais de 3 mil atletas já comprovaram sua grande eficácia. Seja melhorando a rapidez da primeira passada, a aceleração ou a velocidade máxima de corrida, os exercícios deste capítulo ajudarão você a atingir suas metas de desempenho de velocidade. Estes exercícios também fazem maravilhas na prevenção de lesões, sobretudo aquelas que ocorrem nos posteriores da coxa e nos joelhos, para que você permaneça saudável à medida que for se tornando mais rápido. Compartilhe esses protocolos com seus amigos e colegas de equipe e transforme o treinamento para ganho de velocidade em um projeto de grupo. Essa será uma ótima experiência para todos os participantes.

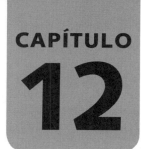

CAPÍTULO 12

Agilidade

Agilidade é simplesmente a capacidade de mudar a direção do corpo, ou sua posição, de maneira rápida e fluida. De todas as habilidades que manifestam a capacidade atlética, a agilidade é a mais determinante. Agilidade requer uma mistura de aceleração, desaceleração, percepção cinestésica, propriocepção, rapidez, capacidade de explosão e força. O fato de que todas essas qualidades podem ser convocadas a qualquer momento e a partir de qualquer posição faz delas uma parte essencial do arsenal de qualquer atleta. Em minha opinião, com frequência a agilidade é o fator determinante do sucesso nos esportes.

Ao contrário da estrutura em "7" da locomoção humana (dominada por uma das pernas), a agilidade não tem uma única característica, posição ou qualidade que possa ser exclusivamente treinada ou enfocada. Agilidade é uma mistura de muitas coisas – desde um sentido (p. ex., cinestesia) até uma habilidade física (p. ex., potência). Portanto, é enorme o número de interseções entre os exercícios de rapidez, aceleração e reação. Este capítulo oferece uma combinação das várias formas de agilidade observadas em atividades esportivas e recreativas. Combinamos tudo, desde mudanças de nível em um formato de reação, até exercícios de acrobacia para treinamento cinestésico pesado e de potência corporal total. Também adicionamos exercícios populares com cones para mudanças de direção e condicionamento, bem como exercícios de agilidade com escada de velocidade para imprimir maior rapidez dos pés.

Ironicamente, duas das maiores vantagens do treinamento de agilidade estão relacionadas às suas grandes desvantagens: variedade e especificidade. Certamente, variedade e especificidade podem tornar o treinamento de agilidade divertido e muito eficaz. Entretanto, em função da variedade infinita, um treinamento de agilidade mal planejado poderá provocar confusão no treinamento e a realização de exercícios ridículos, que mais se parecem com números de circo. Portanto, você pode personalizar qualquer movimento que seja necessário treinar, para fazer com que ele passe a ser uma parte efetiva de seu treinamento. Se for o caso de uma transição dentro de uma jogada – por exemplo, um defensor no futebol americano que se levanta depois de ter sido derrubado e, em seguida, corre pelo campo para fazer uma interceptação, ou um tenista que escorregou ao fazer um voleio e que recupera o controle para chegar até a bola e ganhar o ponto – você poderá imitar (ou se aproximar muito de) qualquer situação semelhante, repetindo-a várias vezes como parte de seu treinamento específico de agilidade. Essa é a parte divertida do treinamento de agilidade: você poderá adaptar o protocolo às suas necessidades específicas.

Certamente, o equipamento para treinamento de agilidade pode ser um fator complicador, mas acreditamos que o controle do corpo é a coisa mais importante e fácil de trabalhar – e essa parte praticamente dispensa qualquer equipamento. Assim, na maioria das vezes, os treinos e exercícios neste capítulo utilizam o peso corporal, enquanto outros exercícios usam equipamentos simples e baratos, como a escada de agilidade. Alguns exercícios podem ser praticados simplesmente com a ajuda de giz ou fita. Se você estiver em uma quadra ou em um piso de cimento, poderá usar giz ou fita para criar exercícios com cinco círculos, hexágonos e escadas.

Muitos exercícios populares não foram incluídos neste capítulo, mas os treinamentos selecionados contêm partes significativas ou características de alguns desses exercícios mais populares. Por exemplo, muitos dos exercícios com escada incorporam parte dos exercícios no hexágono (solo), e muitos exercícios que usam obstáculos e cones incorporam os treinamentos feitos com manequins no chão. Outra vantagem dessa abordagem mais abrangente ao treinamento consiste em usar exercícios de agilidade como aquecimento. Essa abordagem à concepção do programa lança mão do aquecimento de agilidade não só no preparo do corpo para o esforço, mas também para complementar o treino. Frequentemente os aquecimentos são realizados sem qualquer razão aparente e, por certo, pecam pela pouca intensidade; trata-se apenas de alguma coisa que você faz antes de um treino. Então, considerando que o tempo é muito curto e limitado (como o espaço disponível neste livro), é preciso que o tempo consumido, tanto no aquecimento como no desaquecimento, tenha alguma função. Nesta seção, adicionamos alguns exercícios que podem funcionar como aquecimento de agilidade. Comece com esses exercícios devagar e, rapidamente, avance até a velocidade máxima. Esse processo pode ser extremamente rápido em climas quentes, como é o caso no IHP, localizado na Flórida, onde as pessoas passeiam e suam sob o sol quente. É possível selecionar exercícios mais rápidos para o aquecimento e exercícios mais lentos para o desaquecimento.

Nas fases avançadas do treinamento, nos ocupamos durante o desaquecimento e treinamos movimentos rápidos e precisos com o praticante em estado de fadiga. Essa abordagem vai ensiná-lo a manter o foco e a fazer execuções perfeitas quando estiver cansado. Para utilizar esse método, você já deverá ter aperfeiçoado os exercícios feitos em situação de fadiga. Além disso, frequentemente deixamos nosso breve treinamento metabólico para o final do programa e permitimos que os clientes desaqueçam, simplesmente andando à vontade, até que tenham retornado ao normal. Ao usar essa abordagem, os atletas se acostumam a persistir quando já estão cansados. Na verdade, o treino intenso no final de um programa é parte integrante da redefinição da vontade humana.

Os dois exercícios descritos a seguir podem ser praticados individualmente ou em conjunto, como parte de um programa de treinamento, ou como aquecimento de agilidade. Este é um ótimo aquecimento para o treinamento de habilidades biomotoras, ou para o treinamento na escada de agilidade.

Exercícios no hexágono

Usando giz ou fita esportiva (se você não tiver um marcador adequado), desenhe um hexágono (figura geométrica com seis lados) no chão. Cada lado deve medir cerca de 60 cm, formando ângulos de 120° (Fig. 12.1). Comece com os dois pés juntos no centro do hexágono, de frente para a linha 1. Ao comando "vá", salte para a frente por cima da linha e, em seguida, retorne ao centro do hexágono por cima da mesma linha. Então, continuando a olhar para a frente com os pés juntos, pule sobre o próximo lado e retorne para dentro do hexágono. Continue esse padrão até completar três voltas completas. Isso constitui uma série. Faça 3-4 séries nos sentidos horário e anti-horário.

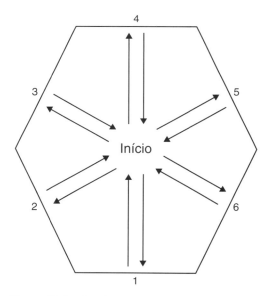

Figura 12.1 Hexágono.

Exercício de agilidade (pliometria) circular

Usando giz ou fita esportiva (se você não tiver um marcador adequado), desenhe um padrão em cruz, com duas linhas perpendiculares que se entrecruzam (Fig. 12.2). Fique em pé com um dos segmentos entre suas pernas e a interseção e os outros três segmentos à sua frente; o pé esquerdo deve estar disposto sobre o espaço 1 e o pé direito sobre o espaço 2. Fique com os pés afastados na largura dos ombros e com os joelhos levemente flexionados. Salte com os dois pés para a direita, simultaneamente girando para a esquerda e aterrissando com o pé esquerdo no espaço 2 e com o pé direito no espaço 3. Pule novamente com os dois pés para a direita enquanto gira para a esquerda, aterrissando com o pé esquerdo no espaço 3 e o com o pé direito no espaço 4. Você deverá estar voltado para o lado oposto de onde começou. Faça mais dois saltos com giro até aterrissar na posição inicial. Repita no sentido anti-horário para completar uma repetição. Faça 2-4 repetições por série. Complete 3-4 séries.

A próxima série de exercícios é um exemplo de treino excelente para iniciantes, que também pode servir como aquecimento ou desaquecimento para praticantes em nível mais avançado. Esses exercícios constituem um dos aquecimentos favoritos que usamos com nossos atletas. Muitos dos movimentos se ajustam muito bem para todas as habilidades biomotoras relacionadas a corridas. Você pode, facilmente, realizar treinamentos em alta velocidade após esses movimentos, a fim de preparar-se para trabalhos mais explosivos. Ao utilizar esse exercício como um desaquecimento, você pode optar por se mover mais devagar, talvez com menos volume. Por exemplo, realizar apenas cinco minutos de trabalho, mas manter as posições por um segundo e aumentar o componente de flexibilidade para o desaquecimento. O que eu mais gosto sobre essa aplicação é que ela obedece ao nosso conceito de flexibilidade e força como uma coisa só.

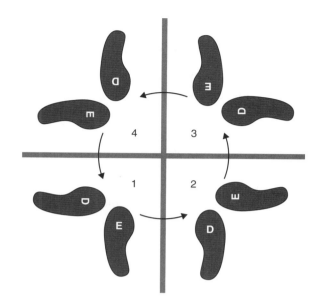

Figura 12.2 Exercício de agilidade (pliometria) circular.

Avanço com alcance anterior e desenvolvimento (*overhead*)

Dê um passo longo para a frente com o pé direito e alcance-o com ambas as mãos (Fig. 12.3). Dê um passo com o pé esquerdo até a posição neutra e levante os dois braços, estendendo-os acima da cabeça. Repita por 9 metros. Em seguida, dê um passo longo para a esquerda com as duas mãos projetadas até o pé esquerdo, dê um passo com o pé direito até a posição neutra e levante os dois braços até acima da cabeça. Repita por 9 metros.

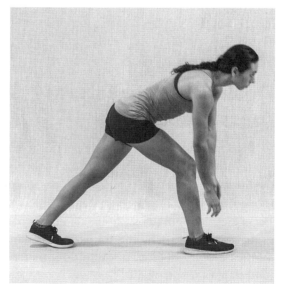

Figura 12.3 Avanço com alcance anterior e desenvolvimento (*overhead*).

Avanço lateral com alcance e desenvolvimento

Dê um passo longo para o lado esquerdo e avance as duas mãos até o pé esquerdo (Fig. 12.4). Dê um passo com o pé direito até a posição neutra e avance com os dois braços acima da cabeça. Repita por 9 metros. Em seguida, dê um longo passo lateral para a direita e avance com as duas mãos até alcançar o pé direito. Dê um passo com o pé esquerdo até a posição neutra e avance com os dois braços acima da cabeça. Repita por 9 metros.

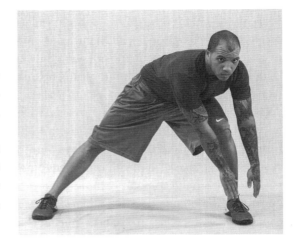

Figura 12.4 Avanço lateral com alcance e desenvolvimento.

Avanço com rotação de tronco

Execute um avanço lateral direito com rotação para a direita (Fig. 12.5) e, em seguida, um avanço lateral esquerdo com rotação para a esquerda. Continue alternando avanços para a direita e para a esquerda com rotações ao longo de 9 metros para a frente e 9 metros para trás.

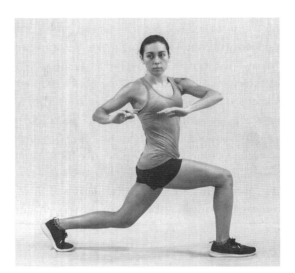

Figura 12.5 Avanço com rotação de tronco.

Deslocamento lateral (passada larga)

Fique de lado para a linha de partida, em uma posição atlética ampla, com o pé direito sobre a linha de partida (Fig. 12.6). Dê um grande passo para o lado esquerdo usando a perna esquerda, abrindo os adutores. Permaneça em uma posição baixa, dê um passo para a esquerda com a perna direita para retornar à posição atlética ampla. Repita ao longo de 9 metros e faça 9 metros para o outro lado.

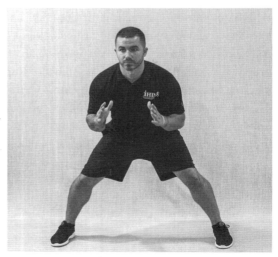

Figura 12.6 Deslocamento lateral (passada larga).

Carioca exagerado (passada larga)

Fique de lado para a linha de partida em uma posição atlética ampla, com o pé direito sobre a linha de partida. Dê um grande passo cruzado (perna direita sobre a perna esquerda) para a esquerda, usando a perna direita (Fig. 12.7). Mantenha uma posição baixa e dê um grande passo lateral com a perna esquerda, para retornar à posição atlética ampla. Usando a perna direita, dê um grande passo cruzado para trás, à sua esquerda (perna direita atrás da perna esquerda). Repita ao longo de 9 metros. Faça mais 9 metros com o outro lado.

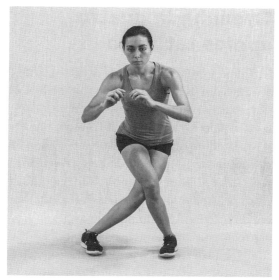

Figure 12.7 Carioca exagerado (passada larga).

Movimento/mobilidade homem-aranha

Comece em uma posição de flexão avançada, com a mão direita mais perto dos quadris (em comparação com a mão esquerda). Posicione o pé direito para fora da mão direita (Fig. 12.8). Avance para a frente com a mão direita enquanto posiciona o pé esquerdo para fora da mão esquerda. Avance para a frente com a mão esquerda, enquanto posiciona o pé direito para fora da mão direita. Repita por 9 metros para a frente e 9 metros para trás.

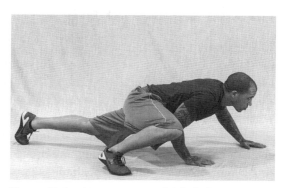

Figure 12.8 Movimento/mobilidade homem-aranha.

Caminhada quatro apoios urso

Fique em pé com os pés juntos e os joelhos estendidos. Posicione as mãos à sua frente o mais perto possível dos pés, sem flexionar os joelhos. Mantendo os joelhos estendidos e os pés no chão, caminhe como se fosse um urso, mantendo as nádegas para cima, as pernas perfeitamente retas e os pés apoiados no chão (Fig. 12.9). Repita ao longo de 9 metros para a frente e 9 metros para trás.

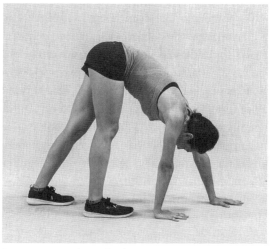

Figure 12.9 Caminhada quatro apoios urso.

Caminhada quatro apoios taturana

Comece em uma posição de quatro apoios urso (mãos à frente dos pés no chão, com os joelhos estendidos). Caminhe para a frente apenas com as mãos, mantendo o *core* rígido e "rolando" na direção da região metatarsal dos pés (Fig. 12.10). Caminhe até onde a força do seu *core* permitir, sem que ocorra qualquer pressão ou dor nas costas. Assim que você tiver "caminhado" com as mãos pela maior distância possível, caminhe com os pés em direção às mãos, mantendo as pernas retas, até não ser mais possível alongar os posteriores da coxa. Repita ao longo de 9 metros para a frente e 9 metros para trás.

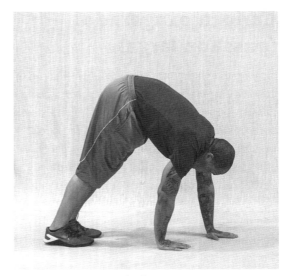

Figure 12.10 Caminhada quatro apoios taturana.

Flexão de braço em T

Faça uma flexão de braço e, em seguida, gire para um lado enquanto projeta o outro braço no ar, para assumir uma posição em T (Fig. 12.11). Seu posicionamento deve se parecer com uma cruz pousada de lado. Faça 5-10 repetições para cada lado.

Usei alguns desses exercícios para aquecimentos de 10 minutos, desaquecimentos de 5 minutos e exercícios de 30 minutos, com ótimos resultados. Entretanto, ao combinar um aquecimento e um desaquecimento significativos com os protocolos mais intensos descritos neste capítulo, certamente você conseguirá bons resultados. No IHP dos EUA, trabalhamos exaustivamente com as escolas de ensino médio, e esses protocolos resultam em enormes ganhos para os jovens atletas. Uma das questões que enfrentamos com essa população jovem é a especialização precoce nos esportes e a falta de diversão

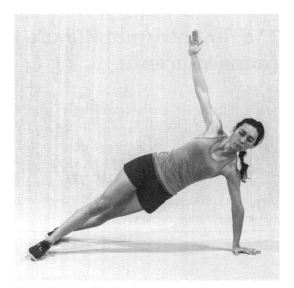

Figure 12.11 Flexão de braço em T.

nessa época de suas vidas. Assim, nos deparamos com atletas incríveis, que podem fazer coisas inacreditáveis no campo e nas quadras de jogo, mas que não conseguem pular, arrastar os pés ou movimentar seus corpos ao executarem exercícios simples. Os exercícios deste capítulo são perfeitos para esses atletas. Mesmo que você já tenha uma boa coordenação ou simplesmente deseje adicionar alguma diversidade ao seu treinamento, esses protocolos lhe proporcionarão uma capacidade atlética incrível, evitarão lesões e queimarão uma quantidade enorme de calorias de maneira divertida.

Uma última observação sobre os exercícios deste capítulo: tratam-se de exercícios com duração de 25-30 minutos – não são aquecimentos de 5-10 minutos. Nas versões avançadas desses exercícios, você se deparará com volumes enormes – e eles foram projetados dessa forma por um motivo. A meu modo de ver, não deveríamos considerar o treinamento de agilidade como uma miscelânea de exercícios aleatoriamente reunidos. E certamente você ficará em forma se completar esses longos protocolos. Esses treinamentos são eficazes, não só no desenvolvimento da agilidade, mas também no desenvolvimento da capacidade de se manter ágil em seus períodos de fadiga, o que é uma grande diferença. Esse trabalho intenso e de alto volume é a nossa versão do que chamamos de enrijecimento do corpo nas artes marciais, mas sem afligir seu corpo com a repetição de lesões e traumas. Em sua maioria, os treinadores não encaram o treinamento da maneira como praticamos aqui no IHP, e nossos programas de treinamento para agilidade são prova disso. Então, vamos ao trabalho.

Agilidade 1: exercícios de percepção de quedas do corpo todo

Este programa de quatro semanas se concentra na agilidade durante quedas que envolvem o corpo como um todo. Assim que você tiver obtido uma boa base de treinamento (após completar 3-4 semanas), poderá usar a semana 1 ou 2 deste programa como aquecimento para esportes de combate e para outros esportes de contato, nos quais o participante sofre quedas e deve se levantar rapidamente. Tenho recorrido a esse protocolo com todos os meus atletas de combate e de esportes de campo. Também acredito que o protocolo deveria ser obrigatório para que todas as crianças possam aprender exercícios básicos de quedas. As semanas 1 e 2 serão suficientes para a maioria das pessoas, enquanto as semanas 3 e 4 exigem maior resistência física, que é resultante de uma base de treinamento mais avançada. Esses exercícios podem ser praticados cobrindo distâncias, geralmente até cerca de 9 metros. Contudo, se seu espaço de trabalho for menor, faça 2-3 repetições por série (total de 4-6 repetições) com cada lado do corpo.

Equipamento

Objeto pequeno ou parceiro.

Notas

Semanas 1 e 2: faça 3-4 vezes por semana.
Semanas 3 e 4: faça 2-3 vezes por semana (apenas para praticantes em nível muito avançado).

Tabela 12.1 Agilidade 1: exercícios de percepção de quedas do corpo todo

Exercício	Foto	Instruções	Semanas	Séries × reps
1. Rolamento para a frente		Ao iniciar, assuma uma posição de quatro apoios, até que você possa começar o exercício completamente em pé. Fique em pé, em uma posição de avanço, com o pé direito para a frente. Curve-se e comece a cair para a frente. Quando estiver prestes a fazer contato com o chão, role sobre o ombro direito. Volte a ficar em pé. Repita e faça com os dois lados.	Semana 1	1 × 2
			Semana 2	2 × 2
			Semana 3	3 × 2
			Semana 4	2 × 4

(continua)

Parte III Movimento atlético

Tabela 12.1 Agilidade 1: exercícios de percepção de quedas do corpo todo *(continuação)*

Exercício	Foto	Instruções	Semanas	Séries × reps
2. Rolamento para trás		Comece em uma posição sentada até que possa dar início ao exercício completamente em pé. A partir de uma posição de avanço em pé, flexione as pernas e comece a sentar-se no chão atrás de você. Quando estiver prestes a fazer contato com o chão, role para trás sobre o ombro direito. Continue rolando e se levante até ficar novamente em pé. Repita e faça com os dois lados.	Semana 1 Semana 2 Semana 3 Semana 4	1 × 2 2 × 2 3 × 2 2 × 4
3. Rolamento para trás integrando parada de mão e caindo em pé		Em pé, em uma posição de avanço, flexione as pernas e comece a sentar-se no chão atrás de você. Quando estiver prestes a fazer contato com o chão, role para trás. Continue rolando, enquanto os pés ultrapassam a cabeça. Dê impulso com as mãos, ao rolar de volta à posição em pé. Repita.	Semana 1 Semana 2 Semana 3 Semana 4	1 × 2 1 × 3 2 × 2 2 × 3
4. Rolamento para a frente com obstáculo		Monte uma barreira com uma altura entre os joelhos e os quadris (a barreira servirá de obstáculo), ou peça a um parceiro para que fique em quatro apoios (sobre as mãos e os joelhos). Dê alguns passos e decole com o pé direito, passando sobre a barreira. Aterrisse rolando sobre o ombro direito e retorne à posição em pé. Repita e faça com os dois lados.	Semana 1 Semana 2 Semana 3 Semana 4	1 × 2 por lado 2 × 2 por lado 3 × 2 por lado 2 × 4 por lado
5. Estrela		Em pé, com os pés afastados em uma distância maior que a largura dos ombros, faça uma flexão para o lado esquerdo, posicionando a mão esquerda no chão. Continue a girar, posicionando a mão direita no outro lado da mão esquerda, enquanto você impulsiona o chão com os pés, levantando-os em direção ao teto. Quando os pés passarem por cima de você, aterrisse com o pé direito e, em seguida, aterrisse do outro lado com o pé esquerdo. Repita.	Semana 1 Semana 2 Semana 3 Semana 4	1 × 2 por lado 2 × 2 por lado 3 × 2 por lado 2 × 4 por lado
6. *Flick*		Em pé, em uma posição de avanço, faça uma flexão para o lado esquerdo e posicione a mão esquerda no chão. Continue a girar, posicionando a mão direita no outro lado da mão esquerda, enquanto você impulsiona os pés, levantando-os em direção ao teto. Quando os pés passarem por cima de você, gire o corpo e aterrisse com os dois pés, retornando à posição inicial. Repita.	Semana 1 Semana 2 Semana 3 Semana 4	1 × 2 por lado 2 × 2 por lado 3 × 2 por lado 2 × 4 por lado

Agilidade 2: agilidade na corrida

Este programa de quatro semanas para ganho de agilidade se concentra na agilidade em corridas, sendo também um excepcional treino de condicionamento. O programa inclui alguns dos testes e exercícios de agilidade mais populares utilizados por nós nos últimos 15 anos. Começamos com baixo volume de trabalho, para que você tenha tempo de aprender e aperfeiçoar as rotinas, mas ao final desse programa você terá concluído uma sessão de treinamento de alto volume, capaz de promover o condicionamento físico de qualquer atleta. Essa rotina já ajudou alguns dos nossos atletas de ensino médio em sua preparação, a ponto de terem liderado o recrutamento pelas melhores universidades. Os treinadores dessas instituições acreditam que nosso condicionamento foi responsável por boa parte do sucesso de seus atletas. As semanas 1 e 2 serão suficientes para a maioria das pessoas, enquanto as semanas 3 e 4 devem ser tentadas apenas por praticantes em nível mais avançado e que tenham uma base considerável de treinamento.

Equipamento

Giz, cones ou fita para marcar as linhas.

Notas

Descanse 60-120 segundos entre as repetições. Descanse 2-3 minutos entre as séries.
Semanas 1 e 2: faça 3-4 vezes por semana.
Semanas 3 e 4: faça 2-3 vezes por semana (apenas para praticantes em nível muito avançado).

Tabela 12.2 Agilidade 2: agilidade na corrida

Exercício	Instruções	Semanas	Reps
1. Exercício de agilidade de 20 m	Marque três linhas com uma distância de 5 metros entre as linhas. Fique em pé, em uma posição de avanço, sobre a linha de partida (a linha do meio). Vire-se para a direita, corra e toque a linha a 5 metros de distância com a mão direita. Vire-se para a esquerda, corra 9 metros e toque na linha mais distante com a mão esquerda. Vire-se para a direita, corra 5 metros pela linha de partida até o final. Repita.	Semana 1	1
		Semana 2	2
		Semana 3	2
		Semana 4	3
2. Exercício de agilidade em T	Posicione três cones em uma linha, com uma distância de 5 metros entre eles. Posicione um quarto cone à distância de 9 metros do cone central. Fique em pé, em uma posição de avanço, junto ao quarto cone. Corra para a frente por 9 metros até o cone central e, em seguida, desloque os pés 5 metros para a direita e toque o cone mais afastado com a mão esquerda. Ainda deslocando os pés, retorne para a direita por 5 metros, até o cone central. Toque no cone central e, em seguida, recue 9 metros até a posição inicial, junto ao quarto cone. Repita alternando a ordem das repetições na parte superior do T.	Semana 1	1
		Semana 2	2
		Semana 3	2
		Semana 4	3
3. Exercício de agilidade com troca de direção a 360°	Fique em pé, em uma posição de avanço. Corra para a frente por 5 metros, faça um giro de 360° e corra outros 5 metros. Novamente gire 360° e corra mais 5 metros. Corra para a direita ou para a esquerda por mais 9 metros. Retorne ao ponto de partida e repita.	Semana 1	1
		Semana 2	2
		Semana 3	2
		Semana 4	3
4. Exercício de agilidade com escada de 36 m	Marque três linhas: uma linha de partida, a primeira linha à distância de 5 metros da linha de partida, e a segunda linha a 5 metros dessa primeira linha. Fique em pé, em uma posição de avanço. Corra 5 metros até a primeira linha, toque na linha com a mão direita, retorne à linha de partida e toque nela com a mão esquerda. Corra 9 metros até a segunda linha, toque-a com a mão direita, retorne à linha de partida e toque-a com a mão esquerda. Finalmente, corra 5 metros até a primeira linha, toque-a com a mão direita e retorne à linha de partida. Repita.	Semana 1	1
		Semana 2	1
		Semana 3	2
		Semana 4	2

Agilidade 3: treino de agilidade na escada

Este programa de quatro semanas se concentra na rapidez e agilidade dos pés com a ajuda de uma escada de agilidade. Se você não tiver esse equipamento, desenhe uma escada com giz se estiver em um piso de concreto, ou marque-a com fita se estiver em outro tipo de piso. Apenas certifique-se de que você poderá limpar a superfície em que está trabalhando e restaurá-la à condição original. Começamos usando 9 metros (escada inteira) para ensinar a técnica. Isso nos permite obter as repetições necessárias para o aprendizado e condicionamento. Assim que nossos atletas se sentem confortáveis com a forma correta, reduzimos o comprimento para 5 m (metade da escada) e, em cada repetição, trabalhamos em uma condição de máximo esforço. Chegamos até a adicionar *sprints* reativos a um exercício com meia escada, com o objetivo de fazer um trabalho reativo mais específico e também para obter condicionamento. As semanas 1 e 2 serão suficientes para a maioria das pessoas, enquanto as semanas 3 e 4 devem ser tentadas apenas por praticantes em nível mais avançado e que tenham uma base considerável de treinamento.

Equipamento

Escada de agilidade.

Notas

Descanse 15-30 segundos entre as repetições. Descanse 2-3 minutos entre os exercícios. Ao fazer exercícios de agilidade em escadas, tente olhar à frente da escada, e não para o chão.

Semanas 1 e 2: faça 2 vezes por semana.

Semanas 3 e 4: faça 1 vez por semana (apenas para praticantes em nível muito avançado).

Tabela 12.3   Agilidade 3: treino de agilidade na escada

Exercício	Instruções	Semanas	Reps
1. Corrida na escada de agilidade	Corra o mais rápido possível ao longo de uma escada de agilidade, tocando com um pé os quadrados entre os degraus. Procure levantar bem alto os joelhos e enfatize uma rápida reação ao solo. Repita.	Semana 1	2 escadas inteiras
		Semana 2	3 escadas inteiras
		Semana 3	4 meias escadas
		Semana 4	6 meias escadas
2. Corrida lateral na escada de agilidade	Fique em pé, ao lado da escada de agilidade. Com a maior rapidez possível, corra lateralmente ao longo da escada de agilidade, tocando com um pé os quadrados entre os degraus. Procure levantar bem alto os joelhos e enfatize uma rápida reação ao solo. Repita.	Semana 1	2 escadas inteiras
		Semana 2	3 escadas inteiras
		Semana 3	4 meias escadas
		Semana 4	6 meias escadas
3. *Step* dividido	Comece em uma posição de dois apoios em uma das extremidades da escada de agilidade. Mantendo os pés juntos, salte para dentro do primeiro quadrado. Salte com os pés afastados para ultrapassar a próxima linha, aterrissando com os pés fora da escada. Salte para o segundo quadrado com os pés juntos. Repita, alternando pés juntos e pés afastados ao longo da escada.	Semana 1	2 escadas inteiras
		Semana 2	3 escadas inteiras
		Semana 3	4 meias escadas
		Semana 4	6 meias escadas

(continua)

Capítulo 12 Agilidade

Tabela 12.3 Agilidade 3: treino de agilidade na escada

Exercício	Instruções	Semanas	Reps
4. Salto na diagonal na escada de agilidade	Comece em uma posição de dois apoios em uma das extremidades da escada de agilidade; a escada deve estar posicionada à sua esquerda. Mantendo os pés juntos, salte para a esquerda, para o interior da escada e, em seguida, salte novamente para a esquerda para fora da escada, de modo que ela esteja posicionada à sua direita. Salte para a direita para dentro da escada, um quadrado à frente, e, em seguida, salte novamente para a direita para fora da escada, de modo que ela esteja à sua esquerda. Continue para a frente, em um padrão de zigue-zague. Repita. Quando você tiver adquirido maior experiência, este exercício também poderá ser feito com apenas uma das pernas.	Semana 1	2 escadas inteiras
		Semana 2	3 escadas inteiras
		Semana 3	4 meias escadas
		Semana 4	6 meias escadas
5. Deslocamento frontal/diagonal na escada de agilidade	Posicione-se ao lado esquerdo da escada. Dê um passo lateral com o pé direito, posicionando-o no primeiro quadrado da escada. Avance o pé esquerdo até o primeiro quadrado. Dê um passo lateral com o pé direito para o lado direito da escada e, em seguida, avance o pé esquerdo para o segundo quadrado da escada. Mova o pé direito para se juntar ao pé esquerdo no quadrado. Dê um passo lateral para o lado esquerdo da escada e, em seguida, avance o pé direito até o terceiro quadrado da escada. Repita.	Semana 1	2 escadas inteiras
		Semana 2	3 escadas inteiras
		Semana 3	4 meias escadas
		Semana 4	6 meias escadas
6. Salto unipodal para a frente	Pule com uma das pernas em cada quadrado da escada. Procure fazer o mínimo contato com o chão. Para maior dificuldade, acrescente uma habilidade ao exercício. Repita com a outra perna.	Semana 1	1 escada inteira por perna
		Semana 2	2 escadas inteiras por perna
		Semana 3	4 meias escadas por perna
		Semana 4	6 meias escadas por perna
7. Salto lateral unipodal	Pule lateralmente em cada quadrado da escada, usando apenas uma das pernas. Procure fazer o mínimo contato com o chão. Para aumentar a dificuldade, acrescente uma habilidade ao exercício. Repita.	Semana 1	1 escada inteira por perna
		Semana 2	2 escadas inteiras por perna
		Semana 3	4 meias escadas por perna
		Semana 4	6 meias escadas por perna
8. Salto diagonal unipodal	Fique em pé sobre uma das pernas na extremidade da escada, que deve estar localizada à sua esquerda. Salte para a esquerda para dentro da escada e, em seguida, pule para a esquerda para fora da escada. A escada deverá ficar à sua direita. Pule para a direita, para dentro do próximo quadrado da escada e, em seguida, pule para a direita, para fora da escada. Agora, a escada deverá ficar à sua esquerda. Continue avançando em um padrão de zigue-zague. Repita.	Semana 1	1 escada inteira por perna
		Semana 2	2 escadas inteiras por perna
		Semana 3	4 meias escadas por perna
		Semana 4	6 meias escadas por perna

Agilidade 4: agilidade reativa

Este programa de agilidade de quatro semanas se concentra na agilidade reativa e posicional. O protocolo usa comandos sonoros, táteis ou visuais às quais os atletas devem responder, dependendo do tipo de resposta em seus próprios esportes. Podem-se usar esses exercícios em um formato de competição. Para tanto, vários atletas ficam posicionados em uma linha, para verificar quem reage mais rapidamente ao ser dada a partida e quem chega primeiro ao final (p. ex., uma linha a 5 metros de distância). Atletas gostam de competir, e você pode considerar o exercício como uma espécie de "Tour de France"; para tanto, presenteie o atleta que obtiver o melhor tempo ou o maior número de vitórias com uma camiseta de campeão. Este é um exercício perfeito para todos os atletas que praticam esportes de campo que envolvam contato físico. As semanas 1 e 2 serão suficientes para a maioria das pessoas, enquanto as semanas 3 e 4 devem ser tentadas apenas por praticantes em nível mais avançado e que tenham uma base considerável de treinamento.

Equipamento

Um parceiro para dar a partida.

Notas

Descanse 60-90 segundos entre as repetições. Descanse 2-3 minutos entre os exercícios.

Semanas 1 e 2: faça 2 vezes por semana.

Semanas 3 e 4: faça 1 vez por semana (apenas para praticantes em nível muito avançado).

Tabela 12.4 Agilidade 4: agilidade reativa

Exercício	Instruções	Semanas	Reps
1. Levantada a partir de quatro apoios	Comece em uma posição de quatro apoios. Levante-se de forma explosiva, usando a sequência a seguir: levante as mãos para cima, avance para cima um dos pés e, em seguida, o outro pé. Repita.	Semana 1	1-2
		Semana 2	2-3
		Semana 3	3
		Semana 4	3-4
2. Levantada cíclica a partir de quatro apoios	Comece em uma posição de quatro apoios. Levante-se de forma explosiva e vire-se para o lado oposto, usando a sequência a seguir: levante as mãos para cima, avance para cima um dos pés e, em seguida, o outro pé, então gire. Repita.	Semana 1	1-2
		Semana 2	2-3
		Semana 3	3
		Semana 4	3-4
3. Levantada a partir de uma posição sentada	Comece em uma posição sentada no chão. Levante-se de forma explosiva. Pratique várias estratégias para se levantar, até encontrar aquela que melhor funcione para você, e ensaie a estratégia para cada lado. Repita.	Semana 1	1-2
		Semana 2	2-3
		Semana 3	3
		Semana 4	3-4
4. Levantada cíclica a partir de uma posição sentada	Comece em uma posição sentada no chão. Levante-se de forma explosiva e vire para a direção oposta. Pratique várias estratégias para se levantar até encontrar uma que funcione para você e ensaie a estratégia para cada lado. Repita.	Semana 1	1-2
		Semana 2	1-2
		Semana 3	2-3
		Semana 4	2-3
5. Movimento *sprawl*	Comece em uma posição de dois apoios. Faça uma elevação com agachamento e, em seguida, role para um dos lados e, finalmente, levante-se o mais rápido possível. Repita, alternando a direção do rolamento.	Semana 1	1-2
		Semana 2	1-2
		Semana 3	2-3
		Semana 4	2-3
6. Queda para a frente com *sprint*	A partir de uma posição em pé, com os pés juntos, incline-se para a frente até perder o equilíbrio. Acelere a toda velocidade para evitar a queda. Corra 18-27 m. Repita.	Semana 1	1-2
		Semana 2	1-2
		Semana 3	2-3
		Semana 4	2-3

Agilidade 5: treino com cones

Este programa de agilidade de quatro semanas se concentra na agilidade e no condicionamento. Depois de já estabelecida uma boa base de treinamento (após completar 4 semanas), você poderá até usar 2 ou 3 exercícios desta rotina como aquecimento para treinamento de técnica. Este é um treino perfeito para quem quer melhorar a agilidade atlética e obter um condicionamento do tipo atlético, sobretudo depois de ter completado as semanas 3 e 4. As semanas 1 e 2 serão suficientes para a maioria das pessoas, mas as semanas 3 e 4 devem ser tentadas apenas por praticantes em nível mais avançado e com uma base considerável de treinamento.

Equipamento

Cones.

Notas

Descanse 60-90 segundos entre as repetições. Descanse 2-3 minutos entre os exercícios.

Semanas 1 e 2: faça 2 vezes por semana.

Semanas 3 e 4: faça 1 vez por semana (apenas para praticantes em nível muito avançado).

Tabela 12.5   Agilidade 5: treino com cones

Exercício	Instruções	Semanas	Reps
1. Exercício de agilidade com giro de 15 m	Fique em pé e se posicione para dar a partida imediatamente. Corra 5 metros para a frente até o primeiro cone e gire abruptamente para a direita, contornando o cone. Corra novamente até o segundo cone e gire à esquerda em torno do cone. Corra por mais 5 metros até o final. Repita.	Semana 1	1
		Semana 2	2
		Semana 3	2-3
		Semana 4	3
2. Quadrado de 20 m	Fique em pé e se posicione para dar a partida imediatamente. Corra 5 metros para a frente até o primeiro cone e corte abruptamente para a direita. Desloque os pés para a direita por 5 metros e corte abruptamente para retornar. Retroceda 5 metros até o cone seguinte e corte abruptamente para a esquerda. Desloque os pés para a esquerda, retornando à posição inicial. Repita.	Semana 1	1
		Semana 2	2
		Semana 3	2-3
		Semana 4	3
3. Movimentação em X	Fique em pé e se posicione para dar a partida imediatamente. Corra 9 metros até o primeiro cone e, em seguida, corra diagonalmente por 13 metros até o segundo cone. Retroceda 9 metros até o terceiro cone. No terceiro cone, corra diagonalmente por mais 13 metros até chegar ao quarto cone. Repita.	Semana 1	1
		Semana 2	2
		Semana 3	2-3
		Semana 4	3
4. Zigue-zague	Fique em pé e se posicione para dar a partida imediatamente. Fique de frente para uma fileira de 5-10 cones, posicionados a intervalos de 1 metro. Avance com rapidez e diagonalmente com o pé direito para a direita do primeiro cone e, em seguida, deslize o pé esquerdo para a direita. Com o pé esquerdo à frente, avance até o lado esquerdo do próximo cone e, em seguida, deslize o pé direito na direção do pé esquerdo. Avance em zigue-zague com rapidez e de forma explosiva, passando entre todos os cones. Repita.	Semana 1	1
		Semana 2	2
		Semana 3	2-3
		Semana 4	3
5. Movimentação em Z	Você precisará de quatro cones. Posicione dois cones em uma diagonal, afastados em 5 metros. Posicione o terceiro cone à distância de 9 metros do segundo cone. Posicione o cone final a 18 metros do terceiro cone. Comece em uma posição de dois apoios. Corra até o primeiro cone, posicione-se sobre a perna de fora e corte abruptamente em direção ao próximo cone. Caminhe de volta ao ponto de partida e repita.	Semana 1	1
		Semana 2	2
		Semana 3	2-3
		Semana 4	3

Resumo

Tenho certeza de que a ampla variedade de exercícios de agilidade descritos neste capítulo proporcionou ótimas ideias para seu treinamento e, além disso, também lhe ajudou a desenvolver sua agilidade. Espero que, depois de praticar essas rotinas, você passe a encarar a agilidade como o importante componente atlético que é – e que o programa tenha servido de inspiração em sua busca por novas ideias para treinamentos específicos. Lembre-se de que a agilidade é um dos atributos físicos e de movimento mais importantes –sendo extremamente necessária para seu sucesso atlético – e de que são necessárias muitas repetições para que essa característica seja aprimorada. Portanto, certifique-se de sempre inserir um pouco de treinamento de agilidade em seu programa de desenvolvimento esportivo.

Recomendo, como sempre, que você faça os programas e rotinas deste capítulo e crie seus próprios exercícios de agilidade personalizados. Por exemplo, escolha um exercício em cada programa e crie outra rotina. Aposto que você criará um programa exclusivo e excelente. Os maiores ganhos de desempenho ficarão evidentes quando você começar a assumir o controle dos detalhes da programação do seu treinamento. O tempo e a experimentação o levarão a formular o programa perfeito, feito sob medida para você. E mais importante ainda: compartilhe sua nova paixão pelo treinamento de agilidade com seus amigos e com as pessoas à sua volta; todos vão lhe agradecer muito.

PARTE IV

RESISTÊNCIA ATLÉTICA

Você pode ter toda a força, potência, velocidade e agilidade do mundo e até mesmo ser o melhor atleta, mas se ficar sem energia não terá nada. É simples assim. Quantas vezes o melhor atleta perdeu depois de estar bem à frente, até o momento em que foi atingido pelo cansaço? A Parte IV trata do que eu denominei de treinamento metabólico. O nome *metabólico* foi dado a esse tipo de treinamento para diferenciá-lo do treinamento cárdio. Embora exista um componente de cárdio nesse treinamento, ele não é o fator determinante. Basicamente, isso não tem nada a ver com o famoso $VO_{2máx}$. Nós o chamamos de *metabólico* e o nome pegou; mas lembre-se, trata-se apenas de um nome. Além disso, proponho exercícios metabólicos para todo o corpo.

Não vou me aprofundar na bioquímica desse tipo de treinamento, pois até agora nem a bioquímica nem toda a pesquisa sobre limiar de lactato e sobre fibras conseguiram explicar as mudanças drásticas de desempenho que testemunhamos em todos os níveis, tanto nas atividades recreacionais como entre atletas de elite de alto nível. Só quero informar ao leitor que esse treinamento irá torná-lo indestrutível e que mudará mais do que seu corpo e seu desempenho. O treinamento metabólico redefine a vontade humana e muda seu praticante de dentro para fora. Na introdução do livro, discutimos as mudanças espirituais que o treinamento puxado pode catalisar; por isso, peço a você que releia aquela seção, antes de prosseguir com o treinamento descrito nesta seção. Lembre-se apenas de que, quando você perceber as sensações associadas ao metabolismo acelerado (i. e. treinamento metabólico) e tiver uma vontade urgente de estremecer de dor, relaxe seu rosto, porque você não está sentindo dor. Você está sentindo o metabolismo acelerado. Quanto mais você praticar essa forma de meditação, mais poderá romper as barreiras – em uma velocidade que nem mesmo a ciência pode explicar. A consciência e a percepção podem mudar em um instante e fazer toda a diferença.

Os treinamentos para a parte inferior do corpo se expandiram com base no protocolo de superpernas de Vern Gambetta e nos protocolos subsequentes *leg crank* JC dos anos de 1990. Cheguei até a descrever protocolos que usam equipamentos especializados, como o famoso exercício de empurrar uma caminhonete Lincoln Navigator em torno do estacionamento do IHP. Os exercícios para a parte superior do corpo se expandem com base no projeto para modelar seu tórax e nos metaprotocolos JC para o tórax concebidos por mim durante meus primeiros anos como profissional. Para a prática desses exercícios, o equipamento especializado está imediatamente disponível, o que pode fazer do treinamento metabólico da parte superior do corpo um aspecto empolgante do seu programa. Finalmente, o capítulo sobre metabolismo para o corpo como um todo apresenta os protocolos que uso para treinar lutadores e membros das forças militares especiais dos Estados Unidos. Esse é o real desafio para sua mente.

Atualmente, são inúmeros os gêneros de treinamento que utilizam o treinamento metabólico na criação de programas de treinamento, mesmo em esportes como o CrossFit® e as corridas de obstáculos. O livro *Treinamento funcional* descreve meus protocolos mais populares, como o *leg crank* JC, os exercícios metabólicos para o tórax (*meta chest*), os exercícios metabólicos para as costas (*meta back*) e a matrix de Gary Gray com halteres. Não quero repetir esses protocolos; por isso, peço que você consulte o *Treinamento funcional* para tomar conhecimento de alguns protocolos de treinamento metabólico incríveis. A esses protocolos, acrescentei os programas descritos nesta parte. Esteja pronto para se transformar.

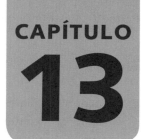

Exercícios metabólicos para a parte inferior do corpo

Quando as pernas cedem, é o fim – e não importa se você está correndo, lutando ou praticando um esporte que exija força na posição em pé. Portanto, ter uma parte inferior do corpo que ainda persiste quando você já não pode mais é algo que todos os atletas desejam. Saltitar com suas pernas nos *rounds* finais de uma luta, alcançar um corredor cansado que você vinha perseguindo há algum tempo, ou superar a outra equipe em transições são sinais de resistência metabólica na parte inferior do corpo, e isso é uma vantagem decorrente de treinamento específico. Portanto, esse treinamento, como tudo, deve começar cedo e ser constantemente reforçado.

Com relação ao nosso treinamento metabólico para a parte inferior do corpo, me inspirei nos meus mestres do kung fu e do caratê, ainda nos meus primeiros anos de adolescência. Fizemos de tudo – desde exercícios de mil chutes até a execução de diversos tipos de bloqueios e socos durante uma hora a partir de uma postura de cavalo profunda (i. e. com agachamento amplo e profundo) e caminhadas rápidas de 3-5 km na praia, com a água batendo no meio da coxa. Em meados da década de 1990, Vern Gambetta nos presenteou com a criação dos exercícios para "superpernas" (i. e., 20 agachamentos, 20 avanços, 20 deslocamentos na caixa e 10 saltos verticais), e esse protocolo inspirou uma geração inteira de técnicos e treinadores, fazendo com que desenvolvessem e expandissem seu trabalho. Bem, chegou a hora de mergulhar em alguns protocolos metabólicos para a parte inferior do corpo que, certamente, farão com que a resistência de suas pernas alcance novos patamares.

Pernas metabólicas 1: *leg crank* JC lateral

Este programa de seis semanas usa o *leg crank* JC lateral como protocolo de exercícios de resistência e potência que se concentra no movimento lateral. Para a maioria das pessoas, não há necessidade de cumprir o protocolo integral; mas se você for um corredor de trilha de ultrarresistência ou competidor de corridas de obstáculos, por exemplo, o programa completo de seis semanas poderá lhe ajudar a cruzar a linha de chegada mais rápido do que nunca. Para a maioria dos atletas, como os jogadores de basquete e de tênis, jogar dois tempos, ou dois *sets*, sem descanso é tudo o que você precisa fazer – e talvez um terceiro *set*, por precaução. Simplesmente siga a progressão indicada nas notas a seguir e continue diminuindo 15 segundos em seu descanso entre os exercícios, a cada semana, até que você tenha suprimido totalmente o descanso entre os exercícios.

Equipamento

Medicine ball, caixa pliométrica.

Notas

Semana 1 (iniciante): descanse 45 segundos entre os exercícios.

Semana 2 (iniciante): descanse 30 segundos entre os exercícios.

Semana 3 (intermediário/avançado): descanse 15 segundos entre os exercícios.

Semana 4 (intermediário/avançado): não há descanso entre os exercícios.

Semanas 5-6 (elite): não há descanso entre os exercícios.

Tabela 13.1   Pernas metabólicas 1: *leg crank* JC lateral

Exercício	Foto	Instruções	Semanas	Séries × reps
1. Agachamento ABC com *medicine ball*		Fique em pé, com a postura ereta e os pés afastados na largura dos ombros, segurando uma *medicine ball* ou peso nas duas mãos. Agache-se e se projete com a *medicine ball* à sua direita. Retorne à posição em pé. Agache-se e se projete com a *medicine ball* à sua esquerda. Repita.	Semana 1	1 × 15 por lado
			Semana 2	2 × 15 por lado
			Semana 3	3 × 15 por lado
			Semana 4	4 × 15 por lado
			Semana 5	4 × 15 por lado
			Semana 6	4 × 15 por lado
2. Avanço lateral alternado		Fique em pé, com a postura ereta e os pés afastados na largura dos ombros. Dê um passo para o lado e transfira seu peso para a perna esquerda, enquanto abaixa o corpo o máximo que puder. Ao descer, mantenha a perna direita estendida e o pé direito apoiado no chão. Empurre com o pé esquerdo de volta à posição inicial. Repita com a perna direita.	Semana 1	1 × 10 por lado
			Semana 2	2 × 10 por lado
			Semana 3	3 × 10 por lado
			Semana 4	4 × 10 por lado
			Semana 5	5 × 10 por lado
			Semana 6	6 × 10 por lado
3. Deslocamento lateral alternado na caixa		Comece com o pé direito sobre uma caixa (20-30 cm de altura) e o pé esquerdo no chão. Balance os braços para cima enquanto salta para o lado direito. Ao aterrissar, o pé esquerdo deve estar sobre a caixa e o pé direito no chão. Troque de pé na caixa toda vez que você pular. Repita com rapidez.	Semana 1	1 × 10 por lado
			Semana 2	2 × 10 por lado
			Semana 3	3 × 10 por lado
			Semana 4	4 × 10 por lado
			Semana 5	5 × 10 por lado
			Semana 6	6 × 10 por lado
4. Patinador		Comece com os pés juntos e dê o impulso inicial para o lado com uma das pernas. Após a aterrissagem, impulsione imediatamente na direção oposta e continue o exercício até completar as repetições ou o tempo determinado. Para desenvolver rapidez, faça o maior número possível de repetições dentro de determinado tempo (10 segundos ou menos). Repita.	Semana 1	1 × 10 por lado
			Semana 2	2 × 10 por lado
			Semana 3	3 × 10 por lado
			Semana 4	4 × 10 por lado
			Semana 5	5 × 10 por lado
			Semana 6	6 × 10 por lado

Pernas metabólicas 2: empurrando uma caminhonete

Este programa de sete semanas que consiste em empurrar um automóvel (caminhonete ou carro) é um dos treinos que criamos no início dos anos 2000. No final das contas, passamos a usar o exercício de empurrar uma caminhonete em muitos dos nossos circuitos, mas, antes disso, dominamos o protocolo pela prática em torno do estacionamento do IHP (74 m no total, formados por 23 m + 14 m + 23 m + 14 m, com descidas e subidas). Sete semanas depois que minha irmã passou por uma cirurgia no cérebro, usei essa progressão com ela. No final, minha irmã tinha conseguido praticar eficientemente um legítimo exercício de empurrar uma caminhonete. Indivíduos com boa base de condicionamento físico podem começar pela semana 2 ou 3, caso se sintam confortáveis. Nossos atletas praticam o protocolo com contagem de tempo, e também como protocolo pré-fadiga. Portanto, embora o ato de empurrar uma caminhonete Lincoln Navigator ao longo de 73 metros seja, por si, uma façanha, eventualmente a prática termina sendo feita com repetições. No IHP, o treino com caminhonete para atletas de elite consiste em dar cinco voltas ao redor do estacionamento, com 2-3 minutos entre as voltas. O protocolo todo leva cerca de 20 minutos e envolve 800-1.000 repetições para as pernas (400-500 por perna). Se você utilizar um automóvel menor, por exemplo, um Toyota Corolla, duas voltas ao redor do estacionamento do IHP equivalerão a uma volta com uma Lincoln Navigator; essa é uma estimativa aproximada. Obviamente, você pode usar, em substituição ao veículo, um trenó como o Prowler; mas eu gosto mais de usar a caminhonete, pois isso me faz lembrar meu treinamento de judô nos anos 1970 – a gente usava um judogi (o quimono) para puxar um Ford Impala.

Uma aplicação simples do exercício de empurrar uma caminhonete como modalidade pré-fadiga consiste em executá-lo e, em seguida, ser explosivo e fazer o que você normalmente faz para o seu esporte ou atividade. Utilizamos esse protocolo com nossos lutadores e membros das forças militares especiais dos Estados Unidos. Por exemplo:

1. Empurrar uma caminhonete em menos de 1 minuto e 20 segundos.
2. "Treino sombra" de boxe ao redor do estacionamento, caminhando sobre a região metatarsal dos pés.
3. Dois comprimentos de escada com execução de saltos rotativos com a região metatarsal dos pés.
4. 10 saltos laterais sobre obstáculo baixo.
5. Prática opcional para lutadores de MMA: 10 chutes baixos e fortes no saco de areia com cada perna.

Equipamento

Caminhonete ou carro.

Instruções

Simples: fique atrás de uma caminhonete e empurre (Fig. 13.1). Certifique-se de que a caminhonete esteja em ponto morto (para que você não receba fumaça no rosto), coloque as mãos no para-choque (use uma toalha para proteger as mãos e o veículo, e também para que as mãos não escorreguem) e faça força com a região metatarsal dos pés. Tente não empurrar com os pés totalmente plantados no chão.

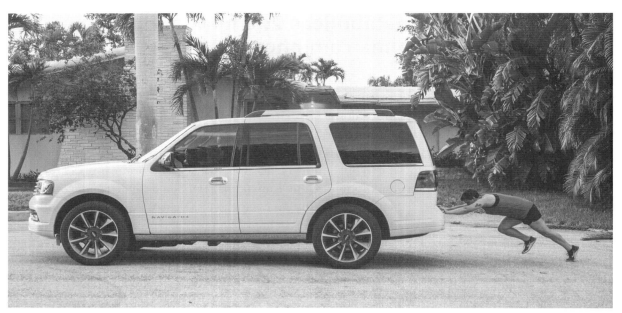

Figura 13.1 Exercício de empurrar uma caminhonete.

Protocolo de treinamento inicial

Semana 1: 2 × 5 m, 3 vezes por semana, 1 minuto de descanso entre as séries.
Semana 2: 2 × 9 m, 3 vezes por semana, 1 minuto de descanso entre as séries.
Semana 3: 3 × 23 m, 3 vezes por semana, 1-2 minutos de descanso entre as séries.
Semana 4: 2 × 37 m, 3 vezes por semana, 1-2 minutos de descanso entre as séries.
Semana 5: 1 × 54 m, 3 vezes por semana.
Semana 6: 2 × 54 m, 3 vezes por semana, 2-3 minutos de descanso entre as séries.
Semana 7: 1 × 73 m, 3 vezes por semana.

Treino com caminhonete para atletas de elite no IHP

Semana 8: 2 × 73 m, 2 vezes por semana, 3-4 minutos de descanso entre as séries.
Semana 9: 3 × 73 m, 2 vezes por semana, 3-4 minutos de descanso entre as séries.
Semana 10: 4 × 73 m, 1 vez por semana, 2-3 minutos de descanso entre as séries.
Semana 11: 5 × 73 m, 1 vez por semana, 2-3 minutos de descanso entre as séries.
Semana 12 (bônus): 2 × 73 m, 1 vez por semana, sem descanso entre as séries.

Notas

O que torna este treino ainda mais especial no IHP é a paisagem em torno do estacionamento. Em virtude do projeto de drenagem para o estacionamento, o exercício começa em um ponto de leve descida, passando por locais altos e baixos, mas termina com uma subida e uma curva, durante a qual os pneus dianteiros se prendem no asfalto e, em consequência, o impulso diminui consideravelmente. O final é bem desagradável.

Pernas metabólicas 3: resistência complementar para a parte inferior do corpo

Esses programas dependem de equipamento especializado. Obviamente, se você não tiver acesso a nenhum desses equipamentos, poderá arrastar pneus ou usar escadas ou alguma colina de grande inclinação. Mas eu incluí esta seção para lhe dar uma ideia do que está ocorrendo por aí e também para que você saiba o que pedir, quando estiver procurando uma academia.

Versa Climber® (VC): apenas a parte inferior do corpo

É provável que, isoladamente, o Versa Climber® (Fig. 13.2) seja o equipamento mais utilizado no IHP. Trabalhar a parte inferior do corpo com a resistência apropriada é o mais próximo do que você conseguirá em um estádio, sem ir até lá. Dê um passo de 36-46 cm para subir em uma caixa e sinta a resistência em sua perna. Regule a resistência no VC no nível mais próximo possível do que você percebeu ao dar a passada. Faça um esforço total durante 15 segundos, usando apenas a parte inferior do corpo. Registre quantos metros você subiu em 15 segundos. Seu trabalho é repetir, a cada vez, esse mesmo esforço. Descanse por cerca de 1-1,5 minuto entre as séries. Faça 3-5 séries, 2-3 vezes por semana, ou 2-3 séries depois do dia de treinamento de pernas como um *flush*. Garanto que, em quatro semanas, suas pernas estarão sensacionais.

Corridas em esteiras inclinadas

Nosso objetivo no IHP é correr em nossos antigos equipamentos de treinamento inclinado com inclinação a 50% e regulagem para 10 km/hora. É difícil encontrar uma esteira moderna que possibilite uma inclinação de 50%. Se não for possível encontrar um equipamento com essa característica, use a maior inclinação disponível e adapte o protocolo. Por exemplo, use uma inclinação de 20-30% e aumente a velocidade para 13-19 km/hora. Inicialmente, escolha uma velocidade e uma inclinação que quase não permitam que você complete 7-10 segundos. Corra durante 10 segundos e, em seguida, use as alças para pular com os pés para os trilhos laterais e descanse durante 50 segundos; essas ações constituem uma série. Faça 5-10 séries, 2-3 vezes por semana. Em quatro semanas, você estará em forma para praticar qualquer esporte.

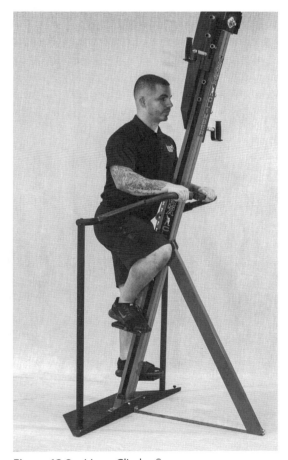

Figura 13.2 Versa Climber®.

Como um exemplo do que você poderá conseguir com o uso desse protocolo, Jeff Monson e outros lutadores de elite do UFC completaram até 20 séries em uma sessão de condicionamento físico com 50% de inclinação e à velocidade de 10 km/hora.

Pernas metabólicas 4: exercício metabólico de *leg press* no MVP para a parte inferior do corpo

Muitos atletas de alto nível nos visitam no IHP quando precisam treinar puxado, embora estejam lesionados. Nós também treinamos pessoas que querem fazer treinos puxados para a parte inferior do corpo, mas que estão com problemas que não lhes permitem qualquer tipo de compressão, especialmente quando ficam em pé (p. ex., problemas de pinçamento de nervo, ou algum problema de disco). O Shuttle (*leg press*) no MVP (Fig. 13.3) é um dos nossos equipamentos favoritos, por muitas razões; ele pode ser usado com segurança nos casos mais delicados de reabilitação da perna e do quadril, além de permitir o desenvolvimento de pernas resistentes à fadiga. Tenho utilizado esse protocolo com lutadores, naqueles casos em que o atleta não pode empurrar uma caminhonete ou fazer *leg cranks*, por causa de problemas de disco intervertebral. O protocolo é simples: 100 repetições em 70-90 segundos. Regulamos a almofada para as costas de modo que o atleta fique em uma posição de agachamento quase completo. No início do protocolo, ajudamos o atleta a estender as pernas. Começamos com 50 agachamentos (coxas paralelas à almofada para os pés). Então, avançamos imediatamente para 50 minissaltos; o atleta deve executar os saltos com a região metatarsal dos pés (os joelhos ficam flexionados para cerca de um quarto de agachamento). Eu experimento com os 50 minissaltos e às vezes faço com que o atleta execute qualquer um dos padrões observados quando os boxeadores estão pulando corda (i. e. saltos divididos, deslocamentos). Se a intensidade certa foi utilizada, bastarão apenas 3-5 séries para que suas pernas fiquem devidamente exauridas. Esse programa pode ser feito 2-3 vezes por semana, durante 4 semanas.

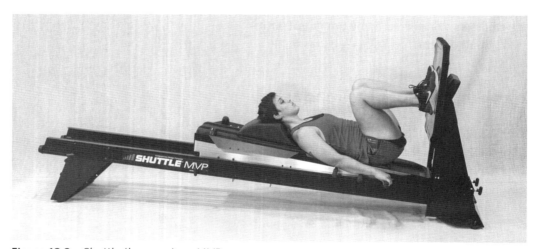

Figura 13.3 *Shuttle (leg press)* no MVP.

Resumo

Os protocolos descritos neste capítulo são, em grande parte, os responsáveis pela fama e reputação do IHP como instituição formadora de superatletas. Quando nossos atletas se fixam em determinada meta, suas pernas não falham, e acabam sempre conduzindo-os até seu objetivo final. Em parte, esses exercícios são o nosso instrumento para o desenvolvimento de pernas que jamais desistem. Lembre-se, tudo que inicialmente favorece o condicionamento das pernas acabará funcionando como estratégia de pré-fadiga para o trabalho técnico. Essa estratégia de pré-fadiga é a verdadeira mágica do nosso treinamento com volume reduzido. Independentemente de como você vai cumprir essas rotinas, não tenho a menor dúvida de que você perceberá uma incrível diferença no funcionamento e na aparência de suas pernas. E quando você estiver satisfeito com as suas novas pernas arrasadoras, lembre-se também de compartilhar sua emoção com os amigos.

CAPÍTULO 14

Exercícios metabólicos para a parte superior do corpo

O Capítulo 13 discutiu a importância da resistência da parte inferior do corpo para que possamos atingir nosso objetivo e permanecer firmes nesse patamar nos esportes. Mas o que acontece quando você chega lá? Nesse momento, em geral é hora de fazer algo também com a parte superior do corpo. Mesmo nos casos em que a parte superior do corpo não depende de resistência para a atividade, geralmente precisa adquirir resistência para possibilitar o treino em alto nível por muitos minutos ou mesmo horas. Por exemplo, um jogador de beisebol realmente não precisa de resistência na parte superior do corpo para rebater a bola três a cinco vezes durante um jogo de três horas. Contudo, para que possa treinar na gaiola de tacadas (50-100 bolas três ou quatro vezes por semana), esse rebatedor precisa de resistência na parte superior do corpo. Se você não acredita que treinamento repetitivo é trabalho, basta olhar para os antebraços de jogadores de beisebol profissionais detentores de grandes médias de rebatidas – eles são impressionantes.

Meu livro *Treinamento funcional* apresenta vários protocolos metabólicos para a parte superior do corpo, como exercícios metabólicos para as costas e para o tórax. Seria muito proveitoso se você consultasse o livro, no qual terá uma explicação completa do treinamento funcional e da concepção dos programas, e também terá acesso a mais de 100 programas, que farão com que o seu desempenho melhore muito. Os exercícios deste capítulo oferecerão protocolos extras para aquisição de resistência da parte superior do corpo. Também forneço alguns exercícios complementares, para que você possa ter uma ideia de como são os outros exercícios. Com a apresentação desses exercícios, pretendo oferecer mais conteúdo e deflagrar o processo criativo que conduzirá você na criação de seus próprios protocolos metabólicos. Lembre-se: se eu criei todo o conteúdo deste livro por meio da prática, de acertos e de erros, por que você não pode fazer o mesmo? Por que não pode conceber treinamentos personalizados que atendam às suas necessidades específicas? Você pode, sim – e eu espero que você o faça.

O equipamento usado para os protocolos descritos neste capítulo é simples e fácil de obter. Gosto muito de usar o peso corporal, elásticos e *medicine balls*, tendo em vista que esses equipamentos são de fácil obtenção, baratos e podem ser carregados tranquilamente em suas viagens. Mesmo que você não consiga uma *medicine ball* que possa ser transportada com facilidade em suas viagens, a maioria das academias possui esse equipamento. Portanto, você será capaz de executar esses protocolos sem maiores dificuldades. Como sempre, se você não tiver acesso a determinado equipamento, faça mais repetições de alguma parte que possa ser executada, ou substitua o equipamento em questão por outro que você já tenha. Fazer acontecer constitui metade da diversão – e é exatamente onde começa a aprendizagem.

O aspecto essencial na concepção de nossos protocolos metabólicos é evitar transições longas, mesmo de somente alguns segundos, que possam permitir a recuperação da região muscular local. Ao longo dos protocolos, não há descanso entre os exercícios nem perda de ritmo no movimento. O grande segredo nesse tipo de treinamento é a realização de movimentos rápidos e constantes. Outra característica é que, na sequência que geralmente seguimos ao trabalhar os dois lados do corpo, incluímos movimentos paralelos simultâneos e padrões alternados para os membros. Fazemos primeiro os movimentos simples e lentos e terminamos com os movimentos rápidos que esgotam a energia. Um exemplo desse formato comum é o meu famoso *leg crank*:

- 24 agachamentos bipodais utilizando o peso corporal.
- 24 avanços alternados calistênicos (12 por perna).
- 24 saltos divididos alternados (12 por perna).
- 12 saltos verticais.

Ao aplicar esse formato à parte superior do corpo, começamos com movimentos bilaterais lentos, como flexão com elástico ou remada com elástico, e terminamos com movimentos bilaterais explosivos, como uma flexão de braços explosiva ou um nadador explosivo. O circuito metabólico para a parte superior do corpo pode durar 50-70 segundos.

Mas isso não significa que não podemos quebrar esse formato, pois é o que fazemos. No entanto, esse formato básico ajuda a ensinar a concepção dos protocolos metabólicos. Assim que você dominar esse modelo de formato, já pode começar a fazer experimentos.

Nossos protocolos mais populares para a estimulação metabólica são apresentados em nosso projeto para modelar seu tórax; consulte o *site* ihpfit.com para obter mais informações sobre treinamento metabólico para o tórax. Além disso, neste capítulo também ofereço ao leitor alguns protocolos metabólicos extras para o tórax que dispensam qualquer equipamento além do peso corporal e de elásticos. Mas aqui vai um alerta: os protocolos metabólicos são treinamentos avançados e, por isso, é imperativo que você desenvolva uma excelente base de condicionamento físico, antes mesmo de tentar sua execução. Qualquer protocolo que envolva flexões requer que o praticante seja capaz de realizar, ininterruptamente, 30-40 flexões. Para as pessoas que não sejam suficientemente fortes, mas ainda assim queiram experimentar o treinamento metabólico, recomendo que façam os exercícios metabólicos com elástico, para que a intensidade do exercício possa ser mais bem adaptada à força individual.

Membros superiores metabólicos – empurrar 1: metabólicos para o tórax com elástico JC

Este programa de quatro semanas usa um conjunto de elásticos JC para contrapor resistência. Recomendo os elásticos esportivos de cor laranja de 122 cm para as mulheres e os elásticos esportivos verdes de 122 cm para os homens. Monte o elástico de acordo com as instruções do fabricante. Será preciso testar a distância de tração do elástico, para que seja alcançada a tensão perfeita para todo o protocolo. Este protocolo se presta a uma ótima série de *flush* depois de um dia de exercícios para o tórax, para tonificá-lo durante treinos curtos, ou como estratégia de pré-fadiga para o treinamento técnico esportivo, como golpear um *speed bag*. O ritmo é muito rápido, de aproximadamente 2-3 repetições por segundo. Assim, o protocolo completo será executado em cerca de 1 min. As semanas 1 e 2 serão suficientes para a maioria das pessoas, enquanto as semanas 3 e 4 devem ser tentadas apenas por atletas de elite ou por praticantes que já tenham uma experiência de anos de treinamento.

Equipamento

Elásticos.

Capítulo 14 Exercícios metabólicos para a parte superior do corpo **217**

Notas

Descanse 90 segundos a 2 minutos entre as séries.

Semana 1: 1 série, 2-3 vezes por semana, usando tensão mais leve no elástico e descanso conforme a necessidade entre os exercícios; faça apenas os exercícios 1-3.

Semana 2: 2 séries, 2-3 vezes por semana, usando maior tensão no elástico e sem descanso entre os exercícios; faça apenas os exercícios 1-3.

Semana 3: 2 séries, 1-2 vezes por semana, usando uma tensão intensa no elástico e sem descanso entre os exercícios; faça os exercícios 1-4.

Semana 4: 3 séries, 1-2 vezes por semana, usando uma tensão intensa no elástico e sem descanso entre os exercícios; faça os exercícios 1-4.

Elite: 2 séries ininterruptas (todos os 4 exercícios) sem descanso.

Tabela 14.1 Membros superiores metabólicos – empurrar 1: metabólicos para o tórax com elástico JC

Exercício	Foto	Instruções	Reps
1. Supino reto em posição de avanço		Prenda firmemente um elástico à altura do tórax. Segure uma alça em cada mão e fique de costas para o ponto de fixação do elástico. Estabeleça a tensão apropriada e assuma uma posição de avanço, com a perna esquerda para a frente. Comece com as mãos ao lado do tórax, estenda os cotovelos para fazer um supino simultâneo com os dois braços. Flexione os cotovelos para retornar à posição inicial. Faça as repetições desejadas; troque a posição do pé e repita.	20 por posição do pé (40 no total)
2. Supino alternado com elástico em posição de avanço		Prenda firmemente um elástico à altura do tórax. Segure uma alça em cada mão e fique de costas para o ponto de fixação do elástico. Estabeleça a tensão apropriada e assuma uma posição de avanço, com a perna esquerda para a frente. Comece com o braço esquerdo estendido e a mão direita posicionada no lado direito do tórax. Simultaneamente, estenda o cotovelo direito para pressionar com a mão direita e flexionar o cotovelo esquerdo, de modo a levar a mão esquerda até o lado esquerdo do tórax. Faça as repetições desejadas e, em seguida, troque a posição do pé e repita.	20 por posição do pé (40 no total)
3. Crucifixo em posição de avanço		Prenda firmemente um elástico à altura do tórax. Segure uma alça em cada mão e fique de costas para o ponto de fixação do elástico. Estabeleça a tensão apropriada e assuma uma posição de avanço, com a perna esquerda para a frente. Comece com os braços abertos, as palmas das mãos voltadas para a frente e os cotovelos levemente flexionados, mova as mãos até quase se tocarem. Abra os braços para retornar à posição inicial. Faça as repetições desejadas; troque a posição do pé e repita.	10 por posição do pé (40 no total)
4. Flexão de braços explosiva (opcional)		Assuma uma posição de flexão. As mãos devem estar afastadas na largura dos ombros. Para abaixar o corpo, flexione os cotovelos até cerca de 90°. Impulsione-se para cima de forma explosiva, estendendo os cotovelos, para que suas mãos deixem o chão. Repita.	10

Membros superiores metabólicos – empurrar 2: esculpindo o peitoral

Este programa de oito semanas é composto por dois exercícios espetaculares; um deles foi publicado na revista *Men's Health*. Você pode enfrentar cada fase de quatro semanas como um protocolo distinto, e até mesmo avançar para a versão de elite, se desejar. Já é uma conquista o simples fato de ser capaz de completar um desses protocolos com pouco ou nenhum descanso entre os exercícios. Essa estratégia de treinamento metabólico para o tórax também conta com algumas pesquisas consistentes a seu favor. Em sua dissertação apresentada para atendimento parcial às exigências de obtenção do título de doutorado (Ferguson, Rhadi. 2009. *Use of the medicine ball super arms protocol on the National Football League's 225-lb repetition-to-failure bench press test: Analysis of effects* – Capela University), o Dr. Rhadi Ferguson apresentou suas descobertas com base em uma versão de três semanas desse protocolo. Em seu artigo, ele informou um aumento de 5,2% em três semanas de prática no supino de 102 kg com um grupo de jogadores de futebol americano de elite, sem que houvesse qualquer tipo de levantamento de peso. O ritmo é muito rápido, de aproximadamente 1-2 repetições por segundo. Com isso, todo o protocolo é completado em cerca de 50-60 segundos. As semanas 1 e 2 serão suficientes para a maioria das pessoas, enquanto as semanas 3 e 4 devem ser tentadas apenas por atletas de elite ou praticantes que já tenham uma experiência de anos de treinamento.

Equipamento

Medicine ball pequena, mas muito firme (ou um *step* de 15-20 cm).

Notas

Descanse de 90 segundos a 2 minutos entre as séries.
Semana 1: 1 série, 2-3 vezes por semana; descanse conforme a necessidade entre os exercícios.
Semana 2: 2 séries, 2-3 vezes por semana; descanse pouco entre os exercícios.
Semana 3: 2 séries, 1-2 vezes por semana, sem descanso entre os exercícios.
Semana 4: 3 séries, 1-2 vezes por semana, sem descanso entre os exercícios.
Elite: 2 séries ininterruptas, sem descanso entre as séries.

Tabela 14.2 Membros superiores metabólicos – empurrar 2: esculpindo o peitoral

Exercício	Foto	Instruções	Reps
SEMANAS 1-4			
1. Flexão de braços utilizando o peso corporal		Assuma uma posição de flexão, com as mãos afastadas na largura dos ombros. Flexione os cotovelos para abaixar o corpo até que o tórax fique situado a 5-8 cm do chão. Estenda os braços e empurre para cima. Repita.	20
2. Flexão de braços calistênica com deslocamento lateral		Assuma uma posição de flexão, com as mãos afastadas na largura dos ombros. Coloque a mão direita ao lado da mão esquerda. Desloque a mão esquerda até ficar a uma distância além do seu ombro esquerdo. Faça uma flexão. Repita.	10 por lado (20 no total)

(continua)

Capítulo 14 Exercícios metabólicos para a parte superior do corpo

Tabela 14.2 Membros superiores metabólicos – empurrar 2: esculpindo o peitoral
(continuação)

Exercício	Foto	Instruções	Reps
3. Flexão de braços diamante		Assuma uma posição de flexão, mantendo as mãos próximas (i. e., com os polegares de cada mão se tocando). Faça uma flexão.	10
4. Flexão de braços explosiva		Assuma uma posição de flexão, com as mãos afastadas na largura dos ombros. Flexione os cotovelos para abaixar o corpo até que fiquem flexionados em cerca de 90°. Impulsione-se para cima de forma explosiva, estendendo os cotovelos, para que suas mãos deixem o chão. Repita.	10
SEMANAS 5-8			
1. Flexão de braço unilateral com *medicine ball* (ou *step*) (empurrar para cima)		Posicione a mão esquerda no chão e a mão direita apoiada sobre uma *medicine ball* pequena, ou *step* baixo (10-20 cm); as mãos devem estar afastadas na largura dos ombros. Faça uma flexão de braços. Com rapidez, impulsione continuamente, até que o braço direito fique estendido e a mão esquerda deixe o chão. Faça todas as repetições de um lado e, em seguida, passe para o outro lado.	10 por lado (20 no total)
2. Flexão de braços alternada com *medicine ball* (ou *step*)		Faça uma flexão unilateral com apoio na *medicine ball* ou no *step*. Com o braço esquerdo travado, posicione a mão direita ao lado da mão esquerda apoiada na *medicine ball* (ou no *step*). Desloque a mão esquerda para a esquerda, posicionando-a no chão, de modo que as mãos estejam afastadas na largura dos ombros. Faça uma flexão. Repita com o lado direito.	10 por lado (20 no total)
3. Flexão de braços com as mãos apoiadas na *medicine ball* (ou *step*)		Assuma uma posição de flexão com apoio na *medicine ball* ou no *step*, mantendo as mãos próximas uma da outra (i. e., com os polegares de cada mão se tocando). Flexione os cotovelos para executar uma flexão na *medicine ball* (ou no *step*). Repita.	10
4. Flexão de braços profunda com *medicine ball* (ou *step*)		Assuma uma posição de flexão na *medicine ball* (ou no *step*), mantendo as mãos próximas uma da outra (i. e., com os polegares de cada mão se tocando). Rapidamente, afaste suas mãos da *medicine ball* (ou do *step*) e aterrisse com as mãos em cada lado da bola (ou do *step*). Imediatamente, impulsione com as mãos para retornar à *medicine ball* (ou ao *step*). Repita.	10

Membros superiores metabólicos – puxar 1: exercícios metabólicos para as costas com elástico e *medicine ball*

Este programa de quatro semanas usa um conjunto de elásticos JC para oferecer resistência, sendo um espelho do protocolo flexão de braços metabólica 1. Também nesse caso eu recomendo o elástico JC Sports Band de cor laranja de 122 cm para as mulheres e o JC Sports Band verde de 122 cm para os homens. Monte o elástico de acordo com as instruções do fabricante. Será preciso testar a distância de tração do elástico, a fim de que seja alcançada a tensão perfeita para todo o protocolo. Este protocolo se presta a um ótimo *flush* depois de um dia de exercícios para as costas, para tonificá-las durante treinos curtos, ou como estratégia de pré-fadiga para o treinamento técnico esportivo, como a natação. O ritmo é muito rápido, de aproximadamente 2-3 repetições por segundo. Assim, o protocolo completo será executado em cerca de 1 minuto. As semanas 1 e 2 serão suficientes para a maioria das pessoas, enquanto as semanas 3 e 4 devem ser tentadas apenas por atletas de elite ou por praticantes que tenham uma experiência de anos de treinamento. Embora a posição paralela seja usada no protocolo, certamente será possível trabalhar com uma posição ampla, para que você consiga mais atividade posterior (i. e., séries divididas entre as posições dos pés, ou séries divididas ao meio, com a posição de cada pé).

Equipamento

JC Sports Band (verde para homens, laranja para mulheres), *medicine ball* firme (1-2 kg).

Notas

Descanse 90 segundos a 2 minutos entre as séries.

Semana 1: 1 série, 2-3 vezes por semana; use tensão mais leve no elástico e descanse conforme a necessidade entre os exercícios; faça apenas os exercícios 1-3.

Semana 2: 2 séries, 2-3 vezes por semana; use maior tensão no elástico e não descanse entre os exercícios; faça apenas os exercícios 1-3.

Semana 3: 2 séries, 1-2 vezes por semana; use tensão forte no elástico e não descanse entre os exercícios; faça os exercícios 1-4.

Semana 4: 3 séries, 1-2 vezes por semana; use tensão forte no elástico e não descanse entre os exercícios; faça os exercícios 1-4.

Elite: 2 séries ininterruptas (todos os 4 exercícios) sem descanso.

Tabela 14.3 Membros superiores metabólicos – puxar 1: exercícios metabólicos para as costas com elástico e *medicine ball*

Exercício	Foto	Instruções	Reps
1. Remada com elástico ou polia		Prenda firmemente um elástico à altura do tórax. Segure uma alça em cada mão e fique de frente para o ponto de fixação do elástico. Estabeleça a tensão apropriada. Flexione os cotovelos de modo a posicionar as alças ao lado das costelas. Estenda os cotovelos para retornar à posição inicial. Repita.	30

(continua)

Capítulo 14 Exercícios metabólicos para a parte superior do corpo

Tabela 14.3 Membros superiores metabólicos – puxar 1: exercícios metabólicos para as costas com elástico e *medicine ball (continuação)*

Exercício	Foto	Instruções	Reps
2. Remada alternada curvada com elástico ou polia		Prenda firmemente um elástico à altura do tórax. Segure uma alça em cada mão e fique de frente para o ponto de fixação do elástico. Flexione os quadris de modo que o tronco fique paralelo ao chão e estabeleça a tensão apropriada no elástico. Comece com o braço direito estendido acima da cabeça (em direção ao ponto de fixação) e com a mão esquerda ao lado esquerdo do tórax. Simultaneamente, recolha o braço direito na direção do lado direito do tórax e permita que o braço esquerdo se estenda acima da cabeça. Repita.	30
3. Nadador com elástico ou polia		Prenda firmemente um elástico à altura do tórax. Segure uma alça em cada mão e fique de frente para o ponto de fixação do elástico. Crie a tensão apropriada. Fique em pé, com a postura ereta e os braços apontando para o ponto de fixação do elástico. Simultaneamente, flexione o tronco e mobilize as mãos até os lados dos quadris, de modo que o elástico faça contato com os ombros e os polegares fiquem próximos aos bolsos traseiros. Retorne à posição inicial. Repita.	30
4. Arremesso acima da cabeça com *medicine ball* (opcional)		Fique em pé, com os pés afastados na largura dos ombros. Segure uma *medicine ball* de 1-2 kg nas mãos. Mova a bola até acima da cabeça e arremesse-a na parede à sua frente. (Se não tiver uma parede disponível, você pode arremessar a bola no chão, longe de você). Quando a bola ricochetear, agarre-a. Repita.	10

Membros superiores metabólicos – puxar 2: treinos com bola suíça e barra fixa

Este programa de quatro semanas usa uma bola suíça (ou roda) e uma barra fixa como equipamento. O programa exige que você possa fazer 15 barras e 10 rolamentos com a bola suíça (ou com a roda) antes mesmo de tentar este treinamento. Tive que tirar este protocolo do fundo do baú, pois ele não é utilizado por nós há muito tempo; mas, para falar a verdade, não sei bem por que não o usamos com mais frequência, porque estamos diante de um protocolo espetacular. Esse programa foi muito popular entre nossos atletas de combate e, provavelmente, deu lugar a novas versões que utilizam o nosso equipamento especial de pegada. O ritmo será tão rápido quanto você puder fazer, mas, em virtude dos requisitos de maior força necessários para a execução deste protocolo, os movimentos serão mais lentos que em outros protocolos. Configure os equipamentos (ou as estações) próximos entre si, para que você possa passar de um exercício para o próximo com a maior rapidez possível. Use o tempo que for necessário entre as séries e repetições, para que você possa completar o protocolo, cujo objetivo é não descansar entre os exercícios ou séries. Descanse por 90 segundos a 3 minutos entre os protocolos. As semanas 1 e 2 serão suficientes para a maioria dos praticantes em nível avançado, enquanto as semanas 3 e 4 devem ser tentadas apenas por aqueles que já possuem anos de treinamento.

Parte IV Resistência atlética

Equipamento

Barra, roda ou bola suíça, elástico esportivo, *medicine ball* (1-2 kg).

Notas

Descanse 90 segundos a 2 minutos entre as séries.

Semana 1: 1 série, 2-3 vezes por semana e descanse conforme necessário; faça apenas os exercícios 1-3.

Semana 2: 2 séries, 2-3 vezes por semana, sem descanso entre os exercícios; descanse por 1-2 minutos entre as séries; faça apenas os exercícios 1-3.

Semana 3: 2 séries, 1-2 vezes por semana, sem descanso entre os exercícios; descanse por 1-2 minutos entre as séries; faça os exercícios 1-4.

Semana 4: 3 séries, 1-2 vezes por semana, sem descanso entre os exercícios ou entre as séries; faça os exercícios 1-4.

Elite: 2 séries ininterruptas, sem descanso; faça os exercícios 1-4.

Tabela 14.4 Membros superiores metabólicos – puxar 2: treinos com bola suíça e barra fixa

Exercício	Foto	Instruções	Reps
1. Barra 21 (7+7+7)		Pendure-se em uma barra fixa, com as mãos afastadas na largura dos ombros. Comece com o queixo acima da barra e faça sete semibarras (a partir do queixo acima da barra até cotovelos flexionados em 90°). Abaixe o corpo até que seus braços fiquem totalmente estendidos e, em seguida, faça 7 semibarras (a partir do braço totalmente estendido até cotovelos flexionados em 90°). Faça 7 barras completas.	7 + 7 + 7 (21 no total)
2. Prancha dinâmica solo com *power wheel* (roda) ou bola suíça		Assuma uma posição de prancha com as mãos sobre uma roda ou bola suíça e com os pés no chão (equilibre-se sobre os joelhos, se seu *core* não for suficientemente forte). Role a roda ou a bola para fora, até que seus braços estejam estendidos acima da cabeça. Role de volta para retornar à posição inicial. Repita.	10
3. Nadador com elástico ou polia		Prenda firmemente um elástico à altura do tórax. Segure uma alça em cada mão e fique de frente para o ponto de fixação. Estabeleça a tensão apropriada. Fique em pé, com a postura ereta e os braços apontando para o ponto de fixação do elástico. Simultaneamente, flexione o tronco e mova as mãos para o lado dos quadris, de modo que o elástico faça contato com os ombros e os polegares fiquem próximos aos bolsos traseiros. Retorne à posição inicial. Repita.	30
4. Arremesso acima da cabeça com *medicine ball* (opcional)		Fique em pé, com os pés afastados na largura dos ombros. Segure uma *medicine ball* de 1-2 kg em suas mãos. Mobilize a bola até acima da cabeça e arremesse-a na parede à sua frente. (Se não tiver uma parede disponível, você pode arremessar a bola no chão, longe de você). Quando a bola ricochetear, agarre-a. Repita.	10

Capítulo 14 Exercícios metabólicos para a parte superior do corpo

Resistência complementar para a parte superior do corpo

Os protocolos a seguir dependem de alguns equipamentos especializados, existentes no IHP. Sabemos que nem todos terão acesso a esses equipamentos, e nem toda academia pode contar com tais meios. Entretanto, em minhas viagens pelo mundo, tenho observado mais e mais academias que incrementam seus meios de trabalho e oferecem equipamentos mais interessantes aos seus clientes. Também venho testemunhando o surgimento crescente de estúdios de menor porte que vêm se equipando com esses equipamentos especiais, de modo a competir com academias maiores que não possuem essas peças. Da próxima vez que você procurar uma academia ou estúdio, verifique se possuem alguns dos equipamentos apresentados nesta seção; isso será um bom sinal de que a academia está atualizada.

Hydra-Gym 360°

O Hydra-Gym Powermax 360° (visite o *site* ihpfit.com para observá-lo em ação) é um equipamento incrível para a parte superior do corpo. Como qualquer bom equipamento, o Hydra-Gym Powermax 360° é fácil de usar e sem maiores complicações em sua aplicação, é eficientíssimo e qualquer pessoa em qualquer nível pode utilizá-lo em seus treinamentos. O equipamento tem cerca de sete padrões diferentes que podem ser feitos com um ou ambos os braços, tanto por repetições como por contagem de tempo. Cito duas das nossas aplicações favoritas:

1. Aplique 140 socos alternados, seguidos por 30 segundos de trabalho no *speed bag*, saco de areia, ou de concentração em trabalho com luvas. Esse é o nosso protocolo pré-fadiga padronizado.
2. Faça quantas repetições você puder em 30 segundos para os padrões descritos na Tabela 14.5. Comece com 1-2 séries de 15 segundos por exercício e descanse cerca de 1-1,5 minuto entre as séries. Praticamente qualquer pessoa pode começar com essa rotina. Você pode adicionar uma série por semana, e acrescentar tempo ao intervalo entre exercícios, até que esteja completando 5 séries em, no máximo, 30 segundos para cada exercício. Isso mesmo: 35 séries em cerca de 40-50 minutos – esse foi nosso maior treinamento. Faça 2 vezes por semana.

Notas

Semana 1: 2 × 15 segundos de exercício com 1 minuto de descanso.
Semana 2: 3 × 20 segundos de exercício com 1 minuto e meio de descanso.
Semana 3: 4 × 30 segundos de exercício com 1 minuto de descanso.
Semana 4: 5 × 30 segundos de exercício com 30 segundos a 1 minuto de descanso.

Tabela 14.5 Exercício no Hydra-Gym 360°

Exercício	Foto	Instruções
1. Soco simultâneo no 360°		Fique em uma posição paralela ou de avanço e segure uma alça em cada mão. Empurre simultaneamente com as duas mãos e puxe, também de forma simultânea, com as duas mãos.

(continua)

Parte IV Resistência atlética

Tabela 14.5 Exercício no Hydra-Gym 360° *(continuação)*

Exercício	Foto	Instruções
2. Soco alternado no 360°		Fique em pé, em uma posição paralela ou de avanço, e segure uma alça em cada mão. Empurre com a mão direita enquanto puxa com a mão esquerda. Repita.
3. *Fly* no 360°		Fique em pé, em posição paralela ou de avanço, e segure uma alça em cada mão. Mantendo os cotovelos em leve flexão, abra amplamente os braços e feche-os até que as alças quase se toquem. Repita.
4. Lado para outro no 360°		Fique em pé, em posição paralela ou de avanço, e segure uma alça em cada mão. Segurando ambas as alças perto uma da outra e mantendo os braços quase completamente estendidos, afaste as alças o mais distante que puder para a direita e, em seguida, mova-as o máximo possível para a esquerda. Repita.
5. Cruzamento alternado no 360°		Fique em pé, em posição paralela ou de avanço, e segure uma alça em cada mão. Com a mão direita, avance a alça diagonalmente para a esquerda. Enquanto traz de volta o braço direito, avance a alça da mão esquerda, diagonalmente, para a direita. Repita.
6. Círculos internos no 360°		Fique em pé, em posição paralela ou de avanço, e segure uma alça em cada mão. Segurando as duas alças próximas uma da outra e mantendo os braços levemente flexionados, faça ao mesmo tempo um grande círculo no sentido anti-horário com a mão direita, e um círculo no sentido horário com a mão esquerda. Repita.
7. Círculos externos no 360°		Fique em pé, em posição paralela ou de avanço, e segure uma alça em cada mão. Segurando as duas alças próximas uma da outra e mantendo os braços levemente flexionados, faça ao mesmo tempo um grande círculo no sentido horário com a mão direita, e um círculo no sentido anti-horário com a mão esquerda. Repita.

ISOs com cordas (exercício metabólico isométrico)

ISOs com cordas é outro exercício excelente para a parte superior do corpo. Envolve contrações isométricas seguidas por cordas ou pelo uso de um novo produto chamado Inertia Wave, que é uma alternativa às cordas. Embora tenhamos utilizado o padrão alternado (para cima e para baixo) nos exercícios com corda, você poderá usar outros padrões, se assim desejar. Esta é apenas uma das nossas estratégias para trabalhar com este protocolo, mas são muitas as variações possíveis. Selecione um conjunto de halteres com 15-20% do seu peso corporal. Use uma corda de 12-15 m de comprimento enrolada em torno de uma estrutura robusta (p. ex., um *rack* de halteres) e tenha por perto uma barra fixa. A Tabela 14.6 descreve o protocolo. Comece em qualquer semana que, em sua opinião, você possa executar confortavelmente o protocolo. Você pode fazer este protocolo 2-3 vezes por semana.

Equipamento

Halteres, cordas ou Inertia Wave (inertiawave.com), barra fixa.

Notas

Semana 1: 2 séries.

Semana 2: 3 séries.

Semana 3: 4 séries.

Semana 4: 5 séries.

Semana 5: 5 séries.

Semana 6: 5 séries.

Tabela 14.6   ISOs com cordas (exercício metabólico isométrico)

Exercício	Foto	Instruções	Semana	Tempo
1. Carregamento isométrico de halteres (pegada supinada)		Segure os halteres com os cotovelos flexionados em 90°. Fique em pé ou caminhe; não permita que os braços saiam da posição flexionada.	Semana 1	5 segundos
			Semana 2	10 segundos
			Semana 3	15 segundos
			Semana 4	20 segundos
			Semana 5	25 segundos
			Semana 6 (só para feras)	30 segundos
2. Cordas alternadas para cima e para baixo		Com os pés afastados na largura dos ombros e o *core* rígido, segure as pontas da corda. Mova os braços em direções opostas (a mão direita para cima e a mão esquerda para baixo) para formar ondas na altura dos ombros em cada segmento de corda.	Semana 1	10 segundos
			Semana 2	20 segundos
			Semana 3	30 segundos
			Semana 4	30 segundos
			Semana 5	30 segundos
			Semana 6 (só para feras)	30 segundos

(continua)

Parte IV Resistência atlética

Tabela 14.6 ISOs com cordas (exercício metabólico isométrico) *(continuação)*

Exercício	Foto	Instruções	Semana	Tempo
Descanso			Semana 1	30 segundos
			Semana 2	30 segundos
			Semana 3	60 segundos
			Semana 4	60 segundos
			Semana 5	60 segundos
			Semana 6 (só para feras)	60 segundos
3. Barra isométrica parcial		Segure a barra com os cotovelos flexionados em 90° e mantenha essa posição.	Semana 1	5 segundos
			Semana 2	10 segundos
			Semana 3	15 segundos
			Semana 4	20 segundos
			Semana 5	25 segundos
			Semana 6 (só para feras)	30 segundos
4. Cordas alternadas para cima e para baixo		Com os pés afastados na largura dos ombros e o *core* rígido, segure as pontas da corda. Mova seus braços em direções opostas (mão direita para cima e mão esquerda para baixo) para formar ondas na altura do ombro em cada segmento de corda.	Semana 1	10 segundos
			Semana 2	20 segundos
			Semana 3	30 segundos
			Semana 4	30 segundos
			Semana 5	30 segundos
			Semana 6 (só para feras)	30 segundos
Descanso			Semana 1	30 segundos
			Semana 2	30 segundos
			Semana 3	60 segundos
			Semana 4	60 segundos
			Semana 5	60 segundos
			Semana 6 (só para feras)	60 segundos

Resumo

Estou certo de que este capítulo lhe proporcionou algumas ideias novas sobre como conseguir que a parte superior do seu corpo fique em uma forma física incrível, pronta para o que der e vier. Não importa se você deseja apenas uma última série puxada, depois de um treino tradicional, ou se está se preparando para uma luta no UFC. Os protocolos que foram apresentados aqui já foram testados nesses tipos de situações e você também será beneficiado com sua prática. Mantenha acesa a chama da criatividade e ouse combinar vários movimentos de diferentes exercícios para criar seus próprios protocolos. Desafie seus amigos, para que se envolvam e o acompanhem. Transforme seus sábados em dias de malhação no estilo IHP e teste esses exercícios. Essa é uma ótima maneira de começar seu fim de semana.

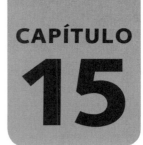

Exercícios metabólicos para o corpo inteiro

Este capítulo abarca tudo que diz respeito ao metabolismo para o corpo inteiro. Quando eu treinava membros das forças militares especiais dos Estados Unidos e muitos dos meus lutadores, esse era o protocolo que eu lhes apresentava. O corpo inteiro é uma máquina metabólica, e é extremamente importante que ele seja treinado em sua totalidade, para que você aprenda a lidar com os altos níveis de hidrogênio resultantes da dissociação do ácido láctico (HLA) em lactato (LA-) e hidrogênio (H+). Não só as vias metabólicas são reforçadas por meio desse tipo de treinamento intenso, há também o fator psicológico (i. e., espiritual), que ainda está por ser quantificado. Como já tive a oportunidade de mencionar anteriormente, acredito que a maior e mais rápida adaptação ao treinamento intenso é a redefinição da vontade humana, e isso é uma transformação espiritual, não uma adaptação física. Estes protocolos para o corpo inteiro são extravagantes e puxados, mas terminam por criar o que chamamos de *cyborgs* do IHP.

Antigamente, nós tínhamos as *gut-check fridays* (GCF, treino de checagem de gordura), um treinamento que era composto por todos os nossos protocolos metabólicos. Era um treinamento brutal:

- 6 séries de *leg cranks* JC (24 agachamentos bipodais utilizando o peso corporal, 24 [12 por perna] avanços alternados calistênicos, 24 [12 por perna] saltos divididos alternados, e 12 saltos verticais) para um total de 504 repetições para as pernas, sem descanso, em cerca de 9 minutos.
- 5-10 minutos de descanso.
- 3 séries de esculpir (*meta chest* calistênico) (Tab. 14.2). Nas semanas 1-4, a modelagem do tórax consistia em 20 flexões de braços utilizando o peso corporal, 20 (10 por lado) flexões de braços calistênicas com deslocamento lateral, 10 flexões de braços diamante e 10 flexões de braços explosivas, para um total de 60 repetições. Nas semanas 5-8, a modelagem do tórax consistia em 20 (10 por lado) flexões de braço unilaterais com *medicine ball* (empurrar para cima), 20 (10 por lado) flexões de braços alternadas com *medicine ball*, 10 flexões de braços com as mãos apoiadas na *medicine ball*, e 10 flexões de braços profundas com *medicine ball*, para um total de 60 repetições. Seja qual for o protocolo que você adotar, terá 60 repetições totais para o tórax, sem descanso entre os exercícios e com cerca de 2-3 minutos de descanso entre as séries.
- 5 minutos de descanso.
- 3 séries de exercícios metabólicos para as costas (*meta back*) (20 remadas com elástico ou polia, 20 [10 por braço e perna] remadas alternadas curvadas com elástico ou polia em posição de avanço, 20 nadadores com elástico ou polia, 10 arremessos de *medicine ball* na posição acima da cabeça) para um total de 70 repetições para as costas, sem descanso entre os exercícios e com cerca de 2-3 minutos de descanso entre as séries.
- 5 minutos de descanso.

- 3 exercícios metabólicos para os abdominais (*Ab blast*) (10-20 elevação de pernas, 10-20 abdominais, 10-20 *V-ups*) sem descanso entre os exercícios, com cerca de 2-3 minutos de descanso entre as séries. Comece fazendo elevações de pernas até 20-30 cm do chão. Depois de ter completado esse exercício, mantenha os pés a uma distância de cerca de 30 cm do chão, enquanto faz abdominais. Depois de terminar os abdominais, passe direto para os exercícios de *V-up*.

Meus clientes levaram 1-2 meses de treinamento somente para conseguir concluir esse protocolo, o qual mandava todos direto para casa, mais do que prontos para encerrar o dia; ninguém se animava a um *happy hour* depois disso. Desde então, temos usado versões desses protocolos em diferentes combinações. Hoje, optamos normalmente por protocolos muito intensos que duram de 30 segundos a 6 minutos, dependendo dos objetivos que tentamos alcançar.

Em geral, o treinamento para o corpo inteiro consiste em uma sequência de treinamentos intensos e contínuos para as partes superior e inferior do corpo. A menos que você use equipamentos especializados (p. ex., Airdyne® ou Versa Climber®), se verá praticando uma série de exercícios calistênicos executados em conjunto e sequencialmente. O livro *Treinamento funcional* descreve a matrix com halteres de Gary Gray, que é um protocolo de 72 repetições com halteres. Você também pode completar a matrix com halteres de Gary usando *medicine balls* pesadas ou sacos de areia. Entretanto, nosso protocolo inicial, que é, na verdade, um teste que usamos no treinamento do pessoal do *SEAL Team 6* da Marinha norte-americana e de atletas praticantes de luta, é o teste "pronto para o combate" do IHP. Esse teste evoluiu para um programa de treinamento e consiste em uma série de protocolos metabólicos e testes aplicados individualmente. Portanto, não há necessidade de muita coisa para que você crie um ótimo protocolo metabólico para o corpo inteiro. Como costumamos dizer, sua imaginação é a única limitação à concepção do programa. Então, vamos arrasar com o treinamento metabólico para o corpo inteiro.

Exercício metabólico para o corpo inteiro 1: teste "pronto para o combate" (ou pronto para o ringue) do IHP

Este é o teste de todos os testes. Trata-se de uma ferramenta do tipo "dois em um" que usamos no IHP para treinamento de atletas de luta e para os membros das forças militares especiais dos Estados Unidos. Este teste não é apenas uma maneira especial de avaliar o estado de prontidão individual, mas também um ótimo exercício que dispensa qualquer equipamento – tudo o que você precisa é de um relógio, uma pista de 23 metros e muita disposição física. O teste funciona como uma avaliação física geral, para que possamos avaliar a prontidão no ringue de atletas praticantes de esportes de combate. Os exercícios foram selecionados de modo que todos pudessem completá-los em qualquer ambiente e sem recorrer a nenhum tipo de equipamento. Em termos muito simples, praticar uma atividade é a melhor maneira de se tornar bom nessa atividade. Portanto, praticar os componentes do teste IHP é a melhor maneira de se preparar para o ringue. Isso traz uma grande vantagem: o teste é o treino e o treino é o teste. Os tempos listados neste capítulo são aqueles obtidos para o teste pela maioria dos atletas inscritos em nosso banco de dados inicial. Com o teste, podemos ter uma ideia aproximada do seu desempenho, comparando-o com a média do desempenho de todos os clientes do IHP que participaram da coleta de dados inicial.

Capítulo 15 Exercícios metabólicos para o corpo inteiro

Tabela 15.1 Teste "pronto para o combate" do IHP

Tempo do evento	Evento
70 segundos	Deslocamento (*shuttle*), 276 m (23 m × 12)
5 segundos	2-5 segundos de transição
20 segundos	*Ab blast*: 10 elevações de pernas, 10 abdominais, 10 *V-ups*
5 segundos	2-5 segundos de transição
60 segundos	Inferno/*squat thrust* (10 agachamentos sapo, 10 *burpees*, 10 *burpees* com salto
5 segundos	2-5 segundos de transição
20 segundos	Flexões de braços (20 repetições)
5 segundos	2-5 segundos de transição
90 segundos	*Leg crank* JC (24 agachamentos, 24 avanços, 24 saltos divididos, 12 saltos verticais)
5 segundos	2-5 segundos de transição
80 segundos	Deslocamento (*shuttle*), 276 m (23 m × 12)
Total: 365 segundos (6:08 minutos)	

Tempos de finalização recomendados para atletas de elite

Pesos leves (<77 kg): <4 minutos e 30 segundos.

Nível I (77 a 86 kg): <5 minutos.

Nível II (86-95 kg): <5 minutos e 30 segundos.

Nível III (95-104 kg): <6 minutos.

Nível IV (>104 kg): <6 minutos e 30 segundos.

Está precisando de ajuda para chegar lá? Veja como isso pode ser feito. Siga este cronograma de 8 semanas:

Semanas 1-2: faça 1 série de cada exercício com bastante descanso entre os exercícios. Três vezes por semana.

Semanas 3-4: faça 2 séries de cada exercício com bastante descanso entre os exercícios. Três vezes por semana.

Semanas 5-6: faça 2 séries de cada exercício com 90 segundos de descanso entre os exercícios. Três vezes por semana.

Semana 7: faça 1 série do circuito 2 vezes por semana.

Semana 8: estabeleça seus recordes pessoais em cada circuito.

Deslocamento (*shuttle*) de 276 m (23 m × 12)

Marque dois "X" no chão com um afastamento de 23 m entre as marcas. Comece com a mão direita no primeiro "X". Corra para o outro "X" (distância de 23 m) e toque-o com a mão esquerda. Repita 12 vezes (6 corridas de ida e volta) até cobrir integralmente os 276 m.

Ab blast

Posicione-se em decúbito dorsal com as pernas a cerca de 20 cm do chão; posicione as mãos atrás das orelhas (como se estivesse protegendo a cabeça de socos). Faça 10 **elevações de pernas**, elevando os pés da altura inicial de 20 cm até cerca de 60 cm. Mantendo os pés na marca de 20 cm, faça 10 **abdominais**; as mãos devem se projetar em direção ao teto. Sem abaixar os pés, termine com 10 *V-ups*, avançando até o mais perto possível de seus pés (i. e., até onde sua flexibilidade permitir).

Elevação de quadril inferno

Fique em pé, com os pés afastados na largura dos ombros (ou um pouco mais). Para os **agachamentos sapo**, faça 10 vezes. A cada agachamento, toque o chão entre os pés com ambas as mãos (i. e., a posição do sapo – todos os dedos devem tocar o chão). Imediatamente depois de ter completado os agachamentos, faça 10 *burpees* colocando as mãos entre seus pés, projetando-se de volta até a posição de flexão de braços, retornando à posição do sapo e, por fim, levante-se e fique em pé, com a postura ereta. Imediatamente, continue com 10 *burpees* **com saltos** (continue com outros 10 *burpees* com salto).

Flexão de braços

Comece assumindo uma posição de prancha. Abaixe seu tórax até tocar o chão. Dê impulso até assumir uma posição com os braços estendidos.

Leg crank JC

Faça 24 agachamentos bipodais utilizando o peso corporal. Faça 24 avanços alternados calistênicos (12 por perna) com o joelho de trás afastado do chão em cerca de 15-20 cm. Faça 24 (12 por perna) saltos divididos alternados com o joelho de trás afastado do chão em cerca de 30-46 cm. Termine com 12 saltos verticais, com 90° de flexão do joelho.

Exercícios metabólicos para o corpo inteiro 2: circuito de combate

Este programa de cinco semanas é uma amostra de um dos muitos protocolos de MMA que temos utilizado com lutadores do UFC, como o Cezar "Mutante" Ferreira. Como você vai perceber, trata-se de uma série de vários protocolos metabólicos com diversos tipos de equipamento, com o objetivo de criar vários ciclos com duração abaixo de 6 minutos cada. Este treinamento é mais puxado do que qualquer treino com um parceiro de luta – e muito mais seguro. Se você não tiver acesso ao equipamento específico, consulte os exercícios equivalentes sugeridos que possam ser utilizados. Posicione as estações dentro da maior proximidade possível e configure-as sempre da mesma maneira, para que você possa comparar com precisão os tempos dos circuitos entre dias de treinamento. Corra em ritmo moderado de uma estação até a outra com as mãos para cima, como se estivesse protegendo o rosto. Faça 3-5 circuitos por treino. Realize 1-2 treinos por semana, dependendo da sua programação semanal e do volume de treinamento. O tempo total do circuito deve ser inferior a 6 minutos.

Equipamento

Versa Climber®, obstáculos baixos (15-20 cm), barra, halteres, *medicine balls*, Hydra-Gym Powermax 360°, barra fixa, elásticos.

Notas

Se você fizer o treino duas vezes por semana, cronometre o primeiro treino e utilize-o como parâmetro. Use o outro treino para treinar (não cronometre).

Semana 1: descanse 3 minutos entre os circuitos.

Capítulo 15 Exercícios metabólicos para o corpo inteiro

Semana 2: descanse 2 minutos entre os circuitos.

Semana 3: descanse 1 minuto entre os circuitos.

Semana 4: descanse 1 minuto entre os circuitos; use um colete de peso justo com 3-5% do seu peso corporal.

Semana 5: descanse 1 minuto entre os circuitos; não use o colete de peso.

Tabela 15.2 Exercícios metabólicos para o corpo inteiro 2: circuito de combate

Exercício	Foto	Instruções	Reps e tempo
1. Versa Climber® ou *burpees*		Pise nos degraus do Versa Climber®, prenda os pés e regule as alças no nível apropriado. Flexione simultaneamente as pernas e os braços, em uma velocidade de 64-76 m por minuto (32-38 m em 30 segundos).	30 segundos a mais de 67 m por minuto
2. *Leg crank* JC		24 agachamentos bipodais utilizando o peso corporal, 24 (12 por perna) avanços alternados calistênicos, 24 (12 por perna) saltos divididos alternados, 12 saltos verticais.	84 no total
3. Salto lateral com obstáculos baixos		Salte lateralmente por cima de um obstáculo com 15-20 cm de altura, aterrisse com os dois pés e imediatamente salte de volta por cima do obstáculo. Repita.	10 no total (5 por lado)
4. Levantamento--terra com barra (ou peça ajuda a um parceiro)		Carregue a barra com 110-120% do seu peso corporal. Posicione a barra à sua frente, tocando as tíbias. Segure a barra com as palmas das mãos voltadas para você e, mantendo as costas retas, levante-a até uma posição de corpo totalmente estendido.	10

(continua)

Parte IV Resistência atlética

Tabela 15.2 Exercícios metabólicos para o corpo inteiro 2: circuito de combate *(continuação)*

Exercício	Foto	Instruções	Reps e tempo
5. Caminhada carregando halteres (pegada supinada) (ou levante e carregue um parceiro)		Escolha halteres que tenham 15-20% do seu peso corporal. Segure os halteres com os cotovelos flexionados a 90°, sem sair da posição do braço flexionado.	30 segundos
6. *Sprawl*		Esta é uma versão de um *burpee* para lutadores. Fique em pé em uma posição atlética, salte para trás de modo que você aterrisse em uma posição de flexão de braços e, imediatamente, salte para a frente novamente, para retornar à posição em pé.	10
7. Levantada técnica com *medicine ball*		Posicione-se em decúbito dorsal e segure na mão esquerda uma *medicine ball* que pese 3-5% do seu peso corporal. Com o auxílio da mão direita, levante-se até assumir uma posição completamente em pé. Posicione-se em decúbito dorsal e repita. Troque de mão.	5 por lado (10 no total)
8. Flexão de braços metabólica 2		20 flexões de braços utilizando o peso corporal, 20 flexões de braços calistênicas com deslocamentos laterais (10 por lado), 10 flexões de braços diamante, 10 flexões de braços explosivas.	60 no total
9. Soco alternado no 360° (ou soco com elásticos)		Fique em pé sobre uma plataforma 360° com uma postura de avanço, em combate, ou paralela. Segure uma alça em cada mão, dê socos alternadamente.	140 socos
10. Soco alternado para baixo com elástico ou polia		Prenda um elástico como o JC Predator Jr. (triplo, com 5 cm) em uma barra fixa. Segure uma alça em cada mão e dê golpes alternados para baixo. Você pode usar um saco de pancada como alvo.	50 socos

Resistência complementar para o corpo inteiro

Alguns protocolos para o corpo inteiro dependem de equipamento especializado. Alguns deles são usados no circuito de MMA e vale a pena mencioná-los separadamente, com sugestões para treinos completos. Há algum tempo, não era tarefa fácil encontrar equipamentos especializados em qualquer lugar, mas hoje isso mudou. Procure uma academia que tenha alguns desses equipamentos; isso mostra que se trata de uma academia de ponta. Se a sua academia não conta com tais equipamentos, fale com o proprietário e mostre a ele o que tais equipamentos podem fazer. Assim, o proprietário poderá adquiri--los para sua academia.

Versa Climber® (escalador para o corpo inteiro)

Novamente, estamos nos referindo ao Versa Climber® (visite o *site* ihpfit.com, para ver esse equipamento em ação). Vi pela primeira vez o Versa Climber® no início dos anos 1990, quando visitei uma academia durante a certificação para candidatos a *personal training*. Comecei a usá-lo em 1994 e simplesmente me apaixonei. Decidi na hora que, se um dia viesse a ser proprietário de uma academia, teria vários. Hoje, o Versa Climber® é uma peça de referência no IHP, para exercícios de cárdio e de força para o corpo inteiro. Em seguida, descrevo duas das nossas aplicações favoritas.

Como um treino para o HIIT (treinamento intervalado de alta intensidade), faça até 10 séries de 30 segundos, mais de 33 m de subida (acima de 67 m/minuto), com 60-90 segundos de descanso entre as séries. Esta é uma progressão de dois dias por semana em quatro semanas.

- Semana 1: 4 séries de 30 segundos, tente chegar a 27-30 m; descanse 2 minutos entre as séries.
- Semana 2: 6 séries de 30 segundos, tente chegar a 29-32 m; descanse 2 minutos entre as séries.
- Semana 3: 8 séries de 30 segundos, tente chegar a 30-33 m; descanse de 90 segundos a 2 minutos entre as séries.
- Semana 4: 10 séries de 30 segundos, tente chegar a 33 m; descanse 60-90 segundos entre as séries.

Manopla (*gauntlet*) (peso corporal)

Inventei este protocolo para que os atletas de luta livre com dores nas tíbias ficassem ocupados, enquanto o resto da equipe fazia voltas de 400 metros ao redor da pista. O protocolo curou as dores nas tíbias em apenas uma sessão. Atualmente, uma versão deste protocolo faz parte do circuito "pronto para o combate". Contudo, é uma versão mais ampliada, merecedora de menção especial. Obviamente, os indivíduos de menor estatura conseguem melhores tempos, em comparação com os grandões. Homens de pequena estatura, que pesam 61-66 kg, podem mesmo chegar perto de 1 minuto e 35 segundos. Já os homens mais robustos, que pesam 104–113 kg, podem demorar de 2 minutos e 45 segundos até 3 minutos. Mas observar um homem desse tamanho se movimentar sem parar por 3 minutos é algo interessante de se ver.

- 20 agachamentos sapo (agachamento e toque no chão, entre os pés) (20-30 segundos).
- 20 flexões de braços utilizando o peso corporal (20 segundos).
- 10 *burpees* (20 segundos).
- 10 agachamentos com salto (10-15 segundos).
- 10 *burpees* com flexão para saltar (25-35 segundos).

O protocolo completo deve levar de 1 minuto e 45 segundos até 2 minutos e 15 segundos, incluindo transições curtas. Em virtude da sua natureza constante, a dificuldade é semelhante a de um treino puxado de luta livre para atletas do ensino médio. Faça três protocolos, com 30-60 segundos de descanso entre eles, e você estará pronto para começar a temporada de luta livre.

- Semana 1: 2 manoplas (*gauntlets*) (sem exigência de tempo) com 3 minutos de descanso, 3 vezes por semana.
- Semana 2: 3 manoplas (*gauntlets*) (sem exigência de tempo) com 2 minutos de descanso, 3 vezes por semana.
- Semana 3: 3 manoplas (*gauntlets*) (menos de 2 minutos e 30 segundos) com 60 segundos de descanso, 2 vezes por semana.
- Semana 4: 3 manoplas (*gauntlets*) (menos de 1 minuto e 45 segundos até 2 minutos e 15 segundos) com 30-60 segundos de descanso, 2 vezes por semana.

Manopla (*gauntlet*) com corda

Este treino excepcional combina o trabalho de manopla (*gauntlet*) e corda. Considerando que a manopla propõe grande volume de trabalho para a parte inferior do corpo e mudanças de nível, as cordas proporcionam boas torções na parte superior do corpo. Se você não tiver uma corda, faça exercícios de carregamento isométrico de halteres (pegada supinada), ou de carregamento de parceiro, como seu trabalho de resistência para a parte superior do corpo. Este é um ótimo exercício para atletas praticantes de corrida de obstáculos, candidatos em preparação para o corpo de bombeiros ou para a academia de polícia, ou como parte de um treinamento no estilo militar, com o uso de intervalos de 30 segundos entre as estações. Você pode praticar várias séries (como demonstro neste capítulo) ou utilizar um circuito como protocolo de condicionamento com *flush* como parte de um treinamento total. Não hesite em experimentar a combinação deste protocolo com as cordas ISO dos exercícios metabólicos para a parte superior do corpo; compõem uma combinação perfeita e funcionam muito bem em conjunto.

A Tabela 15.3 descreve uma progressão de seis semanas. Comece em qualquer semana que, em sua opinião, você possa executar confortavelmente. Pratique este protocolo 1-2 vezes por semana.

Equipamento

Cordas.

Notas

Semana 1: 2 séries, 15 segundos de descanso entre os exercícios, 2 minutos de descanso entre as séries.

Semana 2: 2 séries, 15 segundos de descanso entre os exercícios, 1 minuto de descanso entre as séries.

Semana 3: 3 séries, sem descanso entre os exercícios, 1 minuto de descanso entre as séries.

Semana 4: 3 séries, 15 segundos de descanso entre os exercícios, 30 segundos de descanso entre as séries.

Semana 5: 4 séries, 15 segundos de descanso entre os exercícios, 15 segundos de descanso entre as séries.

Semana 6: 5 séries, 15 segundos de descanso entre os exercícios, 15 segundos de descanso entre as séries.

Capítulo 15 Exercícios metabólicos para o corpo inteiro

Tabela 15.3 Manopla (*gauntlet*) com corda

Exercício	Foto	Instruções	Semana	Tempo
1. Agachamento sapo		Fique em pé, com os pés afastados na largura dos ombros (ou um pouquinho mais). Flexione os joelhos para se agachar, tocando o chão entre os pés com ambas as mãos a cada agachamento (i. e. a posição do sapo – todos os dedos devem tocar o chão).	Semana 1	10 segundos
			Semana 2	15 segundos
			Semana 3	15 segundos
			Semana 4	20 segundos
			Semana 5	20 segundos
			Semana 6 (só para feras)	30 segundos
2. Cordas alternadas para cima e para baixo		Segure as pontas da corda com os pés afastados na largura dos ombros e o *core* rígido. Mova os braços em direções opostas (a mão direita para cima e a mão esquerda para baixo), para criar ondas na altura dos ombros em cada corda.	Semana 1	15 segundos
			Semana 2	20 segundos
			Semana 3	20 segundos
			Semana 4	30 segundos
			Semana 5	30 segundos
			Semana 6 (só para feras)	30 segundos
3. *Burpee*		Posicione as mãos entre os pés, dando impulso de volta até a posição de flexão dos braços e retorne à posição do sapo. Em seguida, levante-se e fique em pé.	Semana 1	10 segundos
			Semana 2	15 segundos
			Semana 3	15 segundos
			Semana 4	20 segundos
			Semana 5	20 segundos
			Semana 6 (só para feras)	30 segundos
4. Cordas alternadas para cima e para baixo		Segure as pontas da corda com os pés afastados na largura dos ombros e o *core* rígido. Mova os braços em direções opostas (a mão direita para cima e a mão esquerda para baixo), para criar ondas na altura dos ombros em cada corda.	Semana 1	15 segundos
			Semana 2	20 segundos
			Semana 3	20 segundos
			Semana 4	30 segundos
			Semana 5	30 segundos
			Semana 6 (só para feras)	30 segundos
5. Agachamento com salto		Fique em pé com os pés paralelos. Flexione os joelhos para fazer um agachamento para a posição paralela e, em seguida, imediatamente, salte o mais alto que puder. Ao aterrissar, retorne imediatamente ao agachamento e salte novamente para cima.	Semana 1	10 segundos
			Semana 2	20 segundos
			Semana 3	20 segundos
			Semana 4	20 segundos
			Semana 5	20 segundos
			Semana 6 (só para feras)	30 segundos

(continua)

Parte IV Resistência atlética

Tabela 15.3 Manopla (*gauntlet*) com corda (*continuação*)

Exercício	Foto	Instruções	Semana	Tempo
6. Cordas alternadas para cima e para baixo		Segure as pontas da corda com os pés afastados na largura dos ombros e o *core* rígido. Mova os braços em direções opostas (a mão direita para cima e a mão esquerda para baixo), para criar ondas na altura dos ombros em cada corda.	Semana 1	15 segundos
			Semana 2	20 segundos
			Semana 3	20 segundos
			Semana 4	30 segundos
			Semana 5	30 segundos
			Semana 6 (só para feras)	30 segundos
7. *Burpee* com salto		Coloque as mãos entre os pés, impulsionando de volta para a posição de flexão de braços; retorne à posição do sapo e, em seguida, salte para cima. Repita o *burpee* para a sequência de saltos.	Semana 1	5 segundos
			Semana 2	10 segundos
			Semana 3	10 segundos
			Semana 4	15 segundos
			Semana 5	15 segundos
			Semana 6 (só para feras)	30 segundos
8. Cordas alternadas para cima e para baixo		Segure as pontas da corda com os pés afastados na largura dos ombros e o *core* rígido. Mova os braços em direções opostas (a mão direita para cima e a mão esquerda para baixo), para criar ondas na altura dos ombros em cada corda.	Semana 1	15 segundos
			Semana 2	20 segundos
			Semana 3	20 segundos
			Semana 4	30 segundos
			Semana 5	30 segundos
			Semana 6 (só para feras)	30 segundos

Treinamento com pneu e caminhonete de Jeff Monson

Este treino avassalador foi projetado para Jeff Monson em 2005, como preparação para sua luta em cinco *rounds* pelo título de pesos pesados no UFC 65. Posteriormente, usamos este protocolo para treinar membros do SEAL Team 6 em algumas de suas missões mais importantes. Na época, ninguém chegava nem perto disso, e quando o UFC descobriu o que estávamos fazendo, exibiram nosso treinamento em um segmento do UFC 65 Countdown. Até então, não sabíamos se esse treinamento era humanamente possível, mas era. Jeff estava na melhor forma de sua vida para aquela luta. Infelizmente, ele não conquistou o título, mas, se não estivesse no nível de forma física adquirido com o treinamento, Jeff teria se lesionado seriamente naquela noite. Acredito mesmo que esse condicionamento físico salvou sua vida. A Tabela 15.4 descreve um dos três treinos semanais feitos por Jeff durante sua fase de resistência de potência de cinco semanas. Depois de iniciado o circuito, você deve caminhar ou correr em ritmo moderado de um exercício para o outro, sem descanso extra. Faça os exercícios 1-3 duas vezes, para completar uma série. Se possível, tente correr em ritmo moderado entre os exercícios, para que seu descanso entre os exercícios seja mínimo.

Tabela 15.4 Treinamento com pneu e caminhonete de Jeff Monson

Exercício	Semana 1	Semana 2	Semana 3	Semana 4	Semana 5
1. Arraste um pneu de 64 kg por 30 m + 10 sacudidas e voltas	3	3	3	3	3
2. Vire um pneu de 272 kg	2	2	2	2	2
3. Empurre uma caminhonete (p. ex., Lincoln Navigator) por 24 m	1	1	1	1	1
2 circuitos sem descanso = 1 série	Repita	Repita	Repita	Repita	Repita
Total de séries (2 circuitos de 1-3)	3	4	4	5	5
Progressão do repouso (descanso entre exercícios/ descanso entre séries)	3-5/ 2 minutos	3-5/ 1 minuto	3-5/ 1 minuto	3-5/ 1 minuto	3-5/ 1 minuto

Resumo

Espero que este capítulo tenha lhe dado algumas dicas sobre o que será possível fazer, ao chegar a hora do condicionamento metabólico para o corpo inteiro. A mente pode ser um fator limitante na programação dos exercícios; é possível que anos transcorram até que possamos descobrir do que as pessoas são capazes em uma nova área, e possamos fazer a progressão do treinamento para esses níveis. Ainda me recordo de não saber se Jeff Monson sobreviveria ao treinamento que implementamos de forma pioneira em 2005, especificamente para lutar em busca do título mundial de pesos pesados no UFC 65. Passamos a maior parte de duas décadas tentando determinar o limite, na área metabólica, até vislumbrar uma maneira de fazer com que a vontade humana evolua com o treinamento. Agora, com os protocolos apresentados neste livro – e em especial com os treinamentos intensos descritos nestes últimos capítulos, seu treinamento será acelerado, pois você tem ciência do que já foi realizado antes, e isso lhe poupará décadas de experimentação. Aproveite esses protocolos e seja testemunha da evolução da vontade humana para níveis muito além do que qualquer parâmetro fisiológico mensurado poderia explicar.

PARTE V

JUNTANDO TUDO

Esta é uma parte muito especial, pois reúne tudo que foi descrito neste livro. A Parte V começa com nutrição e recuperação, dois dos elementos mais importantes da transformação do corpo. Certamente, a nutrição é o fator mais importante para a perda de gordura, é ainda mais importante do que o exercício. A recuperação é o fator mais importante no desempenho. O capítulo sobre nutrição e recuperação explica por que tenho opiniões tão fortes nessa área. Neste capítulo, solicito a ajuda de profissionais que considero verdadeiros gurus nas áreas de nutrição, recuperação e antienvelhecimento, como uma forma de garantir que o leitor terá à sua disposição as informações mais atualizadas e precisas. Esses profissionais me ajudaram a abordar algumas informações nutricionais convencionais, mas também ofereceram perspectivas exclusivas sobre nutrição e seu componente espiritual. Ao final deste capítulo de nutrição e recuperação, você saberá como se alimentar melhor, mas também passará a entender por que a janela para a alma pode muito bem ser a sua boca.

O capítulo sobre programação ensinará tudo que você precisa saber para usar os exercícios deste livro. Muitas pessoas podem completar um treino, mas a maioria não sabe como criar ou combinar treinos para formular seus próprios programas. E um número ainda menor de pessoas tem ideia de como montar um programa para atingir a máxima forma física para determinado evento. Este capítulo aborda exatamente esses tópicos de uma maneira muito prática e eficaz.

Você aprenderá os princípios básicos da periodização e da concepção dos programas e como esses princípios funcionam no moderno ambiente das academias. O capítulo expande a rotina de treinamento semanal e mostra como ela pode se concentrar em um corpo fraco. O capítulo descreve como combinar exercícios para criar um programa mais equilibrado para todo o seu corpo. Os exercícios abordados neste capítulo variam, desde programas de musculação até programas de agilidade e de velocidade, e alguns incorporam um pouco de ambos.

Este capítulo lhe ensinará como fazer um treinamento semanal e como expandi-lo para um programa mensal que abranja um ciclo inteiro. E também lhe ensinará como configurar uma série de ciclos com o objetivo de criar um programa de longo prazo que possa se ajustar a qualquer período de tempo ou tipo de atividade. O capítulo termina com exercícios de alguns dos grandes nomes da área do condicionamento físico, para ilustrar, com clareza, como praticar os exercícios e protocolos descritos neste livro. Com isso, o seu desempenho atingirá o mais alto nível, ao mesmo tempo que você irá desenvolver um corpo com um aspecto equivalente à sua funcionalidade.

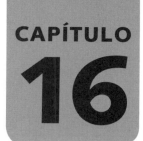

CAPÍTULO 16

Nutrição e recuperação

Com contribuições de Jose Antonio, PhD;
Cliff Edberg, RD; Douglas Kalman, PhD, RD e
Dave Woynarowski, MD

Sei que pode ser estranho ouvir de um homem que vive do exercício o que vou afirmar, mas o componente mais importante da saúde e da composição corporal é a nutrição. O que entra no seu corpo tem um efeito profundo sobre sua aparência e o modo como você se sente. Não estou dizendo que o exercício não é importante, porque ele é. O exercício é a base do condicionamento físico e pode ter efeito protetor contra certas doenças, como a obesidade e o diabetes. No entanto, um enorme componente da causa dessas doenças é o que você come e bebe. Portanto, se você gosta do provérbio, "um grama de prevenção vale um quilo de cura", então a nutrição é sua proteção, e pode equivaler a uma tonelada de cura, não a apenas um quilo.

Cite qualquer doença crônica importante que aflija a sociedade moderna e você constatará que existe um caminho que leva direto aos alimentos consumidos por essa pessoa. É claro que algumas coisas são mais difíceis de rastrear até a nutrição; mas, neste livro, abordamos a maioria dessas coisas. Mesmo condições que não são consideradas como estados de doença, como as inflamações, podem acabar sendo futuramente problemáticas, tanto do ponto de vista da saúde como, certamente, do ponto de vista estético.

Qualquer competidor de patinação ou fisiculturista lhe dirá com todas as letras que a nutrição é a responsável pelo seu sucesso ou fracasso na pista. A nutrição não só fornece os nutrientes para ajudar na construção dos músculos e a energia para a realização dos treinos, mas também pode controlar suas reservas de gordura. Como grande parte deste livro se concentra em exercícios de transformação, não há como fugir do assunto relacionado à nutrição. A menos que você tenha genes incríveis e possa comer o que quiser e ainda assim ter um abdome de tanquinho, terá que controlar o componente nutricional de sua aparência. Falando francamente: se você é como a maioria das pessoas, deverá estar muito atento com relação aos seus hábitos alimentares, ou você acabará tendo um corpo que não vai lhe agradar de forma alguma.

Educação nutricional tradicional

A fim de preparar o terreno para a apresentação dos tópicos sobre nutrição mais abordados neste capítulo, começaremos com os fatos nutricionais gerais que devem ser completamente compreendidos. São três as categorias principais de nutrientes, conhecidas como macronutrientes. Cada macronutriente tem uma densidade calórica específica e um efeito térmico também específico no corpo. Em outras palavras, cada macronutriente fornece calorias e depende de uma porcentagem específica de sua energia para a digestão, absorção e eliminação dos nutrientes ingeridos. A isso se chama de efeito térmico dos alimentos (ETA). A Tabela 16.1 lista os três principais macronutrientes, suas densidades calóricas e

Tabela 16.1 Macronutrientes e efeito térmico

Macronutriente	Calorias/grama	Efeito térmico
Proteína do soro do leite	4	30-40%*
Proteína	4	20-35%
Carboidrato	4	5-20%
Gordura	9	1-5%

* Comunicação pessoal, com Jose Antonio, PhD.

seus efeitos térmicos. Também incluímos a proteína do soro do leite, já que vamos nos referir a essa substância mais adiante e usá-la como suplemento nutricional.

Os alimentos também contêm micronutrientes, que são as vitaminas e os minerais. Os micronutrientes são essenciais para a boa saúde e ajudam em inúmeros processos importantes no organismo.

Você pode consumir um volume maior de alimentos se concentrar-se em proteínas e vegetais, pois esses nutrientes não só oferecem menor número de calorias por volume, como também exigem o consumo de maior número de calorias para sua digestão. Você também pode aumentar o efeito térmico dos alimentos se adicionar a proteína do soro do leite à sua dieta. Lembre-se de que só pelo fato de a gordura ser muito densa em calorias isso não significa que ela seja ruim. Todos nós precisamos de gorduras boas para atender a muitas funções no corpo, incluindo o transporte de vitaminas lipossolúveis e também para uma função imunológica e hormonal adequada.

De particular importância é o modo como o corpo gasta energia. Domine esse assunto, e isso poderá ajudá-lo a dar pequenos passos que, com o passar do tempo, conduzirão a grandes mudanças. Essas são as mudanças mais favoráveis. Basicamente, o corpo consome calorias de quatro maneiras. Taxa metabólica basal (TMB) é a energia que o corpo usa para se manter vivo em repouso (p. ex., quando você está dormindo). Em seguida, temos o efeito térmico do alimento (ETA), que é a energia utilizada por seu corpo para fracionar e digerir os alimentos. Obviamente, todos sabem que o exercício gasta energia, embora possa não consumir tanta energia como geralmente as pessoas pensam. Contudo, uma forma de consumo de energia pelo corpo que muitas pessoas desconhecem (embora a síntese ou a quebra constitua gasto energético) é a termogênese da atividade fora do exercício (TAFE). TAFE é o conjunto das demais atividades relacionadas à sua vida e que não são classificadas como exercício, por exemplo, caminhar no trabalho, fazer tarefas domésticas etc. É exatamente nesse componente do gasto de energia que a maioria das pessoas pode realmente afetar seu peso; ao dar pequenos passos a cada dia, é exatamente nesse momento que a TAFE começa a funcionar. A Figura 16.1 relaciona esses quatro componentes e suas porcentagens aproximadas de calorias consumidas por dia. (Essa aproximação é apenas para fins ilustrativos. Todas as pessoas são diferentes com relação ao modo como, onde e quando se movem.)

Mais adiante neste capítulo mostraremos como é possível alterar cada um dos componentes de seu consumo diário de energia, para que você possa atingir seu peso ideal e cumprir suas metas de transformação.

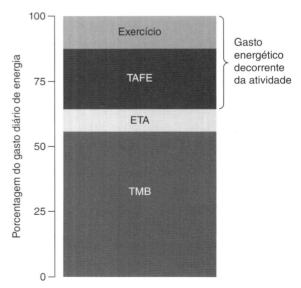

Figura 16.1 Gasto energético.

Papel dos hormônios

Não quero fazer com que esse assunto se transforme em uma lição de bioquímica, então pretendo comentá-lo apenas de maneira geral, mas clara, para que você possa entender. O corpo é uma máquina de sobrevivência e não se importa com as coisas de que você gosta. O corpo não tem a menor preocupação com questões como um abdome de tanquinho, o acréscimo de 2 kg de músculos, ou correr um tiro de velocidade em poucos segundos. O corpo adora gordura porque essa matéria é a sua reserva de energia, e odeia músculos porque eles não são tão necessários como gostamos de pensar e também porque cobram um alto preço em energia para sua manutenção. O corpo tem maneiras muito eficientes de regular o equilíbrio energético e até mesmo de limitar o crescimento muscular. Hormônios como leptina, grelina, insulina, glucagon e muitos outros fazem a regulação de quando você está com fome, do que você está sentindo fome e como o que você come é utilizado ou armazenado. O gene da miostatina limita o crescimento muscular, como uma forma de assegurar que os "ratos de academia" não fiquem com braços de 75 centímetros. Então, o seu aspecto físico e o que você come são fatores imensamente afetados pelo seu quadro hormonal e pela sua genética, e você deve sempre ter isso em mente. A genética, por sua vez, é afetada por sua epigenética (o mecanismo que controla a expressão dos genes), e nada (incluindo os exercícios) afetará sua epigenética ou seus genes tanto quanto o que você come. No final do dia, você poderá enganar seu corpo e seus hormônios por algum tempo, mas não se iluda, em longo prazo eles vencerão. Um exemplo perfeito é o das pessoas que fazem dietas "sanfona"; elas vencem temporariamente a batalha da perda de peso, mas perdem a guerra hormonal. A mensagem que deve permanecer em sua mente é que, em longo prazo, você não pode passar fome para ter uma boa aparência; seu corpo irá detectar o que você está fazendo e usará seus hormônios para sobreviver. Geralmente, o resultado final é uma taxa metabólica mais baixa (mediada pela tireoide e por vários mecanismos metabólicos), que o levará a algo como um estado de hibernação. Isso explica por que um urso pode se enfurnar em uma caverna durante vários meses, não morrer, e sair da caverna e recuperar todo o peso perdido consumindo apenas algumas calorias a mais do que o normal. Você está lutando contra os hormônios com sua nutrição e não pode transformar seu corpo meramente com a perda de peso ou de gordura. A menos que você esteja disposto a viver sob uma dieta de restrição calórica durante o resto da vida, não vencerá em longo prazo e, de quebra, poderá acabar engordando.

Inflamação

Hoje, fala-se muito sobre inflamação – é um termo em voga. O corpo experimenta inflamações boas e ruins. Geralmente, a boa inflamação é aguda, sendo uma das primeiras respostas curativas. Entretanto, a inflamação a que nos referimos como inflamação ruim é a inflamação crônica, resultante do sistema imunológico que está enfrentando um invasor constante, por exemplo, um alérgeno. Atualmente, acredita-se que a inflamação seja uma disfunção precursora e basilar associada a muitas doenças crônicas, como o diabetes, a hipertensão arterial e até a artrite.

A inflamação pode ser causada por alguma coisa que você está ingerindo e para a qual tem algum tipo de sensibilidade. Contudo, identificar o culpado da inflamação é outra história. Hoje há carência de estudos científicos para a identificação dos alimentos causadores de inflamação. Portanto, neste livro não pretendemos diagnosticar alergias (inflamação), sensibilidades ou problemas nutricionais complicados. Vamos estudar o básico em termos de práticas nutricionais saudáveis para a maioria das pessoas.

Praticamente qualquer coisa que cause sensibilidade poderá desencadear uma resposta inflamatória: um alimento, qualquer substância química adicionada a algo que ingerimos, ou qualquer agente com o qual entremos em contato. Pode ser qualquer coisa: creme dental, desodorante, detergente, maquiagem, alimentos, bebidas e até mesmo o ar que respiramos. A seguir, falarei sobre alguns dos alimentos e substâncias mais comuns, possíveis causadores de inflamação ao nosso corpo:

- **Açúcar** – é provavelmente um dos maiores vícios em nossa sociedade moderna e a maior causa de inflamação por excesso de insulina (o hormônio usado para armazenar gordura).
- **Adoçantes artificiais** – se você acha que um produto é seguro apenas por ser rotulado como "zero carboidratos", talvez não seja o caso. Esses aditivos artificiais são percebidos pelas bactérias em seu intestino (o chamado microbioma), e algumas dessas substâncias podem ser venenosas para as bactérias e, portanto, para você.
- **Aditivos artificiais** – se você não consegue pronunciar um ingrediente em um rótulo de alimento, é muito provável que ele venha a lhe fazer mal.
- **Farinha refinada** – refinado significa que ocorreu a remoção da maioria dos nutrientes do grão, e que seu corpo terá que se contentar com o que sobrou.
- **Glúten de pão comum** – procedimentos de processamento alterados resultam em níveis mais altos de glúten no pão, o que poderá provocar irritação no trato gastrintestinal e causar inflamação.
- **Carnes processadas** – em geral, esses produtos contêm aditivos para preservar a cor, a textura e o sabor, além das coisas que foram injetadas no animal em vida, sem mencionar uma boa quantidade de gordura saturada. E isso vale também para a classificação de "carnes misteriosas".
- **Carnes de animais alimentados com cereais convencionais** – cereais convencionais não constituem alimentação correta para animais que pastam. Eles comem capim. Os cereais fazem com que os animais engordem rapidamente, comprometem o sistema imunológico e geram a necessidade do uso de grandes quantidades de antibióticos. Ao consumir a carne, você acaba ganhando esses "brindes".
- **Gorduras saturadas** – as gorduras saturadas têm má reputação quando falamos de doenças cardíacas, e há evidências de que essas substâncias causam inflamação ao próprio tecido adiposo (i. e., no tecido adiposo branco).
- **Frituras** – alimentos fritos em óleo vegetal, bem como alimentos que são cozidos em altas temperaturas, pasteurizados, liofilizados, defumados ou grelhados, contêm altos níveis de produtos finais inflamatórios. Óleos vegetais são ricos em ômega-6 (inflamatório) e pobres em ômega-3 (anti-inflamatório). A dieta norte-americana é rica em ômega-6, e a proporção de ômega-6 para ômega-3 chega até a 15-20:1, quando deveria ficar em torno de 1:1.
- **Gorduras trans** – essas gorduras (óleos parcialmente hidrogenados, OPH) não são sintetizadas pelo corpo. Assim, nosso organismo tem dificuldade em fracionar OPH, causando inflamação.
- ***Fast foods* e seus recipientes** – não se trata apenas da comida, mas também do recipiente onde ela está acondicionada. Recipientes de plástico usados em cadeias de *fast-food* contêm ftalatos que são lixiviados (i. e., expelidos) e que aderem ao alimento, sobretudo quando aquecidos. Os ftalatos podem afetar o sistema endócrino, causando inflamação.
- **Laticínios** – não estamos falando de um bom iogurte natural com suas benéficas bactérias intestinais. Os laticínios possuem boa quantidade de gordura saturada, que pode ter ação inflamatória. Além disso, algumas pessoas são sensíveis à lactose e a proteínas da caseína.
- **Excesso de álcool** – embora em poucas quantidades o álcool possa ser útil no controle da inflamação, o consumo excessivo levará você para outra direção, possivelmente lesionando o fígado e enfraquecendo o sistema imunológico. Tudo deve ser consumido com moderação.

Não estou dizendo que esses alimentos são maus, mas posso argumentar que, se você evitá-los, terá uma saúde melhor. Em suma, tente evitar esses alimentos e opte por consumir o máximo possível de alimentos integrais. Por outro lado, sabemos que você não quer viver em uma caverna, vivendo da terra; a grande maioria das pessoas simplesmente não vive nesse ambiente. Então, dê o melhor de si e tente excluir, ou reduzir muito, os alimentos listados acima. Se você atualmente consome esses alimentos, mas consegue eliminá-los de sua dieta, poderá perder entre 1-3 kg de peso em água tóxica perfeitamente dispensável. As pessoas dizem: "É só água, não é gordura." Para essas pessoas, afirmo que é um peso que você não precisa carregar e que também é uma indicação de que sua saúde está comprometida. A perda dessa água tóxica só vai lhe beneficiar. Então, elimine essa água e mantenha-a longe de você – e sua aparência vai melhorar e, mais importante ainda, sua saúde também.

Perda de gordura

Vamos começar entendendo como o corpo responde à fome, ao estresse e até mesmo ao tédio. Temos que entender que não somos as primeiras pessoas a procurar por alimentos açucarados e gordurosos quando estamos estressados, entediados ou faminto, depois de ficar sem comer por 4-8 horas. O açúcar causa enorme impacto nos centros de prazer do nosso cérebro e, além disso, é viciante. Somos programados para desejar alimentos açucarados e gordurosos quando estamos faminto, já que nosso cérebro usa a glicose e nosso corpo usa o açúcar para a obtenção imediata de energia, e o corpo anseia por armazenar gordura para resolver fomes futuras. É por isso que pizza, biscoitos, hambúrgueres, batatas fritas e sorvetes são os eternos favoritos para aquelas horas em que estamos ansiosos, entediados, comemorando alguma coisa, ou faminto. Então, fica fácil entender que o estresse, o tédio e a fome podem causar grande impacto sobre o que comemos e quando comemos. Então, uma solução é evitar o tédio, a ansiedade e a fome, e sempre ter alternativas nutricionais saudáveis à nossa disposição em todos os lugares, para que, quando tais situações surgirem, não sejamos pegos desprevenidos. Dessa forma, não sabotaremos nossas metas de saúde e de condicionamento físico.

Esta é a parte complicada e é também o ponto em que nos desviamos do dogma nutricional padrão. A perda de gordura ocorre quando seu corpo tem que recorrer às reservas de gordura armazenada porque não está recebendo calorias suficientes para sustentar a vida; para o corpo, esse fenômeno é chamado de fome. O que você considera como positivo na diminuição do número de calorias ingeridas para que possa perder peso, o corpo (a máquina de sobrevivência perfeita) encara como algo negativo. Seu corpo não sabe que você está em uma dieta, que vai alimentá-lo regularmente, ou que tem certos objetivos em mente. Ele só sabe que não está recebendo combustível suficiente. É como um urso preso em uma armadilha. Quando você tenta libertá-lo, o urso ataca porque não entende seus motivos. Do mesmo modo, a máquina hormonal encarregada de manter o corpo vivo reage ao que percebe como fome. Ao perceber o déficit calórico necessário para perder gordura, a máquina hormonal diminui sua taxa metabólica, fazendo com que você atinja um platô. Nessa nova situação, você precisa queimar mais calorias ou ingerir menos calorias para perder mais peso. Um déficit calórico contínuo não resolve o problema e, na verdade, o complica ainda mais.

Então, como podemos queimar gordura sem alarmar nosso corpo nem fazê-lo pensar que está morrendo de fome? É exatamente nesse ponto em que nossa abordagem e filosofia para perder peso (gordura) tomam um curso diferente do dogma nutricional padrão. Em primeiro lugar, acreditamos que uma abordagem lenta e constante para a perda de peso, e não a assombrosa perda de 1 kg por semana (i. e., um déficit de 500 calorias por dia), aprovada por algumas organizações, seja a melhor estratégia para livrar seu corpo de gordura sem complicações significativas para seus hormônios e órgãos. Acreditamos também que os habituais alimentos ou refeições "para enganar a fome" (p. ex., pizza caseira, massas, sorvetes não lácteos) com que todos nós convivemos podem impedir que o corpo enlouqueça hormonalmente e, na verdade, reponha alguns hormônios, como a leptina.

Embora ainda sem comprovação científica, acreditamos que o corpo sabe a diferença entre abundância e escassez. Acreditamos também que, em termos hormonais, o corpo age de maneira diferente ao perceber que há abundância de alimentos frequentes e nutritivos em comparação com sentir que não há comida suficiente (ou seja, em situação de dieta ou de fome). Pensar em comida, a visão da comida, o cheiro de comida e a mastigação da comida, tudo isso sinaliza que a comida está chegando. Acreditamos firmemente, e já tivemos a oportunidade de testemunhar, que o corpo percebe a ingestão frequente de alimentos ricos em nutrientes como um estado de nutrição abundante e que, por isso, fica mais disposto, diante de tal situação, a abandonar a gordura. Também testemunhamos a situação oposta, em que pessoas perdem peso com o uso de dietas agressivas de restrição de calorias e ficam com uma aparência de "magreza com gordura". Em nossa opinião, quando as pessoas praticam dietas com restrição calórica severa (p. ex., menos de 1.200 calorias para as mulheres e menos de 1.500 calorias para homens mais corpulentos), elas ficam magras, mas ainda armazenam gordura em lugares indesejáveis, como no rosto, pescoço, tronco e parte inferior do corpo. Alguns especialistas se referiram a esse tipo de armazenamento indesejável de gordura como o "padrão de deposição (armazenamento) de gordura de cortisol". O estresse da fome, sem mencionar o estresse da vida, pode aumentar extremamente os níveis de cortisol, o hormônio do estresse e, nessa situação, isso pode ser importante para o seu aspecto físico e também para o modo como você se sente. Portanto, o segredo para a perda permanente de gordura é fornecer com frequência ao seu corpo alimentos nutritivos, altamente térmicos (o que significa que seu metabolismo ficará acelerado) e fazer com que ele se sinta em um estado de abundância. Bons alimentos, que são altamente energéticos, nutrem o corpo e necessitam de calorias para a digestão. Ainda falaremos sobre esse tópico mais adiante, neste capítulo.

Ganho muscular

O corpo não gosta de ganhar músculo; considera o músculo como um luxo, não uma necessidade. Isso não quer dizer que a adição de músculos seja ruim para você ou que você não deva desejar mais músculos; simplesmente, essa não é uma grande prioridade para o corpo. Se você quiser aumentar sua musculatura, será importantíssimo garantir que seu corpo receba calorias e proteína em quantidades suficientes, além de um agressivo programa de treinamento de musculação com pesos. Em nosso mundo, em que as pessoas almejam adquirir músculos poderosos, e com o advento dos suplementos nutricionais, nenhum desses aspectos deverá se constituir em problema, a menos que você tenha muita dificuldade em desenvolver músculos.

A aquisição de músculos, embora não seja favorecida pelo corpo, pode ser mais fácil de conseguir, em comparação com a perda de gordura. Para o corpo, é muito mais fácil ganhar peso do que perder, em parte porque o corpo enxerga a "abundância" como uma opção melhor do que a fome. Um nutriente essencial para que você aumente seus músculos é a proteína. A proteína é quebrada em aminoácidos, que são os "blocos de construção" do músculo e, além disso, são imprescindíveis para reparar o músculo que você vive lesionando ao treinar. Durante a formação dos músculos, as gorduras boas também são um grupo alimentar favorito, graças às suas calorias concentradas. Em geral, quantidades suficientes de calorias e proteínas constituem os principais componentes nutricionais para o desenvolvimento muscular por meio de um programa de transformação.

Saúde e recuperação

Nós falamos sobre uma nutrição adequada para que ocorra perda de gordura, ganho muscular e controle das inflamações. Isso se encaixa perfeitamente no conceito de recuperação, que é essencial para que se concretizem os objetivos de boa saúde e bom condicionamento físico. Ao ingerir alimentos que são bons para você, seu corpo fica nutrido. Os alimentos – e muitas vezes alimentos não tão nutritivos – também podem ser usados como uma forma de distração quando estamos entediados, ou como uma forma de nos acalmarmos quando estamos ansiosos. Essa utilização dos alimentos não lhe ajudará a melhorar sua forma física. Falaremos mais sobre essa diferenciação um pouco à frente, neste capítulo. Nutrição tem a ver com reparação e recuperação. Quando você está se nutrindo com alimentos naturais ou saudáveis, está dando ao seu corpo a melhor chance possível de se recuperar e se adaptar às tensões impostas a ele pelos exercícios descritos neste livro. É simples assim. Se você abastecer seu carro com produtos de má qualidade, ele terá problemas de funcionamento – e o mesmo vale para seu corpo. É muito irônico ver pessoas que insistem em encher o tanque de seus carros com gasolina e óleo *premium* de alta qualidade, enquanto comem frituras e rosquinhas cheias de açúcar para abastecer seus corpos. Sempre digo para essas pessoas: "Trate seu corpo do mesmo modo que trata seu carro, e você certamente estará no caminho certo". Pode parecer loucura, mas funciona.

Percepção consciente

Você já está avisado: é exatamente nesse ponto que as coisas ficam um pouco loucas, então seja paciente. Muitas vezes ouvimos alguém dizer que a epidemia de obesidade é uma questão de educação – ou da falta dela. Bem, afirmo que isso depende do que você considera como educação. Quando as pessoas falam sobre educação nutricional, geralmente se referem à mecânica e à ciência da nutrição. Em todos os meus anos de estudo, todas as aulas ou cursos de nutrição trataram das mesmas coisas que você pode encontrar nos livros: a bioquímica da nutrição. Essa área abrange tudo, desde quantas calorias existem nos três macronutrientes até sua composição molecular. A maioria dos cursos também fala sobre o processo digestivo básico. Os cursos mais práticos lidam com a real preparação de alimentos, o planejamento de refeições, estratégias de compras de supermercado e controle de porções. Ainda assim, apesar da existência de uma quantidade histórica de informação nutricional ao alcance de qualquer pessoa, o problema da obesidade atingiu graus espantosos. Se a obesidade fosse decorrente da falta de informação tradicional, atualmente esse problema já teria sido resolvido. Mas a indústria da perda de peso é um fracasso estrondoso, apesar de ter um valor anual de mercado multibilionário.

De acordo com um estudo realizado pela Marketdata Enterprises Inc. (*The U.S. Weight Loss & Diet Control Market* [O mercado da perda de peso e do controle por dieta nos Estados Unidos], 14ed., https://www.webwire.com/ViewPressRel.asp?aId=209054), a indústria do emagrecimento nos EUA é uma verdadeira máquina de fazer dinheiro, avaliada em 66 bilhões de dólares, com um aumento anual de aproximadamente 3%. Essa indústria atende a uma enorme população, 40% dessas pessoas estão acima do peso. Embora as porcentagens possam ser questionadas, alguns especialistas afirmam que 95% dos indivíduos que perdem peso fazendo dieta recuperam o peso em três anos. Por que será que isso acontece? Bem, minha opinião é que não estamos enfrentando o motivo pelo qual as pessoas comem e ficam obesas. E para falar a verdade, estamos diante de um mercado implacável, totalmente voltado para o lucro e que não se importa com as pessoas que estão sendo saqueadas, desde que os lucros aumentem. Também é preciso dizer que vivemos em uma sociedade que é muito boa de lábia, mas que não dá o exemplo; comercializamos produtos cheios de açúcar para crianças, e os políticos diminuem os orçamentos para a educação física nas escolas. Em suma, estamos muito atrasados.

Lembro-me de um ditado comum: "os olhos são a janela da alma". Talvez devêssemos reformulá-lo para "a boca é a janela da alma" já que em nosso mundo o que predomina é a noção de que "estou estressado, então sirva-me uma porção extra, pois assim esquecerei meus problemas". É provável que muitas pessoas nem sequer percebam que grande parte do seu consumo de alimentos é químico, habitual, emocional e até mesmo psicológico (ou espiritual, se você preferir), não tendo nada a ver com a tradicional falta de informação nutricional, ou com a nutrição do corpo. Acredito que seja muito difícil para os viciados assumirem o controle do seu vício, especialmente se eles nem mesmo estão cientes da existência do problema. Portanto, uma vez que as pessoas estejam cientes de como estão usando a comida, poderão tomar decisões conscientes para controlar não apenas sua nutrição, mas também sua saúde e suas vidas.

De que modo as pessoas podem se tornar conscientes de seus hábitos nutricionais, de forma a poder realmente ajudá-las a entender como controlar sua saúde e aparência? Acredito que o primeiro passo seja desenvolver uma percepção do que nos leva a comer, sobretudo, determinados alimentos. Com isso, criaríamos uma consciência nutricional, ou uma voz interior da razão. Acredite ou não, nossa consciência pode ser exercitada e, como todas as coisas que são trabalhadas, ela poderá ficar mais forte. São sete as etapas lógicas para o desenvolvimento dessa percepção e da consciência nutricional.

Sete passos para a percepção e para a consciência nutricional

1. O corpo não ingere alimentos; ele absorve e usa os compostos químicos presentes nos alimentos. É preciso que você considere a comida como um composto que você introduz em seu corpo pela razão certa: sua nutrição.

2. Um dos maiores problemas da sociedade é o vício por certos compostos, como opioides e drogas ilegais. As pessoas utilizam a automedicação para embotar as emoções ou para fugir dos desafios da vida.

3. O açúcar é um composto poderoso que atua nos mesmos centros de recompensa do cérebro que outras drogas viciantes, como a nicotina, a cocaína e os opioides. Em minha opinião – e alguns especialistas concordam comigo –, é bem possível que o açúcar seja uma substância viciante. O açúcar é legal, está disponível em todos os lugares e faz parte de muitos alimentos. Também é o açúcar que faz o cérebro funcionar; assim, quando você fica sem comer por muitas horas, o que você procura em primeiro lugar é o açúcar.

4. Em geral, o estresse, ou o tédio, se manifesta como uma fixação (sensação) oral, tal como um bebê que para de chorar quando você coloca uma chupeta em sua boca. Os seres humanos também costumam beber, comer, fumar ou mascar chiclete como uma forma de ajudá-los a se acalmarem quando estão ansiosos.

5. A sociedade associa grandes quantidades de alimentos altamente calóricos a uma experiência prazerosa (p. ex., um momento alegre ou o fechamento de um bom negócio), como ocorre na qualidade e quantidade dos alimentos em um coquetel ou restaurante. Por tudo isso, somos culturalmente motivados a consumir uma grande quantidade de alimentos ricos em calorias, como uma forma de celebração. Veja bem, não sopramos velas de aniversário enfiadas em uma salada.

6. Toda vez que você sentir vontade de comer, pergunte-se: "Estou com fome, entediado ou ansioso?" Se você comeu há alguns minutos ou até uma hora atrás, é provável que não esteja fisicamente com fome. É mais provável que você esteja sentindo alguma emoção, como o tédio ou a ansiedade.

7. Toda vez que comer, pergunte a si mesmo: "Estou me medicando, entretendo ou celebrando com essa comida? Ou estou nutrindo meu corpo?"

Se você estiver ciente dos cinco primeiros passos acima, poderá exercitar sua consciência nutricional nos dois passos finais. Ao sentir necessidade de comer, lembre-se de quanto tempo faz que você se alimentou e o que comeu. Se você ingeriu uma boa refeição (mais de 300 calorias bem aproveitadas) 30 minutos atrás, provavelmente estará ansioso, não com fome. Mas se você comeu uma salada (cerca de 150 calorias) nos últimos 90 minutos, então é possível que esteja com fome.

Se você chegar à conclusão de que realmente está com fome, então coma. Se não tiver certeza, beba 230-300 ml de água e aguarde cinco minutos. A água vai proporcionar uma certa sensação de repleção, além de ajudar na sensação oral que pode ter sido decorrente do tédio ou do estresse. Essa pausa faz com que você perceba como se sente, em vez de agir compulsivamente; essa é uma atitude prática. Se depois de cinco minutos você ainda não tiver decidido se está ou não com fome, beba um *shake* de proteína (200-300 calorias com o uso de 20-40 g de proteína). Isso deve resolver. Mas se você ainda estiver com vontade de comer, então coma e acabe logo com isso.

Quanto mais você praticar essas decisões conscientes, melhor ficará e mais silencioso se tornará o seu diálogo interior. Comer bem fica mais fácil se isso se transformar em um estilo de vida, e se você desenvolver seu próprio programa. A seção a seguir abordará as estratégias que podem ser implementadas para criar seu programa personalizado.

Estratégias para a saúde ideal e perda de gordura

Como já mencionamos, quatro fatores envolvidos no gasto de energia regulam seu peso e sua saúde: TMB, ETA, exercício e TAFE. A queima de maior quantidade de calorias irá ajudá-lo a perder peso e, mais importante ainda, você perderá gordura, embora a TMB desacelere com a idade e com a dieta. No entanto, a TMB pode ser incrementada com o ganho de músculos e com a ingestão de refeições frequentes e nutritivas, contendo uma quantidade suficiente de calorias. É exatamente aqui que nossos exercícios de fortalecimento muscular e nossas estratégias nutricionais entram em ação. O ETA pode ser implementado pelo consumo de mais proteínas e vegetais, e menos alimentos refinados e processados, ao mesmo tempo que diminui a ingestão calórica. O componente do exercício pode incrementado pela execução dos exercícios deste livro 3-4 vezes por semana e, se você não conseguir cumprir seu treino, caminhe. Caminhar é uma das atividades mais eficazes para perder peso e para mantê-lo sob controle. O ato de caminhar queima boa quantidade de calorias, sem estressar o corpo. Por fim, compre um relógio inteligente (*smartwatch*) ou qualquer outro dispositivo que monitore e interfira na contagem de seus passos. Não aceite nada abaixo de 6.000 passos, seis dias por semana.

Se você seguir essas orientações, seu gasto energético diário total aumentará. Vamos considerar o exemplo de uma pessoa que pesa 91 kg, é sedentária, tem 20% de gordura corporal e consome alimentos altamente processados. Como essa pessoa não se movimenta muito, seu gasto calórico total é de 2.300 calorias por dia, consistindo em 1.650 calorias em TMB, 0 calorias por exercício, 500 calorias de TAFE, e um ETA de cerca de 150 calorias (Fig. 16.2).

Dois meses depois, essa pessoa ganhou alguma musculatura, consome alimentos altamente térmicos, caminha mais com seu cachorro, estaciona o carro mais distante, sobe escadas, faz compras no *shopping* e pratica outras atividades. Seu padrão (Fig. 16.3) é totalmente diferente. A musculatura extra, obtida

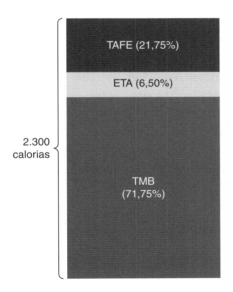

Figura 16.2 Gasto energético de homem sedentário que pesa 91 kg e que consome alimentos processados.

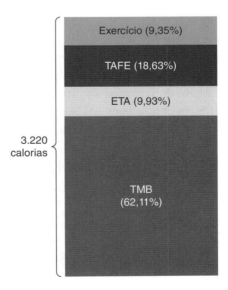

Figura 16.3 Gasto energético de homem ativo, que pesa 91 kg, moderadamente musculoso e que consome alimentos altamente térmicos.

graças aos exercícios e a seus hábitos alimentares melhores, elevaram sua TMB para excelentes 2.000, os exercícios acrescentaram modestos 300 pontos, seu TAFE está agora em 600, e ela mais que dobrou seu ETA, que subiu para 320. Seu gasto calórico total é de 3.220. Essa pessoa não está contando calorias e mal consegue lidar com os excelentes alimentos que vem consumindo. Ela não apresenta mais um desejo incontrolável por qualquer tipo de alimento, pois pode ter o que quiser com moderação e com um bom planejamento.

Se você deseja emagrecer e ficar saudável, deve planejar e executar. É mais ou menos como trabalhar para pagar suas contas; então, você trabalha e ganha dinheiro. De posse do dinheiro, você estrutura um orçamento, para que suas contas sejam pagas em dia. Para perder peso, você precisará de um bom planejamento.

Programação da nutrição

Assim como programamos o treinamento, podemos programar a nutrição. Nesse tocante, há três variáveis a considerar: frequência, qualidade e quantidade. Nós as trabalhamos nessa ordem porque o sucesso em uma variável conduz automaticamente ao sucesso na outra.

Frequência é importante, porque ela regula a fome, os hormônios e, até certo ponto, o consumo de energia. Nesse quesito, a regra é que você não pode pular uma refeição, não importa o que aconteça. Quando está constantemente alimentado, você fica mais calmo. Você se encontra em um estado mental de abundância nutricional; assim, tem menos compulsão alimentar e faz escolhas melhores. Isso leva a uma mudança na qualidade dos alimentos. Quando você está calmo, sem fome e pensando em nutrir seu corpo, escolhe automaticamente alimentos mais saudáveis. Tais alimentos fornecem mais volume e nutrientes ao que é ingerido, o que, por sua vez, reduz a densidade calórica dos alimentos. As quantidades também são melhor controladas; mais comida de melhor qualidade, com menos calorias. Agora, vamos conversar sobre algumas técnicas simples que podem ajudá-lo a praticar o uso de sua consciência.

Técnicas nutricionais

Todos devem praticar essas técnicas, pois elas estão centradas em uma nutrição consciente, não impulsiva. Não importa se está ganhando músculo ou reduzindo gordura, o que você põe dentro do seu corpo é importante. Então, crie um ambiente que lhe ajude a fazer boas escolhas.

- Faça a pergunta mais importante: Estou com fome, ansioso, entediado ou comemorando? Em seguida, pratique as estratégias do *shake* de água e proteína descritas anteriormente na seção "Sete passos para a percepção e para a consciência nutricional", conforme a necessidade.
- Mantenha uma garrafa de água em sua mesa, em seu carro e em sua mochila/bolsa de academia. Beber água ao longo do dia é a estratégia mais eficaz para reduzir a sensação oral associada à ansiedade e, além disso, diminui a fome, mantendo a hidratação. Essa é uma estratégia sempre vencedora.
- Tenha sempre consigo opções de alimentação saudável: na bolsa, no porta-luvas do seu carro, na bolsa da academia, no escritório, em casa, etc. Proteína em pó, bebidas prontas para beber em substituição de refeições, barras de proteínas, frutas, amêndoas e alimentos preparados ajudarão a manter a frequência de sua alimentação.
- Reduza a disponibilidade de alimentos não saudáveis. Isso é simples: se não serve para seu estômago, não tenha em casa ou no escritório. Se você tiver um desejo intenso, dirija seu carro (ou, melhor ainda, caminhe) para conseguir o que quer.
- Nunca compre mantimentos enquanto estiver com fome. Se você teve um dia difícil e não pôde comer alguma coisa antes de ir às compras, vá até uma loja, peça um *shake* de proteína ou outro

Capítulo 16 Nutrição e recuperação

Preparação de JC para uma comilança ou festa

Para reduzir o impacto negativo do açúcar, consuma alimentos ricos em fibras e óleos (p. ex., vegetais crucíferos e óleo de peixe). Esses alimentos diminuem o índice glicêmico de refeições açucaradas. Não é muito difícil de acompanhar, certo? Para preservar sua saúde durante os fins de semana ou nas férias, aqui vão três dicas que combinam estratégias alimentares com exercícios.

Dica 1: um dia antes da comilança, faça 30-40 minutos extras de caminhada e beba 2.400-3.000 mL de água. Na véspera, faça um jantar saudável e consuma alimentos ricos em fibras e 3-6 gramas de óleo de peixe ao longo do dia.

Dica 2: no dia do evento gastronômico, acorde 20 minutos mais cedo e use esse tempo para caminhar. Continue consumindo água (até 3.600 mL) ao longo do dia. O líquido presente nos *shakes* conta; então beba *shakes* também. Não seja parcimonioso ao comer antes do grande jantar. Recomendo um café da manhã com JC Smoothie; um *shake* de proteína para um lanchinho; e, para o almoço, salada e frango com 3 gramas de óleo de peixe. Caminhe durante 30 minutos antes do jantar. Ao retornar para casa, beba água ou um *shake* de proteína, com alimentos que tenham 2-3 gramas de fibra e 3-4 gramas de óleo de peixe. Vá ao jantar e divirta-se.

Dica 3: no dia seguinte ao evento, repita a alimentação saudável, a ingestão de água e as caminhadas feitas no dia do evento. Se por acaso você comeu demais no evento, repita a dica 3 por 2-3 dias.

lanche saudável e depois comece pela área do supermercado onde estão os vegetais, legumes e proteínas antes de fazer compras nos corredores centrais. Isso evitará que sua fome faça as compras por você e dará tempo para que sua consciência assuma o controle.

- Antes de partir para uma festa ou restaurante, beba um *shake* de proteína ou coma uma porção de amêndoas. A bebida proteica pode evitar que você sacie sua sede com álcool ou refrigerantes, e ter algo em seu estômago pode lhe ajudar a minimizar o consumo dos alimentos ricos em calorias que certamente você encontrará na festa ou no restaurante. Você pode desfrutar da festa ou do restaurante e saborear sua comida, não comê-la apressadamente.

- Compre um liquidificador e faça *smoothies* nutritivos. Essa opção pode fazer parte da sua rotina diária, e certamente antes de partir para uma festa ou restaurante. Aqui está a minha receita de *smoothie* favorita, chamada JC Smoothie. Comece com 20-50 gramas de proteína (eu gosto da Labrada Lean Body), 1 xícara de couve ou espinafre, ½ xícara de cenoura, ½ xícara de aipo, ½ xícara de tomate, ½ xícara de mirtilos, ½ xícara de framboesas, ½ xícara de banana, ¼ de xícara de beterraba e um cubo pequeno de gengibre. Congele todos os legumes, verduras e frutas, para que você tenha uma bebida gelada e espessa.

- Finalmente, sou a única pessoa que conheço que faz o que vou descrever. Assim, essa opção talvez não funcione para todos, mas acredito no meu sanduíche de óleo de peixe. Nada pode fazer com que uma refeição ruim fique saudável, mas se alguma coisa pode torná-la menos ruim, é o óleo de peixe. Chamo essas escolhas de as "melhores escolhas ruins". Se eu souber que vou me acabar em alguma comilança, como é o caso na véspera de Natal ou em nossas reuniões cubanas, tomo 3 gramas de óleo de peixe antes da festa e mais 3 gramas ao voltar. O óleo vai neutralizar o pico glicêmico de carboidratos e ajudará no ajuste da proporção entre gorduras ruins e gorduras boas.

Essas são estratégias fabulosas, que lhe ajudarão a permanecer na trilha do caminho certo enquanto desfruta a vida. Nutrição e vida têm muito a ver com progresso e equilíbrio constantes. Nada que é bom na vida nos chega de modo rápido ou fácil: todas as coisas belas, como um relacionamento amoroso e a plena realização no trabalho, levam tempo para que se desenvolvam. Elabore e siga seu programa, e você só terá bons resultados.

Cardápios

Esta seção não pretende oferecer cardápios detalhados, preparação de alimentos ou até mesmo uma lista de compras no supermercado. Apenas desejamos oferecer ao leitor um exemplo geral de dois dos cardápios mais populares que usamos no IHP. Esses planos alimentares se baseiam na frequência das refeições e no momento de ingestão dos nutrientes. Enfatizamos pequenas refeições consumidas com frequência moderada a alta ao longo do dia, sem intervalos superiores a 3 horas entre as refeições/lanchinhos, com o objetivo de controlar o metabolismo e, em última análise, a fome e o desejo por certos alimentos. A maioria das mulheres vai perder peso com o cardápio de 1.500 calorias e ganhará músculos com a ingestão de 2.000 calorias. A maioria dos homens vai perder peso com 2.000-2.300 calorias diárias e ganhará peso com uma ingestão diária de 3.000 calorias. Para transformar o cardápio de 2.000 calorias em outro com 2.300 calorias, basta adicionar um *shake* Labrada Lean Body 40 (pronto para beber) ao final do treino, ou antes de dormir. Para transformar o cardápio de 2.000 calorias em outro com 3.000 calorias, aumente cada porção em 50%. Isso significa que o filé que você vai comer passará de 120 para 180 gramas, e as 3 xícaras de legumes e vegetais se tornarão 4,5 xícaras. Se quiser saber mais além dessas recomendações gerais, consulte um aplicativo ou *site*, como o MyFitnessPal ou o CalorieKing.

Os planos de 40% de proteína, 30% de carboidratos e 30% de gordura a seguir constituem um bom começo para a modificação comportamental, no sentido de se buscar um estilo de vida mais saudável e com melhor condicionamento físico, graças ao equilíbrio essencial dos macronutrientes. É tarefa relativamente fácil iniciar e manter esses planos, o que faz deles um ponto de partida perfeito para a maioria das pessoas. Ambos os planos propõem um consumo moderado de carboidratos, juntamente com boa quantidade de proteína e gordura. Como ocorre com qualquer recomendação nutricional, é importante enfatizar a importância da qualidade dos macronutrientes: fontes de proteína magra, carboidratos complexos, frutas e vegetais fibrosos e coloridos e gorduras insaturadas saudáveis.

Suplementação

Como na seção dos cardápios, esta seção sobre suplementos aborda o essencial — o que recomendamos para a maioria das pessoas. Antes de tomar qualquer suplemento, é importante conversar com seu médico ou nutricionista, para ter a certeza de que a adição dessas substâncias à sua dieta seja saudável para você. Aqui, não fornecemos uma lista completa de suplementos efetivos. Em vez disso, consultamos a International Society of Sports Nutrition (ISSN) para que tivéssemos acesso às últimas novidades na pesquisa sobre nutrição e suplementos. Nos EUA, a certificação pela ISSN é obrigatória para todos os *personal trainers*. Em seguida, citamos os suplementos básicos e suas faixas de dosagem terapêutica cientificamente comprovadas de acordo com a ISSN, e não o preconizado pela RDA (dose diária recomendada) nos Estados Unidos.

Proteína

As proteínas do soro do leite e a caseína são dois dos suplementos proteicos mais frequentemente usados. A proteína isolada do soro do leite é a de ação mais rápida, funcionando satisfatoriamente como bebida de treino (antes, durante ou após o treino) e também como lanche rápido. A proteína do soro do leite contém altos níveis de todos os aminoácidos essenciais e de aminoácidos de cadeia ramificada. A caseína é uma proteína rica em glutamina, sendo de ação lenta. É uma excelente escolha como lanche no final da noite. A suplementação de proteína pode lhe dar a certeza de que você obtém a proteína que precisa para o crescimento de seus músculos, todos os dias. Minha recomendação para a ingestão de

1.500 Calorias (40% C/30% P/30% G) CHO Moderado

Plano alimentar básico de redução de calorias, para um possível programa de perda de peso para mulheres.

Shake

1 colher de proteína isolada do soro do leite

1 xícara de mirtilos congelados

240 mL de leite de amêndoa

Café da manhã

1 fatia de pão de grãos germinados

1 ovo mexido ou frito

⅛ de um abacate

1 colher de chá de compota de framboesa (sem adição de açúcar)

Almoço

240 g de frango grelhado

2 xícaras de uma mistura de verduras e espinafre

⅔ de xícara de feijão comum

30 g de queijo com baixo teor de gordura

1 colher de chá de vinagre balsâmico e ½ colher de chá de azeite de oliva

Lanchinho

½ xícara de iogurte desnatado

1 colher de sopa de nozes picadas

Canela a gosto

Jantar

240 g de salmão grelhado

1 xícara de vagem cozida

½ xícara de arroz integral cozido

CHO: 140 g

Proteína: 111 g

Gordura: 52 g

Ao mudar seu comportamento alimentar, a hidratação é fator extremamente importante. Estar hidratado e assim se manter ajudará a controlar seus desejos, diminuir o apetite, melhorar a digestão e ajudar a desintoxicar o corpo em geral. Hidrate seu corpo bebendo chás de ervas e água mineral (com ou sem gás). Tenha em vista que as calorias provenientes de líquidos são rapidamente absorvidas. É melhor comer 4 maçãs do que 240 mL de suco de maçã.

2.000 calorias (40% C/30% P/ 30% G) CHO Moderado

Plano alimentar básico de redução de calorias, para um possível programa de perda de peso para homens.

Shake

1 colher de *whey* (proteína isolada do soro do leite)

1 xícara de mirtilos congelados

240 mL de leite de amêndoa

Café da manhã

2 fatias de pão de grãos germinados

2 ovos mexidos ou fritos

½ abacate

1 colher de chá de compota de framboesa (sem adição de açúcar)

½ toranja

Almoço

240 g de frango grelhado

2 xícaras de uma mistura de verduras e espinafre

⅔ de xícara de feijão comum

30 g de queijo com baixo teor de gordura

1 colher de chá de vinagre balsâmico e ½ colher de chá de azeite de oliva

Lanche da tarde

1 xícara de iogurte desnatado

1 colher de sopa de nozes picadas

Canela a gosto

Jantar

320 g de salmão grelhado

1 xícara de vagem cozida

1 xícara de arroz integral cozido

CHO: 209 g

Proteína: 143 g

Gordura: 69 g

proteína por pessoas ativas que estão em treinamento de força se fundamenta no peso corporal em gramas. Uma pessoa com 68 kg de peso corporal magro deve consumir até 150 gramas de proteína por dia.

Óleos de peixe

Os óleos de peixe são ricos em ácidos graxos ômega-3, que são uma combinação de EPA e DHA (a melhor proporção é de 2:1). As melhores fontes de ômega-3 são os óleos de peixe, e não vegetais ou nozes. As melhores fontes alimentares para obtenção do óleo de peixe são os peixes gordurosos (p. ex., salmão, atum, arenque, cavala, sardinha). As doses terapêuticas podem variar de 2-6 gramas de EPA + DHA para proporcionar altos níveis de suplementação. Potencialmente, tais níveis implicam certos problemas de saúde, se o usuário estiver tomando medicamentos hemodiluidores (i. e., que "afinam" o sangue), como a aspirina. Por esse motivo, consulte sempre seu médico, mas certifique-se de que ele tem algum conhecimento sobre suplementos.

Vitamina D, Vitamina D3 (colecalciferol)

Esta é a versão mais recomendada, por ser o tipo sintetizado naturalmente por nosso corpo com a luz solar. A luz solar representa 80-90% de nossa ingestão de vitamina D. A dose recomendada de vitamina D é de 800-1.000 UI para homens adultos. Para as mulheres, a dose é de 2.000 UI, em combinação com cálcio.

Polivitamínicos/minerais

Se você consome uma dieta saudável e equilibrada, pode dispensar o uso de polivitamínicos. Mas a maioria das pessoas não come bem o tempo todo. Assim, é importante preencher as lacunas nutricionais com um suplemento polivitamínico e de minerais. Um polivitamínico básico (Twinlab Daily ou Klean) é nossa recomendação típica. Eu mesmo uso Twinlab diariamente (sem ferro para os homens, com ferro para as mulheres) há 10 anos.

Suplementos para desempenho esportivo e ganho muscular

São muitos os suplementos que podem ser usados para melhorar o desempenho, desenvolver músculos e ajudar na recuperação. Mas também há certas medidas que podem ser tomadas para ajudar o corpo a se recuperar e para criar um ambiente propício para um ótimo desempenho. A seguir, relaciono meus suplementos favoritos e estratégias para obtenção da musculatura e recuperação ideais. Não se preocupe, são informações simples, práticas e eficazes.

Creatina

A creatina é um dos suplementos nutricionais mais estudados, e a maioria das descobertas a respeito indica que ela funciona. A creatina melhora o desempenho muscular durante exercícios de grande intensidade e promove hipertrofia muscular. Os vegetarianos podem apresentar uma resposta mais expressiva à suplementação, por causa da limitada ingestão desse agente em sua dieta. Não é necessário exagerar no uso da creatina; 3-5 gramas/dia aumentarão sua força e velocidade e farão com que sua massa muscular aumente.

Beta-alanina/carnosina

Beta-alanina é um aminoácido combinado com histidina (outro aminoácido) para formar carnosina. A carnosina ajuda a tamponar o hidrogênio resultante da dissociação do ácido láctico, permitindo que os músculos trabalhem por mais tempo em um regime de alta intensidade, antes que a alta concentração

Parte V Juntando tudo

de hidrogênio promova sua desativação. Também foram publicadas evidências demonstrando que a combinação de beta-alanina e creatina favorece o ganho de mais massa muscular e a perda de mais gordura corporal em comparação com o uso exclusivo de creatina. Assim, essas duas substâncias constituem uma boa combinação. Tome 1-2 gramas de beta-alanina imediatamente antes e depois de cada treino, além de seus *shakes* e da creatina. Nos dias sem treinamento, tome 2 gramas com o café da manhã, juntamente com 3-5 gramas de creatina.

Recuperação e administração do estresse

Poucas pessoas morreram ou mesmo adoeceram por não praticarem exercícios físicos, mas o mesmo não pode ser dito a respeito da recuperação e do estresse. Eu acho que a ciência me apoiaria no seguinte: pessoas calmas e fora de forma vivem mais tempo do que pessoas em forma, mas estressadas. Qualquer que seja a forma assumida, o estresse, mesmo por falta de sono, é um assassino. Em muitos casos, mais horas de sono e melhor administração do estresse constituem uma opção melhor do que entrar em uma academia e ficar estressado.

A vida no mundo moderno é agitada. Longas horas de trabalho, estresse crônico, trabalho noturno e uma infinidade de outros fatores estão nos privando da capacidade de relaxar e desligar nossas mentes. As pessoas estão estressadas por causa do trabalho, por não terem dinheiro suficiente, por não terem uma boa aparência ou por não se sentirem bem, e por não disporem de tempo suficiente para realmente aproveitarem a vida. Pergunto a você: com as semanas de trabalho prolongadas, tão comuns atualmente, e com o livre acesso, dia e noite, ao celular, a mensagens de texto e às mídias sociais, o que vem crescendo cada vez mais? A resposta é fácil: o estresse. Possivelmente, a dependência cada vez maior da presença constante de nossos dispositivos eletrônicos constitui um dos maiores obstáculos para o controle do estresse e para nossa recuperação. *Smartphones*, TV, *videogames* e *laptops* dominam todos os aspectos do nosso cotidiano, e as constantes imagens e dados que nos bombardeiam pelos meios eletrônicos nos mantêm estimulados e estressados por períodos prolongados.

Contamos com alguns indicadores de que nossa sociedade está estressada e não está se recuperando. Um indicador é o aumento do uso de drogas entorpecentes, desde a heroína até os opioides. O que está diminuindo? Você também já sabe: um bom sono e o relaxamento (administração do estresse). É grande o número de pessoas que recorrem às academias para se exercitar e "se livrar do estresse". Para algumas dessas pessoas, isso funciona. Embora o exercício seja uma boa ajuda para enfrentar o estresse, o exercício é, em si, um fator estressante; e a utilização do pouco tempo de sono e descanso que você possa ter, simplesmente para frequentar uma academia, poderá fazer com que o seu sistema imunológico entre em colapso. Tentar consertar sua vida estressada e fora de controle com a prática de exercícios é como tentar tomar suplementos para compensar uma dieta de baixa qualidade. Simplesmente não vai funcionar.

Hormônios do estresse e saúde

Há dois tipos de estresse: agudo (de curto prazo) e crônico (prolongado). O estresse agudo acontece com todo mundo. É de curta duração e o corpo naturalmente retorna ao normal. Entretanto, quando o estresse toma conta de sua vida e você fica preso em uma situação de resposta de luta ou fuga do estresse, a coisa poderá ficar feia. O estresse crônico acarreta várias consequências ao seu corpo, produzindo em excesso certos hormônios, como glucagon, epinefrina (adrenalina), norepinefrina, cortisol e hormônio do crescimento, só para citar alguns. A presença de níveis constantemente elevados desses hormônios pode causar problemas de saúde em longo prazo, como fadiga crônica e inflamação, supressão da função imunológica, sono insatisfatório, ganho de peso, inúmeras disfunções endócrinas, aumento da ansiedade e baixo desempenho em todos os aspectos da vida. Portanto, não importa o quanto você se esforce, se não se recuperar dos treinos e também da sua vida ativa, tanto os treinos como sua vida ativa poderão lhe causar mais mal do que bem. Manter o estresse sob controle é uma garantia de que a prática das estratégias nutricionais e de treinamento descritas neste livro irão gerar grandes dividendos para você.

Administração do estresse: respiração 3-2-5

Há muitos aspectos com relação ao estresse, à sua resposta hormonal e às várias maneiras de controlá-lo. Em termos gerais, algumas das coisas básicas que você pode fazer para administrar o seu estresse são:

- Seguir uma dieta saudável, fazer exercícios regularmente e dormir bastante.
- Praticar técnicas de relaxamento, por exemplo, a respiração profunda.
- Dedicar algum tempo para a prática de passatempos relaxantes, como ler um livro ou ouvir música.
- Promover amizades saudáveis e se divertir com os amigos.

Dentre todas essas coisas, a que eu tenho grande prazer em ensinar aos meus atletas e amigos é a técnica de respiração 3-2-5. Trata-se de uma técnica simples, que pode ser praticada em qualquer lugar, podendo ajudá-lo a reduzir sua frequência cardíaca em até 30-40%, caso você realmente domine o processo. É simples:

- Coloque a língua no céu da boca.
- Inspire profundamente e conte lentamente até três.
- Prenda por dois segundos.
- Expire através dos lábios franzidos, contando lentamente até cinco.
- Faça cinco séries, cinco vezes por dia. Quanto mais lenta a contagem, melhor.

Esse é o seu treino de administração do estresse. Você pode praticá-lo em seu carro quando estiver estressado por estar atrasado ou irritado em virtude do tráfego pesado, durante um almoço ou pausa do trabalho, antes de dormir e por ocasião de qualquer momento de ansiedade.

Nota: programe cinco alarmes diários no seu celular que digam 3-2-5 e pratique a respiração; isso irá mudar sua vida.

Se você estiver realmente estressado, pratique uma respiração 3-2-5 incrementada, pratique a consciência do momento presente (CMP), ou "o agora", como Eckhart Tolle chamaria essa técnica. Aprendi a CMP com Sharon Byrne, da Life Mastery. Sharon é uma entre meus muitos treinadores espirituais. Embora alguns gurus espirituais possam passar horas em meditação, eu tenho o denominado DDA (distúrbio de déficit de atenção) para a meditação e preciso de algo que leve menos tempo. Portanto, minha forma básica de CMP dura somente até 90 segundos, mas normalmente a pratico por 2-3 minutos.

- Durante 30-60 segundos, observe tudo ao seu redor. Não atribua nome, significado ou identidade ao que observar. Apenas olhe para as cores, formas e movimento. Você apenas verá e tomará conhecimento de tudo o que haja para ver.
- Nos próximos 30-60 segundos, comece a ouvir tudo ao seu redor. Não atribua nome, significado ou identidade ao que perceber. Apenas ouça sons, volume e localização. A essa altura, você deverá estar vendo, ouvindo e percebendo tudo o que haja para ver e ouvir.
- Nos 30-60 segundos seguintes, adicione percepção a todas as sensações que você estiver vivenciando (o contato da roupa em seu corpo, a brisa ou a temperatura em sua pele, o chão sob seus pés descalços e até qualquer tensão que você possa estar sentindo e a localização em seu corpo). Não atribua nome, significado ou identidade à percepção ou sensação, apenas a reconheça. A essa altura, você deve estar vendo, ouvindo, sentindo e reconhecendo tudo o que houver para ver, ouvir e sentir.

A respiração 3-2-5 e a CMP são as duas estratégias de administração do estresse mais poderosas com que já me deparei, e elas têm ajudado meus clientes a trazer calma às suas vidas estressantes.

A prática da administração do estresse com essa estratégia me ajudou a abandonar os medicamentos soníferos que vinham me acompanhando há 10 anos. Se a prática funcionou para o meu estresse intenso, provavelmente também poderá lhe beneficiar. Experimente por duas semanas. Aposto que você se sentirá melhor.

Sono

O último tópico tratado neste capítulo é o sono, algo que está faltando para a maioria das pessoas. Como digo aos meus atletas, o estímulo acontece na academia, mas as adaptações ocorrem enquanto você dorme. A verdade é que você não fica maior e mais forte na academia. Você fica maior e mais forte enquanto dorme. Embora todos conheçam a importância de um bom sono e do repouso, poucas pessoas em nossa sociedade tecnologicamente orientada dormem e descansam o suficiente. Atualmente, a insônia (i. e., você não consegue dormir) está se tornando um problema cada vez mais comum; ela afeta negativamente a nossa sociedade, desde a produtividade no trabalho até a segurança pessoal e as despesas com a saúde.

Algumas das causas básicas da insônia são:

- **Tecnologia** – nosso vício em aparelhos eletrônicos pode ser um dos maiores obstáculos para um sono tranquilo. *Smartphones*, TV, *videogames* e *laptops* praticamente dominam o nosso cotidiano.
- **Estresse persistente no trabalho ou em casa** – problemas cotidianos (p. ex., pressões no trabalho ou no relacionamento) que não são resolvidos afetam nosso subconsciente e podem nos manter ansiosos, sem que saibamos a causa.
- **Má higiene do sono** – as pessoas que não possuem uma rotina do sono mantêm seus quartos iluminados em demasia, com ruídos ou distrações físicas que podem causar problemas para adormecer ou permanecer dormindo.
- **Outros problemas de saúde** – alguns problemas de saúde, como a apneia do sono, depressão, dor crônica, problemas digestivos ou urinários, podem prejudicar uma boa noite de sono.
- **O turno da noite** – para um animal que está programado para acordar com o nascer do sol e dormir com o pôr do sol, um trabalho no turno da noite pode gerar uma série de problemas para a obtenção de um sono adequado.
- **Causas genéticas** – até agora, desconhecíamos esse fato, mas novas evidências indicam a existência de um elo genético que predispõe algumas pessoas à insônia.

Então, o que você pode fazer? Seus melhores aliados contra a insônia são tranquilidade, conforto, relaxamento e bons hábitos de sono (i. e., uma rotina).

- **Faça do seu quarto um santuário de recuperação.** Seu quarto deve ser um lugar silencioso, escuro, fresco, confortável e de relaxamento. Gosto da ideia de usar o quarto para dormir, relaxar e fazer sexo. Prefiro não ter TV, computadores ou qualquer outra distração eletrônica no cômodo em que durmo. Faça com que seu corpo aprenda que o cômodo em que você dorme serve para sua recuperação – e ele responderá com um sono de melhor qualidade.
- **Crie uma rotina de sono relaxante.** Uma boa rotina de sono cria um hábito, e dormir é exatamente isto – um bom hábito. Tudo o que funcionar para você será bom – por exemplo, leitura ou meditação 30 minutos antes de apagar as luzes. Tente ir para a cama e despertar mais ou menos na mesma hora, todos os dias.
- **Desligue todas as telas pelo menos uma hora antes de dormir.** As telas eletrônicas emitem uma luz azul que interrompe a produção de melatonina pelo seu corpo e que combate o estado de sonolência. Então, em vez de assistir à TV ou passar o tempo em seu celular, *tablet* ou computador, escolha uma atividade relaxante, como ler um livro ou ouvir música suave.

- **Evite qualquer coisa que o deixe agitado ou que ocupe sua mente.** Para tanto, evite todos os aparelhos de comunicação eletrônica e atividades nas mídias sociais, discussões ou desentendimentos com seu cônjuge ou família, ou atividades relacionadas ao trabalho – tudo isso poderá esperar até a manhã seguinte. Além disso, embora os cochilos possam ajudá-lo a recuperar o sono, podem também interferir em sua noite de sono. Portanto, se você tiver problemas com o sono noturno, seja parcimonioso com seus cochilos.

Resumo

A nutrição é o aspecto mais importante do desenvolvimento de corpos com excelente aparência e grande funcionalidade. Devemos ter em mente o enorme componente emocional da nutrição, se quisermos realmente entender o controle do peso e a boa saúde. As técnicas e estratégias que reforçam a consciência nutricional nos ajudam a tomar melhores decisões. Os suplementos podem nos ajudar a alcançar as metas de saúde e de condicionamento físico, mas jamais anularão as más escolhas nutricionais. Não é possível compensar uma dieta ruim com exercícios ou suplementos.

O estresse também é um fator importantíssimo, que afeta a aparência e o desempenho. Acredito que alguns dos grandes – senão os maiores – problemas de saúde enfrentados por nossa sociedade moderna sejam resultantes do estresse. Embora um bom exercício de condicionamento físico possa ajudar em casos de estresse, não podemos esperar que nosso estresse seja administrado somente com exercícios, sobretudo se nosso tempo extra for limitado ou inexistente. Naturalmente, a vida sempre nos apresentará desafios e momentos estressantes, mas programe sua vida de modo a enfrentar o estresse quando este surgir e se esforce para manter uma existência saudável, em forma e pacífica. Esse é um objetivo factível e que deve estar posicionado no topo da sua lista de prioridades. Boa nutrição e administração adequada do estresse constituem grande parte de qualquer programa de aprimoramento do desempenho.

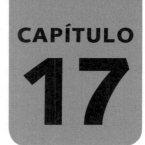

Programação para o sucesso

Considerando que você pode ter pulado para esta seção antes de ler outras seções importantes deste livro, aproveitarei a oportunidade para lembrá-lo de algumas das minhas recomendações mais comuns. Vamos começar com esta: vá com calma e avance lentamente. Siga as recomendações que lhe passei. Cada capítulo apresenta um treino para iniciantes que funciona como pré-requisito. Certifique-se de que você já está tranquilamente além desse nível, antes de tentar os protocolos de exercícios. Se você é um iniciante, ou se nunca fez treinamentos sérios e supervisionados, certifique-se de seguir todas as minhas recomendações e sempre adotar uma abordagem conservadora. Vou lhe dar um bom conselho: contrate um instrutor certificado profissional, mesmo que seja por apenas 30 minutos, e explique o que você deseja fazer. Seu treinador poderá lhe ensinar os movimentos corretos, além de ajudá-lo a avançar ao longo do treino.

Este capítulo amarra o livro inteiro. Convoquei alguns dos meus amigos dessa área e os superastros do condicionamento físico como uma forma de incorporar variedade e entusiasmo às rotinas. Geralmente, os exercícios descritos neste livro são bastante intensos e focados em uma parte do corpo, ou no resultado do desempenho. Isso é particularmente válido quando falamos das semanas 3 e 4 para a maioria dos treinos. Portanto, qualquer praticante iniciante poderá usar este livro, e os treinos o elevarão rapidamente ao nível profissional dos atletas de elite do IHP, desde que todas as minhas recomendações sejam fielmente seguidas.

Programar ainda é um desafio para a maioria dos treinadores e aficionados do condicionamento físico. A solicitação mais frequente que recebo de fãs e clientes se refere a como elaborar uma rotina de treinamento. Praticamente todo mundo encontra dificuldade em criar um plano de treinamento mensal ou anual consistente. Portanto, tentarei ajudar você a desenvolver um plano de treinamento semanal, mensal e anual.

Programação diária, mensal e anual

A maioria dos meus conhecidos desenvolve um ciclo de treinamento muitas vezes com base em esquemas circunstanciais, e não com fundamentação no planejamento. Alguns planejam seu treinamento na época das férias, ou ficam doentes ou muito ocupados e não podem treinar. Não importa se o ciclo foi planejado ou circunstancial, a própria vida é garantia de ocorrência de altos e baixos em nosso treinamento. Entretanto, quando programamos os altos e baixos que fatalmente ocorrerão, bem como o que preencherá esse intervalo, os ganhos serão maiores e mais rápidos e as lesões ocorrerão com menor frequência. O livro *Treinamento funcional* inclui uma extensa revisão da programação e da periodização e contém toda a informação que você precisa para variar deliberadamente sua programação. Este livro se concentra nos esportes, mas as orientações sobre periodização e programação também podem ser utilizadas na programação do condicionamento físico.

O conceito de administração do treinamento ao longo do tempo é conhecido como *periodização*. Periodização é a arte e a ciência de manipular as variáveis de intensidade (carga), volume (séries × repetições × carga) e frequência (número de exercícios) do treinamento ao longo do tempo. Muitas pessoas praticam os mesmos exercícios em todos os treinos até ficarem enjoadas, lesionadas, cansadas ou entediadas – ou simplesmente tiram férias. Depois, recomeçam e fazem tudo de novo; essa é a ideia que elas têm de periodização. No entanto, existe uma maneira de planejar o treinamento de modo que você não fique enjoado, lesionado, cansado ou entediado, e as férias nada mais serão do que um planejado período de baixa temporada. Esta é a maneira certa de proceder.

A periodização tradicional é composta por quatro períodos básicos de treinamento:

1.   Hipertrofia ou condicionamento para desenvolver uma base de treinamento. As repetições de exercícios tradicionais situam-se na faixa de 8-15 com carga moderada de peso, para um total de 12-20 séries semanais.

2.   Força para que você fique o mais forte possível. As séries e repetições são cortadas pela metade. As repetições dos exercícios tradicionais situam-se na faixa de 4-6 com o maior peso possível, para a prática de 10-12 séries semanais.

3.   Potência, para adquirir potência e velocidade por meio de treinamento explosivo. Usamos cinco repetições de exercícios tradicionais com peso moderado, seguidas por um descanso de 1 minuto e um exercício explosivo leve, semelhante ao exercício tradicional. Você deve fazer 8-12 séries semanais.

4.   Resistência de potência, para o desenvolvimento de resistência contra a fadiga e também para que você "aperte o botão de óxido nitroso" (i. e., acelere) com o treino metabólico. Este é o melhor período para queimar gordura, e também ao preparar-se para uma sessão de fotos ou um evento particularmente puxado. Mas você não pode estacionar nessa fase para sempre, pois ficará esgotado dentro de um mês ou pouco mais. Faça cinco repetições de exercícios tradicionais com peso moderado, seguidas por um exercício explosivo semelhante ao exercício tradicional. Você deve fazer 8-12 séries semanais.

Gosto de fazer 3-4 ciclos semanais para cada fase, mas você pode fazer dois ciclos se tiver pouco tempo para se exercitar, ou, simplesmente, se não estiver interessado nessa fase.

Programação crônica

Fazer um planejamento que abranja alguns meses ou um ano é tarefa fácil, desde que você compreenda que um mês de treinamento é tão fácil como uma semana de treinamento realizada quatro vezes. Tão logo você tenha cumprido as quatro fases, e supondo que você queira fazer todos os ciclos, um bloco de treinamento poderá ter o seguinte aspecto:

1.   Hipertrofia: 2-4 semanas.
2.   Força: 2-4 semanas.
3.   Potência: 2-4 semanas.
4.   Resistência/potência: 2-4 semanas.

O bloco de treinamento (vários ciclos em sequência) pode ser repetido à vontade. Você pode tirar uma semana de folga a cada dois ciclos, ou ao final de um bloco. Priorize o treinamento de acordo com as suas necessidades. Se você estiver desejoso de ganhar massa muscular, estenda a fase de hipertrofia. Se você já for grande e forte, mas estiver precisando de mais potência e resistência/potência, abrevie as duas primeiras fases e estenda as fases de potência e resistência/potência.

Se você quer praticar apenas ciclos para hipertrofia e força, o ciclo poderá ter o seguinte aspecto:

1.   Hipertrofia: 2-4 semanas.
2.   Força: 2-4 semanas.

3. Hipertrofia: 2-4 semanas.
4. Força: 2-4 semanas.
5. Repita.

Esse exemplo é típico para fisiculturistas, mas, na maioria dos casos, os demais atletas acabam praticando todos os quatro ciclos. Se você estiver querendo se sair bem em uma competição e tem necessidade de atingir rapidamente o pico, faça as fases de potência e de resistência/potência se tiver mais de cinco semanas disponíveis:

1. Competição.
2. Potência: 1-2 semanas.
3. Resistência/potência: 3-4 semanas.
4. Competição.

Se você tiver menos tempo, repita algumas semanas da fase de resistência/potência para manter seu pico:

1. Competição.
2. Resistência/potência: 2-3 semanas.
3. Competição.

Vamos examinar um exemplo para um ano, de uma pessoa que pratica corrida de 10 km e também corrida de obstáculos (CO). A seguir, mostramos como essa pessoa pode se preparar para as corridas — e até tirar férias:

1. Hipertrofia: 3 semanas.
2. Força: 4 semanas.
3. Potência: 4 semanas.
4. Resistência/potência: 4 semanas.
5. Competição.
6. Potência: 2 semanas.
7. Resistência/potência: 3 semanas.
8. Competição.
9. Férias.
10. Hipertrofia: 1-2 semanas.
11. Força: 2 semanas.
12. Potência: 2-3 semanas.
13. Resistência/potência: 4 semanas.
14. Competição.

Como podemos ver, tão logo você saiba o momento em que deve atingir o pico e quando deve desacelerar, o planejamento do treinamento passa a ser tarefa fácil. Você poderá priorizar e dedicar mais tempo ao tipo de treinamento de que precisa. Continue a repetir o seu treinamento, com isso, você diminuirá as chances de ocorrência de sobretreinamento para que possa atingir o pico no momento certo.

Administração do treinamento

Muitas pessoas não têm tempo nem preparo físico para executar as semanas finais dos exercícios descritos neste livro (p. ex., as semanas 3 e 4 das progressões de quatro semanas podem levar 90-120 minutos). Para aquelas pessoas com problemas de limitação do tempo ou que tenham pouca capacidade de recuperação, o volume das primeiras duas semanas será perfeito; apenas substitua e altere os exercícios. Até mesmo com o uso apenas de partes dos exercícios, ou com a combinação de exercícios pertencentes a diferentes rotinas, será possível formular o treino perfeito para uma situação especial. Isso vale principalmente para o caso em que se pretenda trabalhar várias partes do corpo em um mesmo dia. Vejamos como é possível estruturar exercícios curtos e fáceis de executar com base nos exercícios descritos neste livro.

Vamos criar uma rotina de meia hora para o tórax e outra rotina, de uma hora, para o tórax e as costas, de modo que você possa saber como isso funciona. Por exemplo, podemos criar uma pequena rotina de 30 minutos para o tórax, com base no programa "Homens – tórax 3" (p. 126), e reduzindo-o ao básico: selecionamos os exercícios 1a, 2a e 3a e fazemos o volume na semana 2. Com isso, temos 9 séries de 12 repetições para o tórax. Considerando 3 minutos por série, você se exercitará durante 27 minutos; ou seja, terá um dia de treinamento fácil.

Se você quiser trabalhar o tórax e as costas durante um período de aproximadamente uma hora, poderá combinar o programa "Homens – tórax 3" (p. 126) com o programa "Homens – costas 4" (p. 127). Se considerarmos os principais exercícios compostos de cada treino, poderemos obter um treino mais curto: basta fazer os exercícios 1a, 2a e 3a do programa "Homens – tórax 3" e os exercícios 1, 2 e 3 do programa "Homens – costas 4". É importante enfatizar que a maioria das pessoas se sai muito bem permanecendo nos limites dos volumes descritos nas semanas 1 e 2. Se você escolher o volume da semana 2 de cada treino, será beneficiado com uma ótima rotina para o tórax e as costas.

1a. Supino inclinado com halteres – 3 × 10-12

1b. Supino horizontal com halteres – 3 × 10-12

1c. Supino declinado com halteres (ou tríceps pegada paralela com peso) – 3 × 10-12

2a. Puxada/*pulley* com pegada aberta – 3 × 10-12

2b. Remada baixa (barra triângulo) – 3 × 10-12

2c. Remada curvada com barra – 3 × 10-12

Se você estiver com pressa, poderá fazer a supersérie 1a e 2a, 1b e 2b, e 1c e 2c. Consumindo cerca de quatro minutos por supersérie, três superséries por número e três séries para cada supersérie, você terá uma prática de 36 minutos. Se dispuser de mais tempo, poderá fazer cada exercício na ordem apresentada, com bastante descanso entre as séries. Na base de 2-3 minutos por série, seis exercícios e três séries de cada exercício, serão 36-54 minutos de prática.

Outro grande exemplo da combinação de exercícios descritos neste livro consiste em combinar partes sinérgicas do corpo – por exemplo, uma combinação de tórax, ombros e tríceps, e também a combinação de costas, parte dorsal dos ombros e bíceps. A vantagem de combinar partes sinérgicas do corpo é sua eficiência; os exercícios para a parte precedente do corpo pré-fatigam a parte do corpo trabalhada subsequentemente, o que exigirá menos trabalho de cada uma das partes do corpo trabalhadas em seguida. Por exemplo, quando você faz supino, também está trabalhando os ombros; com isso, a parte frontal dos ombros já estará ativada no momento em que você começar com a série de desenvolvimento de ombros. Da mesma forma, tanto o supino como o desenvolvimento de ombros trabalham o tríceps; portanto, depois de fazer algumas séries desses exercícios, seus tríceps estarão devidamente "prontos", havendo necessidade de apenas algumas séries para seu encerramento. O mesmo vale para os músculos de tração das costas e para o bíceps. Basicamente, considere dois dos principais exercícios tradicionais de força para cada parte do corpo e agrupe-os em uma série. Comece com o maior grupo muscular e vá trabalhando em direção ao grupo menor. A Tabela 17.1 apresenta duas combinações muito comuns e exercícios sinérgicos para a musculatura de empurrar e puxar.

O leitor já deve ter percebido que é fácil criar novos treinos com base nos exercícios oferecidos neste livro. Então, como vai ficar sua rotina para uma semana? A montagem é tão fácil como juntar peças.

Administrando uma semana a um mês

Frequentemente, pessoas chegam ao IHP e querem trabalhar sozinhas, ou pedem coisas que possam fazer nos dias em que não estão treinando sob a supervisão de um dos nossos *personal trainers*. Se alguma dessas situações for o seu caso, os planos de treinamento descritos nesta seção lhe serão de grande ajuda. Mas tenha em mente que, depois de formulada uma rotina para a semana, ela irá constituir o programa de treinamento mensal; as únicas coisas que variam são a carga e, possivelmente, as repetições.

Tabela 17.1   Treinos sinérgicos para empurrar e puxar

Rotina combinada para empurrar (tórax, ombros, tríceps)		Rotina combinada para puxar (costas, bíceps)	
Exercício	**Séries e reps**	**Exercício**	**Séries e reps**
Supino no banco com barra	3 × 10	Oblíquo	3 × 10
Fly inclinado com halteres	3 × 10	Remada na máquina na posição sentada	3 × 10
Desenvolvimento máquina	3 × 10	Puxada alta com cabo/corda baixo	3 × 10
Fly lateral com halteres	3 × 10	*Fly* reverso com cabo	3 × 15
Tríceps	3 × 10	Rosca na barra W	3 × 10
Flush: flexão de braços diamante no banco	1 × até a fadiga	*Flush*: bíceps corda com pegada neutra	1 × até a fadiga

Normalmente, a cada semana aumentamos um pouco o peso (cerca de 2,5-5%) e mantemos o mesmo número de séries e de repetições. Se nosso objetivo for a aquisição de mais força, aumentamos significativamente o peso (5-10%) e descartamos uma ou duas repetições a cada semana.

Em primeiro lugar, quero explicar como é uma semana híbrida, já que esse tipo constitui 90% do que acontece no IHP. A metodologia do treinamento híbrido do IHP foi amplamente abordada no meu livro *Treinamento funcional*, no qual você terá acesso a uma discussão completa sobre o tema e a dezenas de treinamentos híbridos; por isso, convido-o a consultá-lo. As Tabelas 17.2 e 17.3 ilustram o esquema básico de exercícios.

Durante a fase de potência, descanse um minuto entre os exercícios 1 e 2. Durante a fase de resistência/potência, faça a transição do exercício 1 para o exercício 2 sem descanso.

Este é o esquema mais popular entre todos os utilizados por nossos treinadores no IHP. Há tempos esse esquema vem reabilitando costas lesionadas, além de já ter eliminado quilos e quilos de gordura (juntamente com a dieta adequada) e ajudado muitos lutadores a vencer campeonatos. Os treinos são praticados ao longo de 2-4 semanas para hipertrofia ou condicionamento. Para uma fase de força com duração de 2-4 semanas, diminua para 6 o número de repetições nos exercícios 1-4. As fases de potência

Tabela 17.2   Treinos híbridos do IHP: hipertrofia e força

Segunda-feira	**Quarta-feira**	**Sexta-feira**
Pernas, com tórax, costas e *core* funcionais	Tórax, com pernas, costas e *core* funcionais	Costas, com pernas, tórax e *core* funcionais
Circuito 1 × 3-4 rodadas Agachamento com barra: 8-15 Supino alternado com elástico ou polia: 10 por braço Prancha dinâmica solo com bola suíça: 20 Circuito 2 × 3-4 rodadas Avanço com halteres: 8-15 por perna Remada unilateral com elástico ou polia: 10 Rotação curta com cabo: 20 Circuito 3 × 3-4 rodadas Levantamento-terra com barra: 8-15 Remada inclinada suspensa: 10 Elevação de joelho: 10-15	Circuito 1 × 3-4 rodadas Supino inclinado com barra livre: 8-15 Alcance anterior unipodal: 10 Massagem com bolas-ouriço: 10 segundos por perna Circuito 2 × 3-4 rodadas Supino máquina: 8-15 Remada alternada com elástico ou polia: 10 por braço Rotação/*chop* de baixo para cima com elástico ou polia: 20 Circuito 3 × 3-4 rodadas Tríceps paralelo: 8-15 Rosca alternada unilateral com halteres: 10 por perna Extensão a 45° no banco: 15	Circuito 1 × 3-4 rodadas Puxada/*pulley* máquina: 8-15 Avanço lateral com *medicine ball*: 10 por perna Alongamento dos flexores do quadril na posição ajoelhada: 10 segundos por perna Circuito 2 × 3-4 rodadas Remada com barra na posição sentada: 8-15 *Fly* unilateral com elástico ou polia: 10 por braço Rotação/*chop* de cima para baixo com elástico ou polia: 20 Circuito 3 × 3-4 rodadas Remada alta com halteres: 8-15 Alcance corredor: 10 por perna Hiperextensão reversa com bola suíça: 10-15

Tabela 17.3 Treinos híbridos do IHP: potência e resistência/potência

Segunda-feira	Quarta-feira	Sexta-feira
Pernas com tórax, costas e *core* funcionais	Tórax com pernas, costas e *core* funcionais	Costas com pernas, tórax e *core* funcionais
Circuito 1 × 3-4 rodadas Agachamento com barra: 5 Salto vertical: 5 Prancha dinâmica solo com bola suíça: 20 Circuito 2 × 3-4 rodadas Avanço com halteres: 5 por perna Salto dividido: 5 por perna Rotação curta com cabo: 20 Circuito 3 × 3-4 rodadas Levantamento-terra com barra: 5 *Burpee*: 5 Elevação de joelho: 10-15	Circuito 1 × 3-4 rodadas Supino inclinado com barra livre: 5 Arremesso de tórax com *medicine ball*: 5 Massagem com bolas-ouriço: 10 segundos por perna Circuito 2 × 3-4 rodadas Supino máquina: 5 Flexão de braços explosiva: 5 Rotação/*chop* de baixo para cima com elástico ou polia: 20 Circuito 3 × 3-4 rodadas Tríceps paralelo: 8-15 Flexão de braços explosiva alternada com *medicine ball*: 3-5 por lado Extensão a 45° no banco: 15	Circuito 1 × 3-4 rodadas Puxada/*pulley* máquina: 5 Arremesso acima da cabeça com *medicine ball*: 5 Alongamento dos flexores do quadril na posição ajoelhada: 10 segundos por perna Circuito 2 × 3-4 rodadas Remada com barra na posição sentada: 5 Nadador com elástico ou polia: 5 Rotação/*chop* de cima para baixo com elástico ou polia: 20 Circuito 3 × 3-4 rodadas Remada alta com halteres: 5 por braço Remada explosiva alta com barra unilateral: 5 por braço Hiperextensão reversa com bola suíça: 10-15

e de resistência/potência podem durar 2-4 semanas cada. Você pode fazer cárdio e desfrutar de passatempos ativos nos dias sem treino. Também pode adicionar exercícios dos capítulos sobre agilidade, rapidez e das rotinas metabólicas deste livro, caso queira treinar por maior número de dias. Em geral, os planos consistem em uma mescla de exercícios de condicionamento e de musculação.

O treino ilustrado na Tabela 17.4 ajudará você a se manter ativo e saudável. Esse treino funcionará bem, se você não tiver objetivos estéticos ou de desempenho específicos.

Eis algumas sugestões para a criação de uma programação completa de treinamento funcional que você mesmo pode realizar:

- Se o tempo for restrito, faça os treinamentos listados às segundas e sextas-feiras.
- Para um treinamento de três dias, acrescente a quarta-feira ou o sábado. A ordem desses dois dias pode ser trocada.

Tabela 17.4 Dois dias de treinamento funcional

Segunda	Terça	Quarta	Quinta	Sexta	Sábado	Domingo
Funcional para o corpo todo*	Agilidade	Metabólico	Velocidade	Funcional para o corpo todo*	Dia de diversão	Recuperação
Escolha 1 ou 2 exercícios funcionais de cada um dos 7 treinamentos de transformação (ver Caps. 4-9), e realize 2-3 séries de 10-20 repetições.	Escolha um dos exercícios de agilidade do Cap. 12 e realize 1-2 séries.	Escolha um protocolo metabólico das seções para as pernas, tração, impulso e de corpo todo do Cap. 12. Realize 1-2 séries de cada.	Escolha um protocolo de velocidade do Cap. 11 e realize 1-2 séries de cada.	Escolha 1-2 exercícios funcionais de cada um dos 7 exercícios de transformação (ver Caps. 4-9) e realize 2-3 séries de 10-20 repetições.	Participe de um passatempo ativo ou de um exercício de cárdio longo ou lento (bicicleta, caminhada rápida, etc.).	

*Se você escolher 8 exercícios funcionais diferentes entre os exercícios de transformação dos Caps. 4-9, prepare 2 circuitos, cada um com 4 exercícios (sendo compostos, cada um deles, por exercício para a parte inferior do corpo, impulso, tração, para o *core*, ou para os braços). Realize cada exercício por 10-20 repetições e complete 2-3 séries de cada circuito.

- Para uma semana de quatro dias, realize o treinamento às segundas, quartas, sextas-feiras e sábados.
- Os treinamentos de agilidade e rapidez podem ser acrescentados por último, dependendo da quantidade de exercícios desejada.

O exercício mostrado na Tabela 17.5 pode ser repetido mês a mês por meio da mudança da ênfase entre partes do corpo (i. e., partes do corpo enfraquecidas), pela diminuição das repetições para 4-6 durante a fase de força de 2-4 semanas, ou pela adição de treinamento metabólico durante a fase de resistência/potência ou de redução de gordura.

Tabela 17.5 Treinos para aumento da massa muscular e queima de gordura

Segunda	Terça	Quarta	Quinta	Sexta	Sábado	Domingo
Parte fraca do corpo (p. ex., pernas)*	Outras partes do corpo (p. ex., tórax, ombros e tríceps)	Queima de gordura e *core*	Parte fraca do corpo (p. ex., pernas)*	Outras partes do corpo (p. ex., costas e bíceps)	Dia de diversão e *core*	Recuperação
Escolha o treino de pernas e quadris 4 (para *homens* ou *mulheres*) (ver o Cap. 4) para a parte do corpo mais fraca, na qual você queira se concentrar e siga a progressão proposta no treino	Rotina de exercícios combinados de impulsão (ver Caps. 7 e 8)	Cárdio lento e longo (passeios de bicicleta, caminhadas rápidas, etc.) Escolha qualquer treino para o *core* (ver o Cap. 5) e siga a progressão	Escolha o treino de pernas e quadris 5 (para *homens* ou *mulheres*) (ver o Cap. 4) para a parte mais fraca do seu corpo na qual você queira se concentrar e siga a progressão proposta no treino	Rotina de exercícios combinados de tração (ver Cap. 9)	Participe de um passa-tempo ativo ou cárdio lento e longo (passeios de bicicleta, caminhadas rápidas, etc.) Escolha qualquer treino para o *core* (ver o Cap. 5) e siga a progressão	

*Esta pode ser a parte fraca do corpo para a qual você queira dar mais atenção; utilizamos as pernas apenas como exemplo.

Este exercício se presta a todos que desejem adicionar volume a uma parte do corpo (p. ex., as pernas), enquanto queima gordura corporal. As demais partes do corpo são trabalhadas em outros dias, e acrescentamos exercícios de cárdio para ajudar na queima de gordura. Essa rotina poderá ser abordada da seguinte forma:

- Faça o exercício puxado e de grande volume para a parte enfatizada do seu corpo às segundas e quintas-feiras. Geralmente os treinos 4 e 5 são exercícios de grande volume, formadores de massa muscular.
- Às terças e sextas-feiras, combine partes do corpo com a prática de exercícios de impulsão e tração.
- Se você dispuser de cinco dias para treinar, acrescente o sábado.
- Se tiver mais tempo, acrescente 20 minutos de cárdio leve após cada treino, 3-4 vezes por semana. Essa prática será muito importante para acelerar a perda de gordura.
- Use algum tipo de contador de passos para motivá-lo a aumentar sua termogênese da atividade fora do exercício (TAFE).
- Para perder gordura, as mulheres podem consumir 1.500 calorias por dia; já os homens podem consumir 2.000-2.500 calorias por dia. Também recomendo beta-alanina para auxiliar seu desempenho e estimular a perda de gordura. Essa recomendação nutricional deve funcionar para a maioria das pessoas. Atletas ou pessoas com distúrbios metabólicos apresentarão necessidades energéticas diferentes.

A rotina ilustrada na Tabela 17.6 também pode ser repetida mês a mês; para tanto, basta alternar a ênfase entre partes do corpo (i. e., as partes fracas do corpo) ou descartar algumas repetições, baixando para 4-6, durante uma fase de força de 2-4 semanas.

Tabela 17.6 Treinos para ganho de massa muscular e aumento do peso

Segunda	Terça	Quarta	Quinta	Sexta	Sábado	Domingo
Parte fraca do corpo (p. ex., tórax)*	Outras partes do corpo (p. ex., pernas e quadris)	Outras partes do corpo (p. ex., braço e *core*)	Parte fraca do corpo (p. ex., tórax)*	Outras partes do corpo (p. ex., costas)	Outras partes do corpo (p. ex., ombros)	Recuperação
Escolha o treino de tórax 4 (para *homens* ou *mulheres*) (ver o Cap. 8). Faça o volume da semana que você julgue mais adequada ao seu nível de treinamento.	Escolha o treino de pernas e quadris 4 (para *homens* ou *mulheres*) (ver o Cap. 4). Faça o volume da semana que você julgue mais adequada ao seu nível de treinamento.	Escolha o treino de braços 4 (para *homens* ou *mulheres*) (ver o Cap. 6). Faça o volume da semana que você julgue mais adequada ao seu nível de treinamento.	Escolha o treino de tórax 4 (para *homens* ou *mulheres*) (ver o Cap. 8). Faça o volume da semana que você julgue mais adequada ao seu nível de treinamento.	Escolha o treino de costas 4 (para *homens* ou *mulheres*) (ver o Cap. 9). Faça o volume da semana que você julgue mais adequada ao seu nível de treinamento.	Escolha o treino de ombros 4 (para *homens* ou *mulheres*) (ver o Cap. 7). Faça o volume da semana que você julgue mais adequada ao seu nível de treinamento.	

*Esta é a parte fraca do corpo para a qual você esteja querendo dar mais atenção; utilizamos o tórax apenas como exemplo.

Este treino é para as pessoas que queiram aumentar o volume de determinada parte do corpo (p. ex., o tórax), com aumento concomitante do peso corporal (p. ex., um atleta do ensino médio que está tentando ingressar no time de futebol americano). Combino as partes do corpo em quatro dias com o objetivo de aumentar ao máximo o estímulo para o crescimento da massa muscular.

Você deve abordar esse treino da seguinte forma:

- Se você tiver quatro dias disponíveis para treinar, faça os treinos às segundas, terças, quintas e sextas-feiras.
- Se você tiver cinco dias para treinar, adicione a quarta-feira ou o sábado.
- Se você tiver seis dias para treinar, obviamente adicione o dia que sobrou.
- Se o tempo disponível permitir, depois de treinar acrescente dois, três ou quatro tiros de velocidade máxima de 10 segundos (descanso de um minuto entre os tiros de corrida) em uma esteira ergométrica inclinada. Isso ajudará a manter seu nível de condicionamento físico. Use a máxima inclinação e a velocidade máxima que você possa conseguir nessa inclinação durante 10 segundos.

Para ganhar peso, tente consumir aproximadamente 15-20 vezes seu peso corporal em calorias por dia (geralmente entre 2.000-2.500 para mulheres, 3.500-4.000 para homens). Também recomendo o uso de uma combinação de creatina e beta-alanina para ganho de peso e manutenção do desempenho. Essa recomendação nutricional deverá funcionar para a maioria das pessoas; populações especiais e situações específicas terão necessidades diferentes.

A Tabela 17.7 ilustra uma semana para alguém que pratica um treinamento puxado e se dedica ao fisiculturismo. Muitas pessoas interessadas no fisiculturismo fazem ciclos apenas entre hipertrofia e força. Por exemplo, realizam quatro semanas de musculação (8-15 repetições) e quatro semanas de força, reduzindo as repetições para 4-6 durante uma fase de força com duração de 2-4 semanas. Mesmo para aqueles que não se interessam pelo desempenho, ainda assim recomendo que façam o treinamento metabólico regular, isto é, um par de vezes por semana; basta fazer alguns tiros de velocidade ao final do exercício. Os tiros de velocidade lhe proporcionarão o cárdio necessário para estimular seu corpo durante os exercícios de fortalecimento muscular.

Tabela 17.7 Ciclo para fisiculturismo

Segunda	Terça	Quarta	Quinta	Sexta	Sábado	Domingo
Pernas/quadris	Tórax	Costas	Ombros	Braços	Abdominais, *core* e complementação	Recuperação
Faça os exercícios para pernas e quadris (para *homens* ou *mulheres*) do Cap. 4. Faça o volume da semana que você julgue mais adequada ao seu nível de treinamento.	Faça os exercícios para o tórax (para *homens* ou *mulheres*) do Cap. 8. Faça o volume da semana que você julgue mais adequada ao seu nível de treinamento.	Faça os exercícios para as costas (para *homens* ou *mulheres*) do Cap. 9. Faça o volume da semana que você julgue mais adequada ao seu nível de treinamento.	Faça os exercícios para ombros (para *homens* ou *mulheres*) do Cap. 7. Faça o volume da semana que você julgue mais adequada ao seu nível de treinamento.	Faça os exercícios para os braços (para *homens* ou *mulheres*) do Cap. 6. Faça o volume da semana que você julgue mais adequada ao seu nível de treinamento.	Faça os exercícios para os abdominais e *core* (para *homens* ou *mulheres*) do Cap. 5. Faça o volume da semana que você julgue mais adequada ao seu nível de treinamento. Faça qualquer coisa como complementação, p. ex., trabalho de panturrilha.	

A seguir, veja como você deve usar os treinos:

- Este é um cronograma puxado, que exige tempo e dedicação total, além de pelo menos cinco dias de treinamento.
- Se você tiver apenas cinco dias para treinar, poderá distribuir o trabalho de abdome e *core* ao longo da semana, ao final de cada treino.
- Se o tempo permitir, acrescente 20 minutos de cárdio leve, 3-4 vezes por semana (ou após cada treino, se houver possibilidade).

Para ganhar peso, as mulheres devem tentar consumir 2.000-2.500 calorias/dia; os homens devem consumir 3.000-3.500 calorias/dia. Também nesse caso, recomendo a suplementação com creatina e beta-alanina para ganho de peso e manutenção do desempenho. Essa recomendação nutricional deve funcionar para a maioria das pessoas; populações e situações especiais terão requisitos diferentes.

Mais programas de treinos dos amigos do JC

Que melhor maneira de lhe dar mais ideias para a criação de programas do que compartilhar planos de treinamento que foram formulados por alguns dos grandes nomes do setor que colaboram comigo como consultores e por colegas de profissão? Respeito demais essas pessoas e sempre procuro conversar com elas e buscar novas colaborações.

Treino semanal de Carla Sanchez

Vamos examinar um dos treinos divididos que Carla Sanchez usa para algumas de suas competidoras de biquíni e para clientes de *personal training* que desejam melhorar seu aspecto físico e que querem se sentir magníficas. O ciclo tem a duração de 4-6 semanas, com enfoque em diferentes partes do corpo.

Treinamento alternado dividido de empurrar/puxar, 3 dias por semana

Dia 1: pernas, costas e abdominais

Levantamento-terra com barra hex – 3 × 10-12
Rosca com bola suíça para os posteriores da coxa – 3 × 10
Remada baixa (barra triângulo) – 3 × 10-12
Remada inclinada suspensa – 3 × 10-15
Rosca bíceps na barra W – 3 × 10-12
Supersérie: abdominal com bola suíça para infra com bola suíça no solo (joelhos flexionados) – 3 × 15 + 15

Dia 2: empurrar e abdominais

Agachamento frontal com *kettlebell* ou halteres e salto vertical – 3 × 10-12 + 10
Elevação do quadril com barra e elástico, e abdução do quadril com elástico – 3 × 15 + 30
Desenvolvimento inclinado com halteres – 3 × 10-12
Extensão de tríceps com elástico ou polia – 3 × 10-12
Abdominal infra na barra – 3 × 10-15

Dia 3: glúteos, costas e abdominais

Elevação de quadril com barra – 3 × 25
RDL e *swing* com *kettlebells* – 3 × 10 + 10
Barra com ajuda de elástico – 3 × 10-12
Barra V ou remada mina – 3 × 10-12
Remada unilateral com halteres – 3 × 10-12
Abdominais metabólicos de JC (supersérie com elevação de perna, abdominal e *V-up*) – 3 × 10 + 10 + 10
Abdominal ciclista – 1 × 50-100

Treino profissional de fisiculturismo de Cliff Edberg

Este treino (Tab. 17.8) foi criado por Cliff Edberg, um grande amigo e gênio do condicionamento físico/nutrição. O treino semanal faz parte do seu treinamento de elite para apresentações de fisiculturismo e também para desempenho em competições físicas. Bastam quatro semanas dessa rotina e você estará pronto para os estágios finais da dieta com vistas à sua apresentação na pista – e para vencer. Cliff é um dos muitos treinadores que usam a abordagem do tempo sob tensão. Ele acredita que, com a aplicação desse conceito, é possível fazer com que as pessoas maximizem o enfoque no músculo-alvo, caso desacelerem, para que se concentrem no que estão fazendo. Cliff sente que, com o uso de pesos maiores, algumas pessoas acabam compensando de modo errado e perdem a forma e a tensão nos músculos-alvo. Concordo com meu amigo e citei várias vezes o seu trabalho ao longo deste livro. Cliff prefere ter séries com duração de 30-40 segundos. Não são muitas as pessoas que têm paciência para tal rotina, mas, se você tentar, conseguirá um resultado ótimo e com um mínimo de agressões articulares. Tente um movimento excêntrico contando 2-3 (ao abaixar o peso), conte 0-1 na parte baixa do movimento e faça um movimento concêntrico (ao levantar o peso) contando 1-2, para que suas séries tenham uma duração aproximada de 30-40 segundos. Faça um teste com os tempos propostos na rotina, de modo que o treino se encaixe adequadamente às suas preferências.

Este exercício segue um formato de supersérie para muitos dos movimentos, com superséries para músculos agonistas e antagonistas ou para as partes superior e inferior do corpo. Essa abordagem ao treino mantém o corpo em movimento e é uma rotina muito exigente. Além disso, proporciona uma enorme resposta hormonal, com estimulação do crescimento muscular e aceleração da queima de gordura.

Tabela 17.8 Treino profissional de fisiculturismo de Cliff Edberg

SEGUNDA-FEIRA				
Levantamento: parte superior total	**Séries**	**Reps**	**Tempo**	**Descanso**
A1. Supino com barra livre	4	6	3,0,1,0	1 minuto
A2. Remada curvada com barra	4	6	3,0,1,0	
B1. Supino inclinado com barra livre	3	6	3,0,1,0	1 minuto
B2. Barra fixa com peso	3	6	3,0,1,0	
C1. Tríceps pegada paralela com peso (curvado)	3	8-10	2,0,1,0	1 minuto
C2. Remada com elástico ou polia	3	8-10	2,0,1,0	
D1. Desenvolvimento de ombros com barra	3	10	2,0,1,0	30 segundos
D2. Rosca com halteres	3	10	2,0,1,0	
D3. Tríceps testa com barra no banco	3	10	2,0,1,0	
E1. Elevação lateral com halteres	3	10	2,0,1,0	30 segundos
E2. Rosca inclinada com halteres	3	10	2,0,1,0	
E3. Extensão de tríceps com barra W	3	10	2,0,1,0	
TERÇA-FEIRA				
Levantamento: parte inferior total	**Séries**	**Reps**	**Tempo**	**Descanso**
Levantamento-terra	4	6	3,0,1,0	2 minutos
Leg press	4	6	3,0,1,0	1 minuto
A1. Agachamento com barra frontal (calcanhares elevados)	3	8-10	2,0,1,0	1 minuto
A2. RDL	3	8-10	2,0,1,0	
B1. Rosca de perna na posição deitada	3	10	2,0,1,0	30 segundos
B2. Avanço caminhando	3	10	2,0,1,0	
C1. Extensão de perna	3	10	2,0,1,0	30 segundos
C2. Ponte de glúteo	3	10	2,0,1,0	
D1. Hiperextensão com peso	3	10	2,0,1,0	30 segundos
D2. Elevação da panturrilha na posição sentada	3	10	2,0,1,0	
QUARTA-FEIRA: LIVRE				
QUINTA-FEIRA				
Tórax e bíceps	**Séries**	**Reps**	**Tempo**	**Descanso**
A1. Supino inclinado com halteres	3	6	3,0,1,0	30 segundos
A2. Rosca bíceps no banco inclinado com halteres	3	6	3,0,1,0	
B1. Supino horizontal com halteres	3	6	3,0,1,0	30 segundos
B2. Rosca com barra W com pegada fechada	3	10	2,0,1,0	
C1. Tríceps pegada paralela com peso (no banco)	3	10	2,0,1,0	30 segundos
C2. Rosca Scott com halteres	3	10	2,0,1,0	
D1. *Pec deck*	3	10	2,0,1,0	30 segundos
D2. Rosca unilateral na polia alta	3	10	2,0,1,0	

(continua)

Tabela 17.8 Treino profissional de fisiculturismo de Cliff Edberg *(continuação)*

SEXTA-FEIRA				
Pernas e ombros	**Séries**	**Reps**	**Tempo**	**Descanso**
A1. Agachamento *hack* (foco nos glúteos)	4	12	2,0,1,0	30 segundos
A2. Crucifixo curvado com polia	4	12	2,0,1,0	
B1. Avanço caminhando com barra livre	3	12	2,0,1,0	30 segundos
B2. Elevação lateral máquina	3	12	2,0,1,0	
C1. Extensão a 45° no banco	3	10	2,0,1,0	30 segundos
C2. Elevação frontal de ombro com polia	3	10	2,0,1,0	
D1. Rosca de perna máquina	3	12	2,0,1,0	30 segundos
D2. Remada alta	3	10	2,0,1,0	
E1. Elevação da panturrilha em pé	3	15	2,0,1,0	30 segundos
E2. Desenvolvimento Arnold	3	10	2,0,1,0	
SÁBADO				
Costas e tríceps	**Séries**	**Em**	**Tempo**	**Descanso**
A1. Puxada/*pulley* para laterais	3	6	3,0,1,0	30 segundos
A2. Tríceps paralelo máquina	3	10	2,0,1,0	
B1. Remada neutra com halteres no banco inclinado	3	6	3,0,1,0	30 segundos
B2. Extensão de tríceps com halteres ou barra	3	10	2,0,1,0	
C1. *Pulley* frontal com pegada neutra	3	8	3,0,1,0	30 segundos
C2. Extensão de tríceps pronada larga	3	10	2,0,1,0	
D1. Remada com barra V	3	10	2,0,1,0	30 segundos
D2. Tríceps corda francê	3	10	2,0,1,0	
DOMINGO: LIVRE				

Hurricane Rooney

Este treino é criação do meu amigo e um dos treinadores mais inspiradores que conheço, Martin Rooney. A rotina é conhecida como treinamento *hurricane*. Neste treinamento, descanse por 30 segundos entre as séries e 1 minuto entre os circuitos. Se o treinamento se revelar muito difícil, você poderá aumentar o tempo de descanso. Complete este treino 1-2 vezes por semana durante 4 semanas, além do seu outro treinamento. Para mais informações sobre o treinamento *hurricane* Rooney, visite o *site* de Martin: www.trainingforwarriors.com.

Amostra do treinamento *hurricane*

Circuito 1: faça o circuito 3 vezes

Corrida *sled* ou tiro de velocidade ou na esteira ergométrica durante 30 segundos
Supino × 8
Barra fixa × 8

Circuito 2: faça o circuito 3 vezes

Corrida *sled* ou tiro de velocidade ou na esteira ergométrica durante 30 segundos

Tríceps paralelo × 8
Desenvolvimento acima da cabeça × 8

Circuito 3: faça o circuito 3 vezes

Corrida *sled* ou tiro de velocidade ou na esteira ergométrica durante 30 segundos
Slam com *medicine ball* × 10
Rosca com halteres × 10

Regras do treinamento *hurricane*

Faça um bom aquecimento de 15-20 minutos.
Faça na máxima intensidade possível, mantendo a boa forma.
Selecione períodos de descanso de acordo com sua capacidade.
Tente usar pesos leves a moderados, de modo a ter a mais rápida mobilidade possível.
No máximo, faça o treinamento *hurricane* 2 vezes por semana, para que não ocorra sobretreinamento.

Treinamento de velocidade de Landow

O treino a seguir é uma rotina simples para velocidade, criada por Loren Landow, um dos melhores treinadores de desempenho em nosso setor. Esta progressão de 4 semanas para velocidade pode ser realizada 2-3 vezes por semana. Na primeira semana, faça 3 séries de todos os quatro exercícios e acrescente uma série a cada semana. Quando chegar à semana 4, você estará muito mais rápido – e em ótima forma. Este é um desses exercícios simples que prova que não há necessidade de complicar as coisas para que se tenha máximo proveito. Faça este treino com uma execução intensa e perfeita, e você será muito mais rápido.

Exemplo de treino de velocidade: faça o aquecimento descrito no capítulo sobre agilidade (p. 193):
1. *Skip* 9 m × 3-6 (descanse 60 segundos entre as repetições).
2. Infra/supraespinal unilateral na parede 3-6 × 5 por perna (descanse 60 segundos entre as séries).
3. Tiro de velocidade de 18 m com partida de dois pontos a 85% (ou mais) × 3-6 (descanse 90-120 segundos entre as repetições).
4. *Power skip* 18 m, com ênfase na distância × 3-6 (descanse 90-120 segundos entre as repetições).

Rotina de quatro dias intercalados de Darryn

Este protocolo (Tab. 17.9) é do Dr. Darryn Willoughby, meu colega e, em minha opinião, uma das maiores especialistas em fisiologia muscular. Darryn também pratica o que ele pesquisa, tendo competido em muitas exibições de fisiculturismo. Ele competiu na categoria dos superpesados para o fisiculturismo comum e recentemente entrou para a categoria profissional da Global Bodybuilding Organization.

Darryn gosta deste exercício porque incorpora dias de intensidade moderada (com maior volume) e dias de maior intensidade (com menor volume). Meu amigo acredita que a variação proporcionada por este tipo de treino durante a semana ajuda muito na completa ativação das fibras musculares, sendo também uma recuperação adequada entre as sessões de treinamento. Darryn também acha que a estratégia do tempo sob tensão para o dia de treinamento com intensidade moderada (com maior volume) é uma ótima ferramenta para que o praticante se concentre em determinado grupo muscular, ao mesmo tempo que evita um desgaste extremo das articulações.

Tabela 17.9 Rotina de quatro dias intercalados de Darryn

SEGUNDA-FEIRA				
Pernas, ombros, abdominais	**Séries**	**Reps**	**Tempo**	**Descanso**
Levantamento-terra	3	8-10	3,0,1,0	2-3 minutos
Agachamento com barra	3	8-10	3,0,1,0	2-3 minutos
Avanço	3	8 por perna	3,0,1,0	1-2 minutos
Desenvolvimento militar na posição sentada com barra livre	3	8-10	3,0,1,0	2-3 minutos
Elevação frontal com halteres	3	8-10	2,0,1,0	1-2 minutos
Remada alta com elástico ou polia	3	8-10	2,0,1,0	1-2 minutos
Elevação de joelho (elevação supra ABD)	4	10-15	2,0,1,0	1-2 minutos
TERÇA-FEIRA				
Tórax, tríceps, panturrilhas	**Séries**	**Reps**	**Tempo**	**Descanso**
Supino horizontal com halteres ou barra	3	8-10	3,0,1,0	2 minutos
Supino inclinado com halteres ou barra	3	8-10	3,0,1,0	2 minutos
Fly no cabo	3	8-10	2,0,1,0	1-2 minutos
Tríceps na polia	3	8-10	2,0,1,0	1-2 minutos
Tríceps com pegada fechada	3	8-10	1,0,1,0	1-2 minutos
Elevação de panturrilha na posição em pé	4	15	3,0,1,0	1-2 minutos
QUARTA-FEIRA: LIVRE				
QUINTA-FEIRA				
Pernas, ombros, abdominais	**Séries**	**Reps**	**Tempo**	**Descanso**
Leg press	4	12-15	3,0,1,0	2-3 minutos
Agachamento búlgaro	4	10 por perna	3,0,1,0	2-3 minutos
Extensão de perna	4	12-15	3,0,1,0	1-2 minutos
Rosca de perna	4	12-15	3,0,1,0	1-2 minutos
Desenvolvimento com halteres na posição sentada	4	12-15	3,0,1,0	2-3 minutos
Elevação lateral com halteres	4	12-15	2,0,1,0	1-2 minutos
Encolhimento de ombros no Smith	4	12-15	1,0,1,0	1-2 minutos
Abdominal	4	10-15	2,0,1,0	1-2 minutos
SEXTA-FEIRA				
Costas, bíceps, região lombar, panturrilhas	**Séries**	**Reps**	**Tempo**	**Descanso**
Puxada/*pulley* com pegada aberta	3	8-10	3,0,1,0	2 minutos
Remada com elástico ou polia	3	8-10	3,0,1,0	2 minutos
Remada curvada unilateral	3	8-10	2,0,1,0	2 minutos
Rosca com halteres	3	8-10	2,0,1,0	1-2 minutos
Rosca Scott inclinada	3	8-10	2,0,1,0	1-2 minutos
Extensão das costas a 45°	4	10-15	2,0,1,0	1-2 minutos
Elevação de panturrilha na posição em pé	4	15	3,0,1,0	1-2 minutos
SÁBADO E DOMINGO: LIVRES				

Resumo

A programação pode ser uma tarefa assustadora para praticamente qualquer pessoa, até mesmo para os *personal trainers*. Espero que as ideias disponibilizadas neste capítulo simplifiquem seu processo de programação, de modo que você possa formular um treinamento praticável, não impossível. Como você pôde perceber com a experiência de alguns dos melhores profissionais do setor, e como afirmei ao longo de todo o livro, os treinos e protocolos que apresentamos podem dar origem a um número infinito de exercícios, desde os muito simples até os mais complexos.

Lembre-se de que essa habilidade não nasceu da noite para o dia para nenhum dos profissionais realmente bons em criar programas. Venho formulando programas há 45 anos. Pratiquei, prescrevi, estudei e viajei por todo o mundo, sempre aprendendo com muitos treinadores profissionais, desde técnicos olímpicos chineses até treinadores de elite da Rússia, além dos melhores profissionais do Brasil e da América do Sul e, obviamente, com os incríveis profissionais que atuam nos Estados Unidos. Mesmo tendo sido privilegiado com tamanha experiência, ainda estou aprendendo – e aprendendo muito. Então, não fique frustrado, nem ache que você não sabe nada ou que nunca vai chegar lá – você vai conseguir, sim. Apenas pegue este livro, leia e releia, compartilhe suas experiências e pratique. Quem sabe? Talvez um dia eu esteja lendo seu livro e aprendendo com você.

Índice remissivo

A

Ab blast 229
Abdominais 51, 55, 65
Abdominais com bola suíça 63
Abdominais com elástico 56
Abdominais com elástico e pclia 66
Abdominais com halteres 58
Abdominais no chão 62
Abdominais puxados 68
Abdominal ABC com elástico 56
Abdominal ciclista 57
Abdominal com peso 69
Abdominal com rotação de tronco com halteres 58
Abdominal em pé na polia 66
Abdominal em X 65
Abdominal infra com *medicine ball* no solo 61
Abdominal infra com parceiro ou banco 55, 65
Abdominal infra na barra 60, 68
Abdominal lateral em V 62, 63
Abdominal oblíquo 65
Abdominal oblíquo na barra 60
Abdominal para-brisa 60
Abdominal *plus* 64
Abdominal reverso no banco inclinado 69
Abdominal solo com corda na polia 68
Abdominal supra com *medicine ball* 61
Abdominal unilateral em pé com elástico ou polia 67
Abdução com elástico na posição sentada 29
Abdução da dobradiça do quadril com elástico 27, 38
Abdução de quadril com elástico na posição sentada 35, 43, 47
Abdução do quadril em decúbito lateral, variação estendida 35, 41

Abdução e extensão do quadril em pé com elástico 27
Abdução em 3 posições com elástico sentado 38
Administração do estresse 257
Administração do treinamento 263
Afundo com *medicine ball* ou halteres 47
Agachamento ¼ com barra livre (pequena flexão de tronco para a frente), híbrido de bom-dia com agachamento 176
Agachamento ABC com *medicine ball* 45, 210
Agachamento búlgaro 40
Agachamento búlgaro com halteres 37
Agachamento com anilha 170
Agachamento com barra 34, 36, 48, 172
Agachamento com barra frontal 35
Agachamento com salto 235
Agachamento em abdução com elástico 27, 29, 32, 38
Agachamento frontal com *kettlebell* ou halteres 49
Agachamento lateral com alcance 32
Agachamento sapo 235
Agilidade 193
Agilidade na corrida 201
Agilidade reativa 204
Alongamento 20
Amplitude de movimento 11
Arranque empurrando um carro ou caminhonete 191
Arrasto 20
Arremesso acima da cabeça com *medicine ball* 221, 222
Arremesso inverso em concha com *medicine ball* 170
Ativação de panturrilha a 45° 31, 32, 46, 47, 185

Índice remissivo

Ativação do tornozelo 184
Avaliações básicas 15
Avaliações e protocolos biomecânicos 16
Avanço caminhando com halteres 34
Avanço com alcance anterior alternado com *medicine ball* e halteres 30
Avanço com alcance anterior com *medicine ball* ou halteres 45
Avanço com alcance anterior e desenvolvimento (*overhead*) 195
Avanço com rotação de tronco 196
Avanço lateral alternado 210
Avanço lateral com alcance e desenvolvimento 196
Avanço lateral com halteres 174, 177
Avanço lateral com halteres ou *kettlebells* 36
Avanço lateral com halteres ou *medicine ball* 45, 49
Avanço lateral em reverência 42
Avanço lateral em reverência com *medicine ball* ou halteres 47

B

Barra 143, 153
Barra 21 (7+7+7) 222
Barra em V com pegada aberta 146
Barra excêntrica com pegada aberta 144
Barra fixa 73, 153
Barra isométrica parcial 226
Barra parcial com pegada invertida 154
Base de apoio 11
Beta-alanina/carnosina 255
Bíceps corda com pegada neutra 78
Braço de alavanca 12
Braços 71
Braços bombados "*big papa*" 80
Braços funcionais 73
Bret Contreras 26
Burpee 235
Burpee com *medicine ball* 171
Burpee com salto 236
Burpee com salto com *medicine ball* 173

C

Caminhada carregando halteres (pegada supinada) 232
Caminhada lateral com elástico 34, 43, 49
Caminhada quatro apoios taturana 198

Caminhada quatro apoios urso 197
Cardápios 252
Carioca 187
Carioca exagerado (passada larga) 197
Carregamento isométrico de halteres (pegada supinada) 225
Chop completo (longo) 102
Chop diagonal com *medicine ball* 30
Chop (lenhador) curto 95
Ciclo para fisiculturismo 269
Circuito de combate 230
Círculos com corda naval 113
Círculos externos no 360° 224
Círculos internos no 360° 224
Círculos simultâneos com corda naval em posição curvada 111
Classificações do programa 9
Colecalciferol 255
Consciência nutricional 248
Contração 20
Corda naval para cima e para baixo 112
Cordas alternadas para cima e para baixo 225, 226, 235, 236
Core 51
Corredor com halteres 112, 186
Corrida de 27 m 186
Corrida estacionária resistida com elástico 186
Corrida inclinada 191
Corrida lateral na escada de agilidade 202
Corrida na escada de agilidade 202
Corrida na parede 184
Corridas em esteiras inclinadas 213
Corrida *sled* 186
Costas 141
Creatina 255
Cross-over polia dupla 127
Crucifixo alternado declinado com pegada baixa em posição de avanço 132
Crucifixo com flexão de braços em supersérie no TRX 137
Crucifixo em posição de avanço 132, 217
Crucifixo inclinado com halteres 128, 130
Crucifixo inclinado no TRX 134
Crucifixo inverso com polia 115
Crucifixo inverso curto no elástico ou na polia 104, 106, 108
Crucifixo inverso curvado com polia 117

Crucifixo inverso curvado unilateral 119

Crucifixo inverso unilateral em posição curvada 115

Crucifixo pegada alta simultâneo em posição de avanço 132

Crucifixo pegada baixa em posição de avanço 136

Crucifixo pegada baixa em posição de avanço na polia 131

Cruzamento alternado no 360° 224

D

Desafio triplo 182

Desenvolvimento 21 inclinado com halteres 136

Desenvolvimento acima da cabeça com anilha de peso 102

Desenvolvimento acima da cabeça com halteres 110, 114, 118, 119

Desenvolvimento Arnold 107

Desenvolvimento com halteres na posição sentada 103

Desenvolvimento de ombros com halteres na posição sentada 118

Desenvolvimento inclinado com elástico ou polia em posição de avanço 131

Desenvolvimento máquina 105

Desenvolvimento mina 116

Deslizamento lateral com bola suíça na parede em apoio unipodal 190

Deslizamento lateral resistido no *slide* 189

Deslocamento frontal (2 passos) com salto vertical 176

Deslocamento frontal/diagonal na escada de agilidade 203

Deslocamento lateral 187

Deslocamento lateral alternado na caixa 210

Deslocamento lateral (passada larga) 196

Deslocamento lateral ritmado resistido (coordenado) 189

Diástase abdominal 53

E

Educação nutricional tradicional 241

Elevação de quadril com apoio unipodal e pé elevado 41

Elevação de quadril com barra 28, 33, 35, 48

Elevação de quadril com elástico 29

Elevação de quadril inferno 230

Elevação do quadril com os pés elevados 42

Elevação do quadril em decúbito lateral 40

Elevação dos quadris com bola suíça 182

Elevação frontal com elástico ou polia 100

Elevação frontal com halteres 117, 119

Elevação frontal com halteres (pegada neutra) 106

Elevação lateral a 45° 107, 116

Elevação lateral com halteres 113, 114, 117, 119

Elevação lateral com halteres nas costas 118

Elevação lateral completa acima da cabeça com halteres 116

Elevação lateral curvada com halteres 117, 119

Elevação lateral inclinada com cabo 104

Elevação lateral simultânea com elástico ou polia 100

Encolhimento de ombros com barra nas costas 106

Encolhimento de ombros com halteres 107

Equipamento necessário para os treinos 12

Escalador cruzado 55

Esculpindo o peitoral 218

Estratégias para a saúde ideal e perda de gordura 249

Estrela 200

Exercício de agilidade com escada de 36 m 201

Exercício de agilidade com giro de 15 m 205

Exercício de agilidade com troca de direção a 360° 201

Exercício de agilidade de 20 m 201

Exercício de agilidade em T 201

Exercício de agilidade (pliometria) circular 194, 195

Exercício de empurrar uma caminhonete 212

Exercício metabólico de *leg press* no MVP para a parte inferior do corpo 214

Exercícios com pesos de Bret 33

Exercícios de ombros com halteres, cabos e polias 103

Exercícios de percepção de quedas do corpo todo 199

Exercícios de potência de corrida na academia 185

Índice remissivo

Exercícios do Bret para serem feitos em casa 40

Exercícios metabólicos para a parte inferior do corpo 209

Exercícios metabólicos para a parte superior do corpo 215

Exercícios metabólicos para as costas com elástico e *medicine ball* 220

Exercícios metabólicos para o corpo inteiro 227

Exercícios no hexágono 194

Exercícios para velocidade lateral e mudanças laterais de direção 187

Exercícios superintensos para ombros de profissionais 105

Extensão ABC com elástico 57

Extensão das costas com peso a 45° 29, 37

Extensão de tríceps curvada com elástico 83

Extensão de tríceps curvada com halteres 77

Extensão de tríceps rápida em decúbito ventral apoiada na bola suíça com elástico ou polia 84

Extensão de tríceps supinada e unilateral com cabo 88

Extensão de tríceps unilateral acima da cabeça com cabo 88

Extensão de tríceps unilateral acima da cabeça com halteres 86

Extensão do quadril na posição de quatro apoios 40

Extensão do quadril na posição de quatro apoios com elástico 28

Extensão lombar com a ponta dos pés para fora com halteres 35

Extensão reversa apoiada na bola suíça com peso entre os pés 160

F

Figura do oito com anilha 111

Flexão 20

Flexão de braço alternada com *medicine ball* 83

Flexão de braço em T 125, 198

Flexão de braços 230

Flexão de braços a 90° com bola suíça 99

Flexão de braços alternada com *medicine ball* 125, 219

Flexão de braços calistênica com deslocamento lateral 218

Flexão de braços com as mãos apoiadas na bola suíça 134

Flexão de braços com as mãos apoiadas na *medicine ball* 74, 125, 137, 219

Flexão de braços declinada 123

Flexão de braços diamante 124, 134, 219

Flexão de braços explosiva 217, 219

Flexão de braços mergulho (cobra) 134

Flexão de braços metabólica 2 232

Flexão de braços na barra paralela 124

Flexão de braços parcial (cobra) 133

Flexão de braços parcial profunda 129

Flexão de braços profunda com *medicine ball* (ou *step*) 219

Flexão de braços utilizando o peso corporal 218

Flexão de braço unilateral com *medicine ball* (empurrar para cima) 125, 219

Flexão de quadril em posição de avanço com alcance 48

Flexão lateral com elástico ou polia 57

Flexão unilateral de tronco com braço acima da cabeça em isometria 59

Flick 200

Fly 21 (7+7+7) parciais na polia dupla 130

Fly inclinado com cabo 126

Fly no 360° 224

Fly no cabo 127, 137

Fly unilateral com elástico ou polia 125

Fly unilateral inclinado no cabo 135

Força híbrida para as costas 146

Frankenstein 184

G

Gancho cruzado com halteres 111

Ganho muscular 246

Gasto energético 242, 249

Glúteos 27, 28

H

Halo curto com anilha de peso 95, 101

Hidrante (abdução em quatro apoios) 42

High pull com barra 172

Hiperextensão com bola suíça 64

Hiperextensão com rotação a 45° no banco 60

Hiperextensão inversa do sapo 44

Hiperextensão reversa com bola suíça 64

Hiperextensão reversa com ponta dos pés para fora 41

Hiperextensão reversa no banco com halteres 59

Hormônios do estresse e saúde 256

Hurricane Rooney 272

Hydra-Gym 360° 223

I

"I" com elástico ou polia 97, 109

Infinito (número 8) com anilha 102

Inflamação 243

Infra com bola suíça no solo (joelhos estendidos) 64

Infra com bola suíça no solo (joelhos flexionados) 64

Infra/supra passando *medicine ball* 62

Institute of Human Performance (IHP) 3

Intensidade e segurança 11

Isometria em cima (queixo acima da barra) (pegada neutra) 143

Isometria no meio da barra 144

ISOs com cordas (exercício metabólico isométrico) 225

L

Lado para outro no 360° 224

Leg crank 33

Leg crank JC 230, 231

Leg crank JC lateral 209

Leg press parcial 176

Leg press unipodal com a ponta dos pés 186

Leg press unipodal com o pé apoiado 191

Levantada a partir de quatro apoios 204

Levantada a partir de uma posição sentada 204

Levantada cíclica a partir de quatro apoios 204

Levantada cíclica a partir de uma posição sentada 204

Levantada técnica com *medicine ball* 232

Levantamento-terra com barra 36, 173, 231

Levantamento-terra com elástico 29, 32

Levantamento-terra contralateral com elástico ou polia em posição de avanço 30

Levantamento-terra parcial com barra (sem *racks*) 151

Levantamento-terra sumô com barra 35

M

Macronutrientes e efeito térmico 242

Manopla (*gauntlet*) com corda 234

Manopla (*gauntlet*) (peso corporal) 233

Metabólicos para o tórax com elástico JC 216

Metabraços com *superband* 75

Metaescultura dos braços 84

Modelagem dos braços com halteres 85

Movimentação em X 205

Movimentação em Z 205

Movimento atlético 165

Movimento/mobilidade homem-aranha 197

Movimento *sprawl* 204

Musculação tradicional para o tórax 129

N

Nadador com elástico 145

Nadador com elástico ou polia 221, 222

Nadador com elástico ou polia (*meta back*) 151, 162

Nadador unilateral com elástico ou polia (serrátil na polia) 156

Níveis e faixas de repetição para exercícios de avaliação 17

Nutrição e recuperação 241

O

Oblíquo com haltere 59

Oblíquo na polia alta (com flexão dos latíssimos) 157

Óleos de peixe 255

Ombros 93

Ombros de ferro com anilha 101

Ombros de profissional do fisiculturismo 115, 116

Ombros funcionais 99, 110

Ondulação alternada com corda naval em posição curvada 111

P

Panturrilha no *step* com barra livre 175

Papel dos hormônios 243

Patinador 188, 210

Patinador com *sprint* de 5 m 190

Pec deck 128, 139

Percepção consciente 247

Perda de gordura 245

Índice remissivo

Perdigueiro contralateral 56, 57
Periodização 13
Pernas 25
Pesos e funcional 31
Polivitamínicos/minerais 255
Ponte com apoio unipodal 40, 47
Ponte com apoio unipodal com bola suíça 47
Ponte com barra e elástico 34
Ponte com bola suíça 182
Ponte em abdução com elástico 39
Ponte isométrica de quadril ou hipertensão isométrica de quadril 39
Ponte unipodal com bola suíça 31
Ponto de diminuição dos retornos 4
Posição de bloqueio com arranque e *sprint* de 5 m 191
Posição sapo isométrica com elevação de quadril 39, 41, 44, 50
Power skip 178, 184
Prancha dinâmica com rotação (braços abertos) 96
Prancha dinâmica frontal com bola suíça 64
Prancha dinâmica na parede com bola suíça 96
Prancha dinâmica solo com *power wheel* (roda) 146, 222
Prancha e abdominais 55
Prancha (escalador) 55
Prancha frontal dinâmica na bola suíça 157
Prancha/mobilidade dinâmica unilateral estilo arremessador com bola suíça 96
Programação básica 13
Programação crônica 262
Programação da nutrição 250
Programação diária, mensal e anual 261
Programação para o sucesso 261
Programas de treinos dos amigos do JC 269
Progressão 19
Proteína 252
Pulley frente com triângulo 150
Pulley frontal com pegada neutra 158
Pulley unilateral frente 161
Pull-L suspenso 157
Pullover com halteres 138, 139, 148, 150
Pullover no banco inclinado com cabo 160
Pullover (supersérie) com halteres 159
Puxada alta com cabo/corda baixo 103

Puxada alta com pegada aberta na posição sentada 104
Puxada alta horizontal com cabo (*face pull*) 118
Puxada bíceps com *superband* 74
Puxada bíceps em pé com *superband* 75
Puxada bíceps no TRX 74
Puxada de cima para baixo unilateral com cabo em posição de avanço (tronco para a frente) 151
Puxada na bola suíça 182
Puxada/*pulley* com pegada aberta 148
Puxada/*pulley* curvada com os braços esticados no cabo 161
Puxada/*pulley* unilateral no cabo 152
Puxada *sled* lateral 189
Puxada unipodal na bola suíça 32
Puxa-empurra com anilha 95, 101

Q

Quadrado de 20 m 205
Quadris 25
Queda para a frente com *sprint* 204

R

Razões para treinar 3
RDL com barra 34
RDL com barra e halteres 43, 49
RDL contralateral com elástico ou polia em posição de avanço 43
Recuperação e administração do estresse 256
Relógio 102
Remada 3 apoios unilateral com cabo (variação remada moto) 160
Remada aberta com pegada supinada 104
Remada alta alternada com elástico baixo 110
Remada alta alternada com halteres 112
Remada alta com pegada aberta no cabo em posição sentada 162
Remada alta cruzada unilateral com cabo 105
Remada alta em pé com pegada aberta em direção ao queixo 161
Remada alta (pegada) aberta com elástico ou polia 100
Remada alta (pegada) fechada com elástico ou polia 100
Remada alta simultânea 114
Remada alta suspensa no TRX 99

Remada alternada curvada com elástico ou polia 221

Remada alternada curvada com elástico ou polia em posição de avanço 155

Remada baixa aberta simultânea na máquina 107

Remada baixa curvada com barra (ângulo parcial) 150

Remada baixa curvada com halteres 157, 160

Remada baixa paralela simultânea 155

Remada baixa (triângulo) 148

Remada cavalinho parcial + completa com barra T 162

Remada com barra no banco a 45° (pegada neutra) 152

Remada com cabo em direção ao quadril 161

Remada com elástico ou polia 162, 220

Remada composta contralateral unilateral no cabo em posição de avanço 147

Remada composta unilateral com elástico ou polia em posição de avanço 145

Remada curvada alternada com elástico ou polia 162

Remada curvada com barra 148

Remada curvada com elástico 151

Remada curvada com halteres (pegada invertida) 147

Remada curvada serrote apoiada com halteres (com sustentação) 158

Remada curvada unilateral com halteres 115

Remada de cima para baixo unilateral com elástico ou polia em posição de avanço 145

Remada inclinada no TRX ou corda 154

Remada neutra com halteres no banco inclinado 158

Remada paralela curvada com elástico ou polia 145

Remada simultânea com elástico 151

Remada simultânea com halteres no extensor lombar (banco a 45°) 150

Remada supinada em pé no cabo 161

Remada suspensa unilateral 147

Remada unilateral contralateral em posição de avanço 156

Resistência complementar para a parte inferior do corpo 213

Resistência complementar para a parte superior do corpo 223

Resistência complementar para o corpo inteiro 233

Retrocesso 41

Retrocesso com deslizamento em extensão posterior com *medicine ball* ou halteres 45

Retrocesso com halteres 179

Retrocesso do plano transverso com alcance 174

Retrocesso no Smith com *step* 191

Roda-gigante 95, 102

Rolamento para a frente 199

Rolamento para a frente com obstáculo 200

Rolamento para trás 200

Rolamento para trás integrando parada de mão e caindo em pé 200

Rosca alta unilateral com cabo 88

Rosca alternada com halteres 77, 89

Rosca alternada no banco inclinado com halteres 86

Rosca cabo polia alta 79

Rosca concentrada unilateral na posição sentada com halteres 77

Rosca de perna 49

Rosca inclinada no TRX 82

Rosca lateral, curvada e unilateral com cabo 90

Rosca martelo com elástico 83

Rosca martelo concentrada alternada 80

Rosca martelo cruzada e alternada em pé com halteres 86

Rosca martelo em pé com halteres 76

Rosca na barra W 89

Rosca polia unilateral 79, 88

Rosca reversa com barra W 80

Rosca Scott corda na bola suíça 87

Rosca Scott rápida com elástico na bola suíça 84

Rosca simultânea 45° no banco inclinado 81

Rosca simultânea com halteres 85

Rosca unilateral na polia alta 83

Rotação/*chop* de baixo para cima com elástico ou polia 37

Rotação/*chop* diagonal de baixo para cima com elástico ou polia 67

Índice remissivo

Rotação/*chop* diagonal de cima para baixo com elástico ou polia 67

Rotação curta 57

Rotação curta com elástico ou polia 67

Rotador externo (inferior) isométrico com deslocamento/caminhada 98

Rotador externo isométrico com halteres (decúbito ventral) 98

Rotador externo (superior) isométrico com deslocamento/caminhada 98

Rotador interno (inferior) isométrico com deslocamento/caminhada 98

Rotador interno isométrico com halteres (decúbito dorsal) 98

Rotador interno (superior) isométrico com deslocamento/caminhada 97

Rotina de quatro dias intercalados de Darryn 273, 274

S

Salto(s) 167

Salto bipodal iniciado em corrida 173

Salto diagonal unipodal 203

Salto e alcance com *medicine ball* 171

Salto lateral com apoio unipodal com dois obstáculos e *sprint* de 5 m 189

Salto lateral com obstáculos baixos 231

Salto lateral unipodal 203

Salto na caixa 172

Salto na diagonal na escada de agilidade 203

Saltos curtos com ênfase no tornozelo 175

Salto unilateral 178, 185

Salto unilateral com obstáculos baixos 179

Salto unipodal com *sprint* de 5 m 191

Salto unipodal para a frente 203

Salto vertical 170, 172

Salto vertical com halteres 170

Séries de braços 90

Serrátil na polia (pegada neutra) 149

Serrátil na polia (*pull-down*) 158

Shuttle (leg press) no MVP 214

Skip lateral cruzado 188

Skip lateral não cruzado 188

Snatch com halteres 99

Sobretreinamento (*overtraining*) 18

Soco alternado no 360° 224, 232

Soco alternado para baixo com elástico ou polia 232

Soco simultâneo no 360° 223

Sono 258

Sprawl 232

Sprint de 9 m 186

Step com rotação e alcance de aro com *medicine ball* 174

Step dividido 202

Step lateral e alcance do aro com *medicine ball* 174, 177

Subir degrau/*step* com carga 31

Subir degrau/*step* unilateral com halteres 178

Super-homem 62

Superman no TRX ou toalha 154

Supersérie à moda antiga para tórax 127

Supersérie com bola suíça e JC Traveler ou Sports Bands (elásticos esportivos) 96

Supersérie de perdigueiro (cão farejador) dinâmico contralateral 66

Supersérie de remada curvada com halteres 152

Supino alternado com elástico em posição de avanço 133, 217

Supino com pegada fechada no banco com barra 90

Supino declinado com halteres 127

Supino horizontal com halteres 127, 130

Supino inclinado com barra livre 129, 130

Supino inclinado com halteres 126, 135

Supino inclinado no Smith 139

Supino inclinado unilateral com halteres 135

Supino máquina 128, 137, 139

Supino reto em posição de avanço 132, 217

Suplementação 252

Suplementos para desempenho esportivo e ganho muscular 255

T

"T" com elástico ou polia 96, 109

Técnicas nutricionais 250

Teste "pronto para o combate" do IHP 229

Tonificação do tórax com elástico 131

Tonificação funcional 82

Tórax 121

Tórax arrasador 138

Tórax com halteres e cabo 126

Tórax com halteres e cabo unilateral 134

Tórax funcional 124, 133

Tórax híbrido pré-fatigado 136

Treinamento com pneu e caminhonete de Jeff Monson 236
Treinamento de velocidade de Landow 273
Treinamento funcional 30, 266
Treinamento para as costas no parque 143
Treinamento para tórax no parque 123
Treino básico 53
Treino com cones 205
Treino com halteres e cabos/elásticos 113
Treino com halteres e corda naval 112
Treino de aceleração 190
Treino de agilidade na escada 202
Treino de competição do Cem 48
Treino de costas para profissionais 149
Treino de fisiculturismo para as costas profissional 159
Treino de salto estacionário bipodal na academia 171
Treino de salto estacionário bipodal no campo/na quadra 169
Treino de saltos bipodais iniciados em corrida 175
Treino de saltos unipodais iniciados em corrida 177
Treino de tonificação com cabo (polias) ou elástico 154
Treino de velocidade para habilidades motoras 183
Treino explosivo com halteres para braços 76
Treino funcional para modelagem das costas 156
Treino para as costas apenas com elásticos 144
Treino para as costas em casa ou no parque 153
Treino para fazer em casa 173
Treino para ombros saudáveis 108
Treino profissional de fisiculturismo de Cliff Edberg 270, 271, 272
Treino profissional para as costas de *miss fitness* 157
Treinos com bola suíça e barra fixa 221
Treino semanal de Carla Sanchez 269
Treinos híbridos do IHP 265, 266
Treinos para aumento da massa muscular e queima de gordura 267

Treinos para ganho de massa muscular e aumento do peso 268
Treinos sinérgicos para empurrar e puxar 265
Tríceps coice inclinado unilateral 79
Tríceps coice unilateral com haltere 86
Tríceps corda francês na polia em posição de avanço 79
Tríceps corda na polia 78
Tríceps corda no banco inclinado 90
Tríceps francês simultâneo 77
Tríceps no banco 82
Tríceps no TRX 74
Tríceps paralelo 74, 81, 123
Tríceps pegada paralela com peso 130
Tríceps (rápido) com *superband* 75
Tríceps testa com halteres no banco 76
Tríceps testa corda no banco (pegada martelo) 87
Tríceps testa na barra W 90
Tríceps testa simultâneo com halteres no banco 85
Tríceps testa unilateral cruzado no banco 81
Tríceps unilateral corda curvado 81
Triple threat burn com bola suíça 37, 46

V

Variáveis do treinamento 6
Velocidade 12, 181
Velocidade lateral e mudanças de direção 188
Versa Climber® 213, 231, 233
Vitamina D 255
Volante 102
V-up 63

W

Wood chop unilateral com *medicine ball* 178

Y

"Y" com elástico ou polia 96, 106, 108, 109

Z

Zigue-zague 205